Estoy embarazada.
¿Y ahora qué?

Lorraine C. Ladish

Estoy embarazada. ¿Y ahora qué?

Confidencias para la nueva madre

Planeta

Diagonal, 662-664, 08034 Barcelona (España)
Diseño de la cubierta: Ana Hevia/Enric Jardí
Ilustración de la cubierta: Emma Schmid
Primera edición: setiembre de 2004
Depósito Legal: B. 32.701-2004
ISBN 84-08-05324-8
Composición: Víctor Igual, S. L.
Impresión: A&M Gràfic, S. L.
Encuadernación: Encuadernaciones Roma, S. L.
Printed in Spain - Impreso en España

Índice

Para Matthew, Chloe y Alexia,
mis amores y mi inspiración

Agradecimientos, y muchos

Una escribe en solitario, pero en el fondo nunca está sola cuando escribe, sobre todo cuando se trata de un libro como éste, que está construido sobre las experiencias y opiniones de muchas personas. A todas ellas, gracias.

En primer lugar, a mis amigas y a las mujeres de mi entorno, que han aportado su experiencia para este libro y que me han contado sus vivencias y temores más íntimos respecto a la maternidad. Especialmente a Sonia, Eva, Carmen, Laura, Aurora, Nuria, Paloma, Rosario, Dawn, Marta, Anna Maria, Cristina, Olga, Irene, Celina y Rosa.

A Maribel Massé, por relativizarlo todo y por ayudarme a traer a mi hija Chloe al mundo.

A Mercedes Romero, una matrona con mucho arte, por contagiarme su entusiasmo y por contribuir al parto rápido y natural de mi hija Alexia.

A las «seños», que tan bien han cuidado de mi primera hija y que además han respondido a mis preguntas. Sobre todo a Yolanda, María, Lorena, Ángeles y Nati.

A los hombres que se han desnudado delante de mí para este libro, ¡en sentido figurado, claro!

A Juan, Miguel, Miguel Ángel, José Luis, Antonio, y tantos otros, por compartir sus experiencias.

A todas las mujeres que respondieron a mis cuestionarios de forma anónima.

A mi abuela Vicenta, por ser más que una abuela, una madre.

A Matthew, mi amor y mi rayo de sol, por ser, además, un padrazo.

A mi agente, Sandra Bruna, y a David Figueras, editor, por su entusiasmo.

Y, por último, a la que me motivó a escribir este libro, Chloe, por ser mi conejillo de Indias en esto de ser madre, y por creer que soy la mejor, aunque a veces me equivoque.

Me río
y me deleito con este parto
que me bendice las entrañas.
Nazco yo también con este nuevo hijo,
que no teme,
que no siente vergüenza de su piel,
que nace al amparo de mi valentía,
de mi seguridad.
Sin reglas,
sin cajas de cartón decoradas con flores secas.
Nace al amparo de mi fuerza.
Nace,
nace,
nace.

Rosa García Perea

Extracto de «La mirada a un vientre germinado de poemas»,
Las Tres Miradas del Cíclope, Torremozas, 2003.

Introducción

No estás sola

Desde el momento en que te quedas embarazada por vez primera, tu mente se convierte en una esponja que absorbe toda la información que puede, contrastada o no, sobre tu nuevo estado. El embarazo es un proceso que la primeriza afronta con emoción y con temor, como todo lo desconocido. A lo largo de esos nueve meses, además de los datos que tú misma recabarás, te encontrarás con todo tipo de consejos, opiniones y comentarios, muchos de ellos gratuitos. Algunos son inofensivos, pero muchos te confundirán. Antiguamente, la maternidad era algo que simplemente ocurría; no era una elección, como ahora. Era el principal cometido de la mujer, mientras que hoy, al menos en un porcentaje muy alto, gracias a la educación y formación de las nuevas generaciones, se trata de una decisión meditada.

La mujer ya no se conforma con preguntar a su propia madre acerca del embarazo y la maternidad, sino que se informa a través de libros, revistas y los consejos del especialista. En los últimos años se han producido grandes avances en la obstetricia y la pediatría, que nuestras propias madres desconocen. Por otro lado, no todas las mujeres tenemos la suerte (o la incomodidad) de vivir cerca de nuestros progenitores.

Los libros médicos explican los cambios físicos que se producen en el cuerpo de la madre, como también los hormonales y emocionales, pero no los que se producen en el entorno de la embarazada. Ésta se encontrará, cuando empieza a despuntar su barriga, con que prácticamente todos los que la rodean se convierten de repente en expertos: por la forma y tamaño de la barriga son capaces de decirle desde el sexo del bebé hasta la fecha y la hora de su nacimiento. Por no hablar de la personalidad que tendrá o incluso el color de ojos. Además le frotarán constantemente la barriga sin pedirle permiso, porque trae buena suerte, licencia que no se permiten con una mujer que no esté encinta, porque ésta les partiría la cara.

Las clases de preparación al parto incitan a compartir historias de terror: casi todas las participantes tienen alguna experiencia espeluznante que contar acerca de abortos, cuasiabortos o malformaciones, o el parto «de riñones» de una amiga de una prima de una conocida. A las compañeras de trabajo o a las suegras les encanta contar, mientras esperas, nerviosa, el resultado de la amniocentesis, que saben de alguien a quien, a pesar de que el resultado fue negativo, tuvo gemelos con síndrome de Down. Por supuesto, todo el mundo opina sobre si tu barriga es demasiado grande, demasiado pequeña, puntiaguda, dura, blanda, etcétera, para el mes de gestación en el que te encuentras. Te advierten sin cesar que has de comer por dos y que «no pasa nada por fumarte unos cigarros» o irte de copas (o bien todo lo contrario). Te dan consejos sobre cómo restregarte los pezones con un estropajo para «prepararlos» para dar el pecho al niño; te cuentan que el parto de su prima Loli duró tres días y que nunca más pudo juntar las piernas para andar; te dicen que estás demasiado gorda o demasiado flaca, que no deberías limpiar tanto (a ver si se te va a adelantar el parto) o que, por el contrario, harías bien en levantar el trasero del sofá, a pesar de que el médico te recomendó reposo total («con tanto descanso, ¡el niño saldrá hecho un vago!», dirán, sin empacho); incluso se tumbarán en el suelo para explicarte lo que tienes que hacer si te entra un ataque de peritonitis el día del parto.

La naturaleza, cada mes, con la menstruación, nos prepara físicamente para la gestación, pero no para afrontar la sobrecarga emocional y mental del embarazo y la maternidad. Ocurre el esperado y temido momento del parto, y llegan más molestias, noches sin dormir y días de tener miedo a vestir al recién nacido por si, por ejemplo, le partimos un dedo al ponerle la camiseta. Pero la misma naturaleza consigue que a las mujeres se nos olvide cualquier sufrimiento. Por eso, uno o dos años después, incluso a las que dijeron «¡nunca más!» al salir del paritorio la primera vez, se les vuelve a caer la baba al ver a un recién nacido y deciden preñarse y empeñarse, para aumentar la familia y el dulce caos en el hogar.

Curiosamente, las mismas personas que te asedian con historias de terror que no pediste conocer no te cuentan que cuando te quedas embarazada, y hasta que dejas de dar el pecho, tu olor corporal será siempre malísimo, por mucho que te duches. Lo más que podrás hacer es enmascararlo. Tampoco te dicen que al principio del embarazo el pecho adquiere un aspecto de pera de agua, precioso y tentador, pero que te duele tanto que incluso el roce con la ropa es un suplicio. Sin embargo, tu pareja intentará hacerte el amor a todas horas, porque le excita tu nuevo aspecto voluptuoso. No te advierten que el flujo vaginal aumenta de tal manera que a menudo temes haber roto aguas o haberte orinado. Nadie te avisa de que no sólo tendrás náuseas o malestar los primeros meses, sino que te dormirás en cualquier sitio y que te olvidarás de absolutamente todo lo que no tenga que ver con tu embarazo. Dejarás las llaves del coche en la nevera, nunca sabrás dónde pusiste el bolso (ni lo que metiste en él) y siempre faltará lo imprescindible en la alacena, porque, de camino al súper (independientemente de la «minucia» de que perdiste la lista de la compra), acabarás entrando en una tienda de ropa infantil. Tu marido se quejará de que «estás tonta» y se preguntará en voz alta dónde está esa mujer inteligente y divertida con la que se casó (entretanto tú, ante tal falta de tacto, y por mucho que le quieras, sueñas con echarlo de tu cama y, ¿por qué no?, de casa). Se silencia el hecho de que se te resbalarán las copas de cristal de Bohemia de entre los dedos (las que él utiliza para beber coñac) debido a la laxitud articular durante el embarazo. No te confiesan que el sexo ya no es igual cuando tu barriga no permite que te veas los pies, y menos los genitales, y que un año después del parto para muchas mujeres sigue siendo impensable. No te cuentan que una embarazada, a menudo, soporta más piropos (palabras soeces) por la calle que cuando estaba hecha un figurín. Tampoco se habla de la incontinencia urinaria que padecen más mujeres de las que se atreven a confesarlo. Y ¿qué hay de la recuperación de una cesárea, que es, al fin y al cabo, una operación quirúrgica en toda regla?

No todo es negativo, claro está: La piel se te ilumina, el pelo generalmente adquiere volumen y forma, te lo arregles o no; estás más serena, y la primera vez que sientes moverse en tu interior a tu bebé eres FELIZ y no te importa nada más. Además, tienes la excusa perfecta para no asistir a actos sociales aburridos, ya que todo el mundo entiende que estés cansada.

Cuando por fin pares, sigues haciendo sorprendentes descubrimientos. Por ejemplo, que la primera vez que te levantas de la cama después del parto vas dejando un reguero por el suelo. Cuando terminas de ducharte, parece que acaban de asesinar a alguien: todo está salpicado de sangre. Y el asedio de consejos y opiniones no cesa. En todo caso, se agrava, y mucho. Te inundan la habitación del hospital de flores que te dan alergia y no permiten respirar bien al niño, y de bombones que te comerás (lo cual no ayudará a tu olvidada línea) porque el menú de hospital es terrible. A nadie se le ocurre regalarte una colonia o un jersey de un tono que te alegre la cara en un momento tan agotador. Te sube la leche y el pecho rebosa y duele, pero temes no saber amamantar al niño. Te dicen que no tienes suficiente o que tienes demasiada, o que «tu leche no es buena». Una amiga te avisa de que el niño tiene frío, y luego llega tu suegra y te recrimina que esté demasiado abrigado. Llora, y tu madre lo arrulla, pero tu cuñada te augura «un niño malcriado si lo acostumbran a los brazos».

Llegas a casa con la sensación de que te han abierto por la mitad como un melón, en compañía de las hemorroides y los puntos de la episiotomía (pero ¿es que se la hacen a todo el mundo?). Tendrás grietas en el pecho, pero nadie se compadecerá de ti, porque «es lo normal» y, además, te lo mereces porque no te restregaste los pezones con estropajo, como te aconsejaron durante el embarazo. Todo esto deja de importarte cada vez que contemplas a tu bebé, sobre todo en los escasos momentos de soledad de los primeros días. Porque es una pena que la madre no pueda disfrutar plenamente del inicio de la maternidad: a pesar de que estás falta de sueño, de mimos y neuronas, te visitan y te llaman por teléfono sin cesar las primeras dos semanas (en las que no tienes tiempo ni de ducharte). Que sepas que al mes te encontrarás totalmente sola. Tus amigas solteras o sin hijos ya te ven como otra persona (que lo eres), y no tienen tiempo para ti, ni tú para ellas, claro. (Tu madre y tu suegra no cuentan como amigas.) Empiezas a entender por qué las que también son madres nunca tienen tiempo de nada y menos aún de llamar por teléfono o de visitar a las amistades. Las abuelas de tu hijo serán las únicas que querrán saber cuándo te sube la leche o cada cuánto le das de mamar. Si les dices que lo haces a demanda, te responderán, tajantes, que hay que ponerle un horario. Si les cuentas que come cada cuatro horas, argüirán que se va a quedar desnutrido, que no es forma de criar a un hijo y que mejor que empieces con los biberones. A ti se te puede retirar la leche del disgusto.

Así no hay quien se aclare. Sobre todo cuando no duermes más de dos horas seguidas y nadie te pregunta cómo te encuentras. No te atreves a quejarte ni a contar tus miedos y tus dudas porque, seguramente, te tacharán de floja: las mujeres han parido siempre y jamás se han quejado de nada, ¡faltaría más!

El niño va creciendo y tú te vas encontrando mejor, incluso recuperas la memoria y parte de la cordura. Entonces, descubres que las otras madres, en lugar de solidarizarse contigo, compiten. Y lo hacen sobre cualquier tema: ellas siempre hacen el amor más que tú (desde el día posterior a la cuarentena), su hijo duerme toda la noche de un tirón (y en su propia habitación, desde el primer día) y es un superdotado. Te preguntarán sin cesar cuántos meses tiene tu hijo y si ya levanta la cabeza solo, o si gatea o se pone de pie, y a qué edad empezó a caminar. Te cuestionarán si le sigues dando el pecho y por qué. Te dicen que es malo el chupete o bien te recriminan que no lo uses. Y siempre te contarán los progresos de su bendito niño, sin tener en cuenta que el tuyo hace exactamente lo mismo o algo parecido. Aunque no todas lo hacen con mala intención. Muchas primerizas necesitan un referente para asegurarse de que su hijo progresa adecuadamente.

Tendrás que prepararte para el esfuerzo físico que implica salir a la calle con tu hijo y subir y bajar de los autobuses, los taxis, o simplemente de las aceras. Siempre cargada con el cochecito, el neceser y tu bolso, con chupetes, pañales, un cambio de ropa y mil cosas más, que van cambiando según crece el niño. Descubrirás también que tener un hijo implica convivir con el temor a perderlo. Deberás aprender a detener las imágenes de accidentes y fatalidades que puede sufrir tu bebé, sobre todo al principio. (¿Quién no se ha acercado varias veces a la cuna del niño en mitad de la noche para comprobar que sigue respirando?)

Te enfrentarás a importantes decisiones como «¿me lavo el pelo o me doy una ducha?» o «¿veo las noticias o preparo la comida?» porque no tendrás tiempo para hacer las dos cosas en el mismo día. A menudo te darán las seis de la tarde y seguirás en pijama. Tendrás que establecer prioridades y dejar de exigirte tanto a ti misma, y aprender a adaptarte a la nueva situación.

Este libro pretende prepararte para afrontar estas cuestiones y responder a tus dudas secretas, que sólo te atreves a confesar (quizá) a tu mejor amiga (quien no siempre tiene la respuesta). También aborda el papel de apoyo de la pareja en el embarazo y en el cuidado de los hijos, la autoimagen de la mujer y la vuelta al trabajo, entre otras cosas. Hay un capítulo dedicado a los hombres, porque se los sigue marginando, a pesar de los adelantos sociales. Nos quejamos de que no nos ayudan, de que no nos entienden, pero no siempre les permitimos que lo hagan. Esperamos que salga de ellos, pero, como no tienen ni idea de lo que han de hacer, la cosa sale mal. Generalmente, el hombre no se siente involucrado en el embarazo y tampoco en la paternidad, hasta que el niño empieza a hablar y a ser capaz de jugar. Entre tanto, se siente aislado, porque la mujer dedica todo su tiempo y esfuerzo al bebé (que no es de extrañar, porque no le queda energía para otra cosa). En ese capítulo se procura explicar a la mujer cómo puede facilitarle la labor de participación al padre y cómo ayudarlo a él a entender por lo que está pasando ella. Muchas nuevas madres viven, respiran, piensan, hacen y deshacen en función de los hijos, y pierden su identidad. En ese juego, el hombre es el gran perdedor. Ahí empiezan muchos problemas. La mujer ya no es mujer, es sólo madre, y eso no hay hombre que lo aguante. Por otro lado, los hijos pueden unir más a una pareja si existe una base firme, ya que de ser pareja pasan a ser familia; hay un círculo que se cierra al haber creado una vida con el amor.

Todo eso lo explico como se lo diría a mi mejor amiga, incluyendo no sólo mi propia experiencia, sino otros testimonios y casos reales. He procurado desdramatizar el tema y abordarlo desde un punto de vista positivo e incluso con humor, que es el mejor aliado de la futura madre. Lo que pretendo es que te sientas identificada, pero también que encuentres respuestas y soluciones prácticas o que, mediante la lectura del libro, tú misma llegues a conclusiones: cómo actuar ante las sugerencias contradictorias sobre los cuidados del niño, qué decir cuando alguien critica tu manera de alimentar a tu hijo, dónde acudir cuando tienes depresión posparto (por cierto, cualquiera que duerma menos de dos horas seguidas durante meses, por el motivo que sea, será un candidato seguro a la depresión), cómo aliviar las molestias más habituales, cómo levantar el ánimo, cómo organizarte, etcétera.

El mensaje más importante es que la maternidad tiene mucho de intuición, y eso no hay que perderlo nunca de vista. Ser madre, y compatibilizarlo con la profesión y la pareja, es más un arte que una ciencia. El embarazo y la maternidad son fuente de plenitud y felicidad incomparables, imposibles de conseguir por otra vía. Ser madre te agranda el corazón. Eres feliz cada vez que tu hijo sonríe, te embriaga la ternura cuando le das el pecho y por fin entiendes lo que tú significas para tus propios padres... Lo que pretendo explicar es que muchas madres no disfrutan plenamente de esta felicidad porque están doloridas, agotadas, y además se sienten culpables de estar así y no se atreven a confesarlo. Si habláramos de todas las incomodidades y temores que surgen durante la gestación y el inicio de la maternidad, habría más madres, parejas y niños felices, y menos casos de depresión posparto.

Para eso nace este libro: para dar voz a tantas y tantas inquietudes de las que apenas se habla y que minan el ánimo de la nueva madre. He escrito el libro que a mí me hubiera gustado tener a mano durante mi primer embarazo y cuando criaba a mi hija. No es un libro técnico, porque en el mercado ya hay suficientes, y algunos muy buenos, pero tampoco está escrito basándome sólo en mi propia experiencia. Me he documentado, pero, a pesar de haberme entrevistado con ginecólogos, educadoras y preparadoras al parto, seguramente la información más valiosa la he encontrado observando y escuchando a las madres primerizas de hoy, que es a quien va dirigido el libro. No es un sustituto de las guías del embarazo, que te informan a fondo de la parte biológica (mi preferido es el ya clásico, *Qué se puede esperar cuando estás esperando*, de Eisenberg, Murkoff y Hathaway), sino un complemento.

Si tienes temores y dudas, como hemos tenido todas las primerizas, ¡te lo aseguro!, piensa que desde el momento en que te preocupa ser una buena madre, lo serás; que el embarazo y el parto perfecto sólo existen en los libros médicos, y que el tuyo es y será único. En cuanto a qué hacer con toda la información que adquieres en los libros, incluido éste, las clases de preparación al parto y los consejos de familiares y amigos, lo mejor es que lo escuches todo y que luego hagas lo que te parezca. El sentido común y la intuición te permitirán filtrar los consejos que no son para ti y así evitarás sentir que la maternidad se te escapa de las manos. Tú y sólo tú eres la embarazada y la madre del niño. La naturaleza es sabia, escúchala. Es lo mejor que puedes hacer por ti y por tu hijo.

Si todavía no estás embarazada...

Piensa que nunca es demasiado pronto para empezar a cuidarte y así tener el cuerpo y la mente en condiciones óptimas para traer al mundo un hijo sano, y para mejorar tus posibilidades de un embarazo normal y un parto sin problemas. Aun así, la naturaleza a menudo actúa por su cuenta...

Algunas mujeres que conozco prevén el mes exacto en que quieren preñarse, porque les viene mejor tener al niño en una determinada época del año, por motivos profesionales o porque quieren evitarse la barriga en los meses de verano. Y, para más sorpresa, ¡lo consiguen! Hay otras tantas que deciden tener hijos ¡ya!, pero pasan los meses y a veces los años y, cuando se convencen de que no podrán tenerlos nunca, les llega la primera falta. La mejor recomendación si eres de las que tardan es que sigas cuidándote y viviendo tu vida y, sobre todo, que disfrutes del sexo y no lo conviertas en un acto encaminado únicamente a fabricar un bebé. Aprovecha el tiempo durante el que estás intentando quedarte embarazada para disfrutar de todo aquello a lo que deberías renunciar, al menos temporalmente, si tuvieras hijos. Aprovecha también para documentarte acerca del apasionante proceso de la procreación. Prepárate física, mental y emocionalmente. Piensa que tienes la suerte de poder hacerlo, frente a la mujer que se queda embarazada sin quererlo. Lo ideal sería que acudieras a tu ginecólogo en cuanto tomes la decisión de tener hijos, para que te haga un reconocimiento y te oriente acerca de los mejores cuidados. Seguramente te dirá que tomes ácido fólico, que dejes de fumar y que no bebas en exceso. Para mejorar tus posibilidades de quedarte embarazada, no hagas ejercicio físico hasta la extenuación, come bien y procura que tu peso no esté ni muy por encima ni muy por debajo del deseable para tu estatura y edad, porque todo eso influye en tu fertilidad. Tener poca grasa corporal y hacer demasiado ejercicio físico pueden inhibir la ovulación. Ahora es el momento de acostumbrarte a comer sano, de abandonar el alcohol y el tabaco y de cuidarte por dentro y por fuera. Disfruta también de los momentos íntimos con tu pareja, si la tienes, porque cuando logres tu objetivo (vuestro objetivo en este caso) tendréis que hacer lo imposible para estar a solas más de diez minutos seguidos.

Si pasa un año y todavía no te has quedado embarazada, consulta a tu médico (si tienes más de treinta y cinco años, te dirán que consultes pasados seis meses), para que os hagan pruebas de fertilidad a los dos. Pero, para tranquilizarte, que sepas que incluso mujeres que tardaron años en concebir su primer hijo, luego han tenido más sin problemas, incluso sin habérselo planteado. Conozco una mujer a la que le dictaminaron que nunca tendría hijos, tras padecer endometriosis, y hace un mes ha dado a luz al segundo, sin haberse sometido a tratamientos de ningún tipo. Cuando una mujer decide que quiere procrear es difícil tener paciencia, pero hay que armarse de ella, porque la serenidad y el equilibrio emocional parecen jugar un papel vital a la hora de lograr un embarazo buscado.

Tampoco está de más enterarte de cuáles son tus días fértiles, tomándote la temperatura basal o con cualquiera de los tests de ovulación que hay en el mercado, para mejorar tus posibilidades (eso sí, prepárate para hacer un buen desembolso). Pero, sobre todo, no te obsesiones y procura no olvidarte de tu pareja durante el proceso. No esperes que él se lo tome con igual fervor que tú, pero no dejes de comunicarle tus miedos y tus dudas, e incluso tu desilusión cada vez que te venga la regla. Tómatelo con calma, no es una carrera, aunque de eso ya te darás cuenta cuando seas mamá. Y sobre todo ¡haz mucho el amor!

Si quieres ser madre y no tienes pareja, entérate de todas las opciones que hay a tu alcance y aborda el proceso con paciencia y buen ánimo, y prepárate lo mejor posible tanto para el embarazo como para el después, cuando necesitarás la ayuda de tu propia madre, de amigas o de una tata, con más apremio que una mamá que viva en pareja (siempre y cuando él se involucre, claro).

A todas, mucha suerte y todo mi apoyo.

PRIMERA PARTE

El embarazo

1. ¡Estoy embarazada!

La prueba da positivo

Si cuando la prueba da positivo, no te lo crees y sales corriendo a comprar otra para comprobar que la primera no estaba equivocada, no te preocupes, ¡tu reacción es normal! Igual que si eres incapaz de encajar la idea de que estás embarazada hasta que te lo confirme tu médico, o incluso más adelante (cuando tu hijo cumpla la mayoría de edad). Aunque lleves un par de meses sin necesitar una compresa, si se trata de tu primer embarazo, es habitual que te cueste asumir que en tu interior crece un ser minúsculo y que un día te saldrá de entre las piernas y será tu hijo. Es decir, ¡que vas a ser madre!

Yo misma tuve que leer las instrucciones de la dichosa prueba varias veces al ver el resultado. No estaba segura de si el palito rosa significaba que era positivo o que no... y ¡tampoco sabía si positivo significaba que estaba preñada o todo lo contrario! Momentos antes me pareció que estaba bien claro en el prospecto, pero de pronto todo era confuso (y así seguiría siendo durante los siguientes nueve meses y luego otros tantos). Sentí vértigo en el vientre, el mismo que me acompañaba desde hacía días. Había orinado sobre un palito de plástico comprado en una farmacia, mojándome los dedos con las primeras aguas del día, porque es difícil atinar sobre un objetivo tan estrecho. A pesar de las ligeras contracciones que sentía en el útero y que jamás antes había experimentado, y aunque se me hubiera retrasado la regla y la prueba acabara de mostrarse positiva, yo dudaba. Nunca había sentido tal sacudida de felicidad, incredulidad y TEMOR... Temor de que fuera algo transitorio y de que la regla terminara con esa sensación de repentina plenitud, pero también temor de que fuera cierto y ¿¡ENTONCES QUÉ!? Ten en cuenta que el palito rosa en tu caso puede ser azul o no ser un palito, sino un punto... y te puede parecer que no es igual de intenso que el del ejemplo. Pero, mira, si la prueba da positivo, es que algo hay...

Había ensayado muchas veces cómo le anunciaría a mi pareja que íbamos a ser padres, quería hacerlo de una forma inesperada y original. Las revistas de bebés, que llevaba meses comprando y leyendo, daban todo tipo de ideas: desde regalarle una camiseta que llevara impresa la frase «felicidades, papá» (un poco cursi) a servirle en el plato unos patucos en lugar del postre (a riesgo de que se le cortara la digestión) o susurrárselo al oído mientras hacíamos el amor (y quedarnos ambos sin orgasmo). Sin embargo, llegado el momento, temí que dar la noticia de manera original y graciosa gafara el feliz asunto de mi llamada (estaba de viaje). Él, en cambio, reaccionó como si le acabara de contar que me habían concedido el premio Nobel de literatura. «¡No se lo digas a nadie!», supliqué. Me parecía tan difícil quedarme embarazada... Era algo, como la muerte, que sólo les pasaba a los demás.

En vista de mis dudas, fui a mostrarle a una farmacéutica el palito con el resultado positivo para que me diera su opinión. «Está claro —me dijo—, estás embarazada.» Aunque entonces yo no lo sabía, ya sufría esa pérdida transitoria de inteligencia que afecta a las embarazadas, y le pregunté si no habría salido mal al tratarse de la prueba más barata que había en el mercado. Naturalmente, me sonrió como si yo fuera tonta y negó con la cabeza. Pero ¡eso no me convenció! Fui a otra farmacia y pedí que me hicieran una prueba de embarazo. Tuve que esperar media hora larga en la que di varias vueltas a la manzana y luego entré temblando al local, segura de que el resultado sería diferente. Pero la farmacéutica me recibió con una tierna sonrisa, que se repetiría en los labios de diferentes mujeres en los meses siguientes: la prueba era positiva. No había duda. Sentí la necesidad de contárselo a alguien, pero al mismo tiempo no me abandonaba el temor de que una pérdida quebrara mis ilusiones. Había leído que un diez por ciento de embarazos termina en aborto en las primeras semanas, a veces incluso sin que la mujer lo sepa porque lo confunde con una regla más abundante de lo normal. Mis temores eran, en mi opinión, fundados. Hay mujeres que dicen que con mirar los calzoncillos del marido se quedan preñadas, pero yo no era una de ellas. En mi caso, el embarazo fue algo meditado y premeditado, que tardó un año de calculados intentos en producirse. Cada mes, el que me bajara la regla implicaba también que se desplomara mi ánimo. Llevaba toda la vida deseando ser madre, pero nunca era el momento adecuado: o padecía problemas de salud o mi situación económica no era buena o no tenía pareja o bien no era la idónea para tener hijos con él. Cuando por fin llegó el momento perfecto —económicamente llegaba a fin de mes, estaba sana de cuerpo y mente, tenía pareja estable y ambos deseábamos un hijo—, pues no resultó tan fácil. Hice todo lo que leí en los libros especializados para mejorar mis oportunidades de quedarme embarazada y de tener un niño sano: comí bien, hice ejercicio con moderación, no bebí ni fumé, descansé lo necesario y procuré evitar el estrés laboral. Mi pareja dejó de fumar y, tras alguna que otra amenaza por mi parte, intentó cuidarse un poco más. Hicimos el amor en los días fértiles y no fértiles, en las horas óptimas y en las que no lo eran, y en todas las posturas recomendadas para ello (algunas parecían números circenses), procurando quedarme tumbada largo rato después del acto. Lo pasamos muy bien en esa época, excepto cuando cada mes veía la primera mancha de sangre en mi ropa interior. Sin embargo, seis meses más tarde seguíamos igual, aunque algo más esbeltos, pero también más frustrados. Tenía treinta y seis años y mi reloj biológico avanzaba inexorablemente.

Me sometí a pruebas —algunas desagradables y un poco dolorosas, como la histerosalpingografía (te inyectan un contraste en la vagina para asegurarse de que los ovarios son permeables)— para verificar que no existía ningún impedimento físico para el embarazo. Mi pareja se hizo un seminograma (tuvo que eyacular en un tarro y llevarlo conduciendo a toda prisa al laboratorio, antes de que el calor destruyera los espermatozoides envasados). Los resultados fueron optimistas, pero dictaminaron que yo no ovulaba todos los meses. Me compré un aparato que detectaba a través de la orina mis días fértiles y me tomé la temperatura todas las mañanas. Y, como me había funcionado (o eso quería creer) en otras facetas de mi vida, visualicé el embarazo y la maternidad, como un ejercicio diario. Soñaba con tener un hijo.

Pero pasaban los meses y nada... Mi ginecólogo me aconsejó lo lógico: que procurara no agobiarme (¡ya!), y que si no me había quedado embarazada en un par de meses más, entonces iniciaríamos una terapia de estimulación del ovario. Por algún milagroso mecanismo conseguí darme vacaciones mentales y me encomendé a san Judas Tadeo. La mañana de mi treinta y siete cumpleaños me desperté a la dura realidad de que me tenía que poner un tampón, pero la menstruación sólo me duró un día. Esa noche mi cuerpo no pudo trasnochar a pesar de la celebración; estaba agotada. Dos días más tarde cogí un tren para asistir al curso literario durante el que me enteré de que ese sangrado había sido el de la implantación del óvulo en el útero.

Tenía la sensación de que me iba a venir la regla en cualquier momento. Las molestias en el vientre eran las mismas y tenía los pechos tan hinchados y sensibles que sólo rozármelos con la toalla o el chorro de la ducha me resultaba doloroso. Esa sensación de regla inminente, que es normal en el primer mes de embarazo, a mí me cogió por sorpresa. Cuando dos semanas más tarde acudí a la cita con el ginecólogo y la ecografía mostró un círculo brillante que palpitaba, empecé a creerme que realmente se estaba formando una vida en mi interior.

La reacción del futuro padre

«Estoy acojonado», me dice un amigo, cuya pareja está de pocos meses. La mayoría de los hombres con los que hablo confiesan que sintieron miedo y responsabilidad al saber que su mujer o novia estaba embarazada. Otros manifiestan orgullo varonil, «porque no somos estériles». Seguramente tu pareja se alegrará y mucho, sobre todo si ha sido un embarazo buscado, pero has de tener en cuenta que él también tiene sus propias inquietudes y temores. Por eso, la comunicación entre vosotros, ahora más que nunca, es vital. No te enfades ni te desmoralices si después de la alegría inicial una sombra de duda cruza su mirada, o si en los primeros tres meses él tiene más náuseas matinales que tú. Si quieres que te escuche y te apoye (no sólo durante ésta época, sino siempre), aprende a hacer lo mismo por él.

A pesar de que está de moda decir «estamos embarazados», me da la impresión de que este asunto sigue siendo más bien cosa nuestra. Después de todo, ¿cuál de vosotros ha comprado este libro? Si el futuro padre forma parte de tu vida, entonces prepárate para educarlo en materia de síntomas, bebés y demás durante todo el embarazo y cuando seáis padres. «No busqué información sobre el tema porque creo que mi mujer tenía conocimientos suficientes», me dice un padre. «Mi mujer es autosuficiente y ella se ocupó de informarse», me comenta otro. Un hombre moderno admite que sí se documentó «porque fue lo primero que pude hacer para implicarme de forma activa en el tema». Otro quiso informarse porque «era padre primerizo y el tema me era un poco ajeno». La mayoría andará en la línea del que dice: «No salió de mí buscar la información, porque ella ya había conseguido bastante, pero yo les echaba algún vistazo a algunos artículos, aunque reconozco que no demasiado. Prefería que ella me contara lo más significativo e interesante y después lo comentásemos los dos.» Suele ser así: tú eres la que lo lee y escucha todo, y luego se lo cuentas al padre, que no siempre le dará la misma importancia. Las mujeres y los hombres somos diferentes, no te quepa duda, y eso está muy bien (¿cómo procrearíamos si fuéramos iguales?). Por eso, no esperes que él comparta tus temores e inquietudes. Mientras tú pasas la noche sin dormir preguntándote si tu hijo nacerá con todos los dedos de los pies, tu pareja roncará plácidamente a tu lado, soñando con odaliscas. Sin embargo, durante el día comentará con su mejor amigo que teme no llegar a fin de mes cuando nazca el niño y a menudo se preguntará si tú querrás al bebé más que a él. De hecho, ya has empezado por decirle que no te toque los pechos porque te duelen... Tú te preguntas si le seguirás gustando cuando te crezca la barriga, el trasero y todo lo demás, y él se cuestiona si alguna vez recuperarás la libido (me refiero sobre todo al primer trimestre, que no es precisamente el mejor en este sentido).

El hombre, por lo general, no es realmente consciente de que su mujer espera un hijo hasta que por fin despunta la barriga y empieza a notar cómo se mueve el niño cuando apoya la mano sobre la panza. Por ello, te guste o no, deberás recordarle a menudo tus síntomas y el porqué de tus cambios de humor. Pregúntale también a él cómo se siente emocionalmente, porque el hombre es el gran olvidado en esta etapa de la vida de una pareja y no debes dejarlo de lado. Piensa que la sensación de responsabilidad que adquiere el hombre cuando se convierte en padre es tal que, generalmente, las primas de las compañías de seguros de automóvil son más baratas para un hombre casado y con hijos que para un hombre soltero, al que al parecer no le importa tanto jugarse el tipo en el coche.

Muchas mujeres nos quejamos de que el hombre no se anticipa a nuestras necesidades durante el embarazo, pero en esta época de lucha por la igualdad, rozamos la exageración y nos olvidamos, y no me cansaré de repetirlo, de que NO SOMOS IGUALES. El rol del padre y el de la madre son diferentes y complementarios, y formáis un equipo. Si te hace falta que tu pareja haga o diga algo determinado durante el embarazo, ¡DÍSELO! Lo mejor es negociar las cosas. Por ejemplo, él no deberá echarte en cara que te duermas durante el acto sexual en los primeros tres meses, y tú no le recriminarás que se haya abonado a un canal X...

Recuerda también que, a pesar de que tú te llevas la peor parte en esto de tener hijos, también disfrutas de la mejor. Él nunca sabrá lo que es sentir crecer en su interior a otro ser humano, ni podrá dar el pecho, ni serlo todo para el bebé en los primeros meses... (Hay quien pensará que esto es una ventaja, pero ése es otro tema.)

¿Estáis o estás embarazada?

Una primeriza que está de cuatro meses me confiesa: «Eso de "estamos embarazados"... ¡ja! Nosotras somos las embarazadas, las que tenemos cambios físicos, de humor y, aunque me parece que estoy siempre acompañada por el bebé, me falta la comprensión de mi pareja. A mí todas me dicen que su pareja es súper comprensiva, pero yo, sinceramente, no me lo creo. Igual es porque yo estoy más complicada que nunca y él no sabe qué hacer.»

«¿Algo habrá puesto él de su parte, no?», se comenta sobre el padre que se desentiende del embarazo como si no fuera con él la cosa... Pero no, ¡no basta con aportar una muestra de semen y olvidarse de los hijos hasta que tengan edad de acompañarlo al fútbol! La queja mayoritaria de las mujeres durante el embarazo es que el hombre no nos entiende y sobre todo que NO VIVE PENDIENTE DEL EMBARAZO LAS 24 HORAS DEL DÍA, como nosotras. Piensa que es difícil que tú ignores que estás preñada cuando el ardor de estómago no te deja dormir y encima te levantas por la mañana para comprobar que te ha salido una mancha que parece un bigote encima del labio superior (cloasma). Por eso, mientras tú te empapas bien acerca de todos los detalles del embarazo y el parto, para que nada te pille desprevenida, él continúa su vida como si nada hubiera cambiado, sencillamente porque en su vida nada ha cambiado... ¡salvo tú! Llega igual de tarde de la oficina, se olvida de la cita con el ginecólogo y no siempre tiene tiempo de acudir a las clases de preparación al parto. En cambio tú no te pierdes un solo análisis, aunque implique mentir en el trabajo y faltar a esa importante reunión, y luego hacer horas extras para compensar. Si tu pareja sale corriendo a comprar libros sobre el embarazo y el cuidado de los bebés y te los lee en voz alta mientras te da un masaje en los pies antes de dormir, ¡enhorabuena!, has conocido al hombre ideal ¡y las demás te envidiaremos siempre! En cambio, si es como el resto de los mortales, y por muy dispuesto que sea (mi pareja friega los platos las mismas o más veces que yo), deberás emplearte a fondo en ponerlo al día de lo que implica estar esperando un hijo (era yo la que le pasaba toda la información). Anota las citas con la matrona o el tocólogo en un calendario que esté en un sitio visible o bien apuntadlas juntos en vuestras respectivas agendas. Pídele que se informe sobre los cambios del embarazo o cuéntaselos tú (¡aunque muchos los descubrirá él solo!). Dile que te acompañe a las clases de preparación al parto y más adelante a las citas con el pediatra. Por pesado que te resulte ir detrás de él, al final tendrás tu recompensa: un padre informado, capaz de compartir el cuidado del bebé. No hagas lo que algunas mujeres, que directamente piensan que el embarazo «no es cosa de hombres» y no dan a su pareja ni la oportunidad de que participe, y luego se quejan...

Afortunadamente, hay cada vez más hombres que viven la paternidad como una responsabilidad que va más allá de ser el que trae el dinero a casa. Claro que también somos más mujeres las que trabajamos dentro y fuera del hogar. Pero, por desgracia, todavía hay muchos que piensan que lo de cambiar pañales, o simplemente retirar los platos de la mesa o hacer la compra, no va con ellos. Los más modernos pueden estar tan dedicados a su profesión que no les quede tiempo ni energía para compartir a medias las tareas familiares. Si tú también trabajas fuera, quizá os sea más fácil equilibrar responsabilidades, pero si no lo haces a tiempo completo o si decides quedarte en casa durante la primera infancia de tus hijos, es muy probable que termines tú cargando con todo, agobiada y resentida. Haz todo lo posible por evitarlo, repartiendo tareas desde el principio.

Si la paternidad se toma como un trabajo en equipo, entonces enriquecerá la vida de la pareja, que pasa a convertirse en una familia. De lo contrario, surgen problemas y desavenencias importantes, que pueden llevar incluso a provocar separaciones.

Por otro lado, no dejes de lado vuestra relación en esta época de cambio y no centres todas vuestras conversaciones en el bebé. Sobre todo, ¡NO PIERDAS TU IDENTIDAD! Vas a ser madre, pero sigues siendo mujer (esto lo trataré en profundidad más adelante). NO ABANDONES TUS INQUIETUDES Y AFICIONES. Si permites que el embarazo te absorba totalmente, entonces se puede convertir en una obsesión. Lo mejor es buscar el equilibrio y abordarlo con naturalidad, tanto para tu tranquilidad como para lograr implicar a tu pareja.

¡No me lo puedo creer! ¿Lo cuento ya o espero?

¡Pensé que era la única incapaz de creerse que estaba embarazada! Por lo visto es frecuente. A mi amiga Raquel[1] le parecía demasiado fácil haberse quedado a la primera. Cuando una se entera de la pequeña ventana de fertilidad que tenemos cada mes, que dura realmente horas, parece casi un milagro y más cuando se ha tratado de un desliz o bien del primer intento serio.

1. He cambiado los nombres de mis amigas y de todas las mujeres y hombres a los que menciono o cito en el libro. *(N. de la a.)*

A otras mujeres les parece imposible estar preñadas porque se quitaron el DIU años atrás, dejaron la píldora o perforaron los condones sin que su compañero de cama lo supiera, y han tardado lo que les ha parecido siglos en leer, por fin, el resultado positivo de la prueba. O porque se consideran demasiado jóvenes o demasiado mayores y les pilla por sorpresa. El que el primer mes tengas la sensación de que te va a bajar la regla en cualquier momento no ayuda mucho a terminar de creértelo.

¿Cómo y cuándo darás la noticia? Dependerá de cómo y dónde te pille, de tu situación económica, profesional y de pareja, incluso de si el embarazo fue buscado o no. Algunos libros médicos recomiendan no decir nada hasta pasados los primeros tres meses, porque la mayoría de abortos espontáneos tienen lugar entonces y, como todavía no tienes barriga, si lo perdieras, no tendrías que pasar el mal trago de explicarlo. Pero ¿por qué ser tan pesimista?, puedes pensar, y tienes toda la razón. Otro motivo de esperar para contarlo (al menos en el trabajo) es que a nivel laboral y, por mucho que nos revuelva las tripas, se discrimina a las mujeres embarazadas.

En mi caso, las primeras en saberlo, aparte de mi pareja, fueron mis amigas, que para eso están: para alegrarse contigo y también para consolarte si más adelante algo sale mal. A mi familia se lo dije en persona, unos días más tarde, para verles la cara cuando oyeran la buena nueva. Y del resto se encargó el futuro papá, ¡minutos después de saberlo él!

Una madre dice: «No conté nada a nadie hasta que se me empezó a notar la barriga, así pude evitar cuatro o cinco meses de opiniones inoportunas. Lo fui contando sobre la marcha, pero no me senté a hacer llamadas telefónicas para dar la noticia.» En cambio, otras necesitan decirlo en seguida, quizá porque al compartir la noticia les parece más real, y se lo comunican incluso a personas que no conocen de nada, mientras esperan el autobús o miran ropita de bebé en una tienda. Cuenta otra: «A nosotros la noticia nos pilló estando fuera, así que los primeros en enterarse fueron nuestros compañeros de viaje, porque estábamos ilusionados y nos apetecía contarlo y porque... Bueno, y ¿por qué no?»

Aunque, en general, la noticia de que va a nacer un nieto es motivo de felicidad, prepárate para la posibilidad de que alguno de los futuros abuelos no se lo tome así, sobre todo si es tu suegra y no le caes especialmente bien o si se trata de tu padre y no soporta a tu pareja. La noticia seguramente termina con su fantasía de librarse algún día de su nuera o de su yerno... Otro motivo de la falta de entusiasmo puede ser que la idea de ser abuelos les haga sentirse viejos o, simplemente, que se preocupen porque un bebé implique una complicación para sus propios hijos. Si algún familiar no reacciona con la alegría que tú esperabas, tranquilízate pensando que más adelante a los mismos abuelos (o tíos o primos), que son capaces de ignorar totalmente tu embarazo, se les caerá la baba con el niño y te lo querrán quitar de las manos nada más nacer. Afortunadamente, la mayoría se alegrará de tu noticia, aunque has de tener tacto al contárselo a esa amiga que lleva años intentando quedarse embarazada o que no puede tener hijos. Pero procura que tampoco sea la última en enterarse, porque eso seguramente le afectaría más aún.

La verdad es que resulta dificilísimo callarse la noticia de que vas a ser madre (o padre) por vez primera, así que ¡cuéntalo cuando y a quien te parezca y como te parezca!

Todo el mundo da su opinión

«Ya te puedes ir cuidando, guapa, y dejarte de trabajar tanto», te comenta tu madre.

«Ay, pues si tienes ardores, es que será niño...», dictamina tu suegra.

«Pues en mi época no tomábamos tanta vitamina y mira lo hermoso que nació tu padre...», te reprocha tu abuela.

«Tienes demasiada tripa para estar de tres meses... ¡A ver si traes dos!», exclama una amiga.

«No te bañes en agua salada, ¡que te nacerá el niño con escamas!», te dice... no sé quién, pero ¡alguien te dirá eso o alguna barbaridad peor!

Prepárate, porque en cuanto sepan que estás embarazada, todo el mundo te contará lo que sabe del embarazo, aunque no sea de primera mano. Tus amigas y enemigas, tu madre y la de tu pareja, e incluso la frutera y la panadera te dirán todo lo que tienes que hacer y no hacer, además de hacer comentarios gratuitos sobre tu aspecto y estado de salud. Y tú, casi sin darte cuenta, lo absorberás todo y te costará ser racional y descartar las tonterías. Como ya estás sobre aviso, intenta filtrar la información que recibas y no creértelo todo. ¡Es muy importante que formes tu propio criterio!

«Pues antes nos preñábamos, paríamos y ya está, sin tanta tontería como tenéis ahora...», te recriminarán las más veteranas. Ellas lo hicieron a ciegas, cuando no había ecografías, ni doppler, ni triple screening, ni amniocentesis. Entonces nadie tomaba ácido fólico, ni sabían lo que era (ahora las embarazadas quizá tampoco lo tengamos muy claro. Sabemos que evita ciertas malformaciones, pero al menos lo tomamos...). Se quedaban en estado y seguían su vida normal, comían más de la cuenta y se encomendaban a sus propias madres. Las mujeres de su generación no tenían ni la menor idea de lo que afectaba o no al bebé, ni de qué podían hacer para que naciera sano. Parían cuando les llegaban las contracciones y a los dos días estaban trabajando en el campo, o bien, si eran ricas, la tata le preparaba el biberón al niño o el ama de cría le daba la teta. Nuestras madres y abuelas dicen que para parir no hay que recibir clases, que las mujeres de hoy somos unas debiluchas y que el embarazo no es una enfermedad. No les quito la razón, pero debemos tener claro que EL EMBARAZO ES UN ESTADO QUE ALTERA EL CUERPO, LA MENTE Y LAS EMOCIONES DE LA MUJER. No es una enfermedad, pero tiene síntomas que, de no estar en estado, ganarían en consideración, y el embarazo también puede desencadenar afecciones físicas o producir complicaciones. No lo digo para alarmar, sino porque hay que tenerle respeto al embarazo y saber que no se va a poder hacer vida totalmente normal durante éste. Sobre todo si tu vida normal consiste en escalar montañas o ser contorsionista en el circo. Ahora, en serio, hay que cuidarse y evitar hacerse la dura, porque no merece la pena arriesgar el bienestar del bebé y el de una misma por intentar demostrar a las veteranas o a las amigas que una es la «supermujer».

Efectivamente, años atrás, todo era más natural y las mujeres eran más sufridas, pero también ocurría que de diez hijos que nacían igual sobrevivía la mitad o menos. Mis bisabuelos, por ejemplo, tuvieron doce, de los cuales vivieron tres; uno de ellos, mi abuelo paterno, falleció hace poco a los noventa años. Los abortos espontáneos eran más habituales que ahora, pero nadie hablaba de ellos. Recientemente supe que entre mi madre y mi tía hubo dos abortos. Sin embargo, mi abuela materna falleció a los ochenta y muchos sin habérmelo mencionado nunca. También hace décadas morían más mujeres que hoy en el parto (en los países desarrollados, ya rara vez ocurre). Los bebés de ahora nacen más grandes, más sanos, incluso podría decirse que más inteligentes y despiertos.

Si me lo permites, yo que leí compulsivamente libros, revistas y artículos sobre el embarazo y el parto, te recomiendo como amiga que te informes lo justo y necesario y que además te quedes con lo que te apetezca y se adapte a tu estilo de vida, tu forma de ser, tu cultura y tu situación personal, entre otras cosas. También te recomiendo que evites las lecturas sobre malformaciones, complicaciones y accidentes, porque sólo acrecentarán tu ansiedad y temor de que ocurra algo malo durante el embarazo. Léelas sólo si se aplican a tu caso, porque entonces te aliviarán. En las clases de preparación al parto a las que asistí nos aseguraban que «la mayoría de los embarazos y partos va bien, lo que pasa es que las embarazadas tenéis un radar especial para recibir sólo las malas noticias». Incluso recomendaban no leer revistas sobre el tema porque no siempre son lo rigurosas que deberían, o bien lo son demasiado, y las futuras madres no sabemos tamizar toda esa información con objetividad y sin involucrarnos emocionalmente.

Amigas y familiares (mujeres) bien y mal intencionadas por igual, te harán dudar incluso de las recomendaciones de tu obstetra (tocólogo), si el suyo les dijo algo distinto. «Ay, pues qué raro... A mí el tocólogo me dijo que ni se me ocurriera tomar paracetamol... No sé, no sé...» (Y mientras tanto tú te preguntas si la pastilla que te tomaste para el dolor de cabeza te provocará un aborto.) Procura buscar un especialista, hombre o mujer, que te inspire confianza y ponte en sus manos. Si te asalta alguna duda, coméntasela siempre. Si no te atreves a decírselo tú, que te acompañe tu pareja si la tienes, o tu hermana o tu mejor amiga, para que no te quedes nunca con una pregunta sin hacer, por estúpida que te parezca. Lo repito: por estúpida que parezca. Si no te convence, pide una segunda opinión. No temas que te tachen de «novata» o «miedosa». No se trata de comprarte unos zapatos, que a lo peor te pueden hacer una rozadura. Es tu embarazo, y tienes todo el derecho y la necesidad de sentirte tranquila y confiada durante éste, cueste lo que cueste. No hagas caso de *todo* lo que te cuenten las otras madres. Yo no te voy a dar consejos médicos, porque no soy médica. Pero si otra amiga se empeña en darte recomendaciones propias de un especialista, contrástalas siempre con tu obstetra o matrona.

Ejercicio, nutrición y sexo

Muévete, come bien, descansa lo suficiente y haz el amor. Es la mejor manera de sentirte bien, pero no sólo durante el embarazo, ¡sino siempre! Eso sí, piensa que prácticamente todo lo que hagas o dejes de hacer afectará al bebé durante el embarazo y la lactancia. Si ya practicabas algún deporte antes de quedarte embarazada, ¡enhorabuena!, sólo tendrás que continuar, con moderación. Pero si el único ejercicio que hacías era levantar el brazo para detener un taxi, entonces no es el momento de empezar a entrenarte para una maratón. A pesar de que hay deportistas de élite que logran batir récords estando preñadas, lo mejor es que no intentes emularlas (¡ni ganas que tendrás!), y que simplemente camines mucho o nades. Personalmente opté por nadar porque en el agua sentía la ilusión de no tener barriga e incluso me sentía grácil, aun estando de ocho meses. En cuanto a la intensidad, utiliza el sentido común y no hagas barbaridades. Eso sí, haz todos los «Kegels» que puedas, y si es varias veces al día, mejor que mejor. Actualmente casi todo el mundo sabe lo que es: Contraer el músculo que sirve para aguantarse el pis (o para hacer presión sobre el pene de tu pareja durante el acto sexual). Se recomienda cortar el chorro de la orina para aprender a reconocer el músculo, pero si te limitas a hacerlo en ese momento, puedes terminar por causarte infecciones urinarias. Una vez lo tengas dominado, repítelo varias veces al día. Nadie se dará cuenta, y te aseguro que te será de gran ayuda, sobre todo para ayudarte a recuperar el tono vaginal después del parto. Procura también fortalecer la espalda y los brazos, porque, cuando nazca el niño, los trabajarás más que un mozo de carga y debes estar preparada para ese sobreesfuerzo. Para hacerte una idea, prueba a llevar siempre contigo un saco con tres o cuatro kilos de garbanzos (o de lo que sea), y verás cómo terminas con agujetas al cabo de unas horas...

Come sano y no te atiborres. Si no te cuidas ahora, luego te arrepentirás. Durante el embarazo, la necesidad calórica del cuerpo aumenta relativamente poco: el equivalente a un par de yogures, unas tres piezas de fruta o dos vasos de leche, más o menos. Y esto se refiere al último trimestre y al período de lactancia. Lo que no hay que hacer jamás es ponerse a dieta para adelgazar. Si tu obstetra cree que has ganado demasiados kilos, ya te lo dirá, y te indicará un régimen. Te recomiendo que procures no agobiarte si te dice que no deberías haber engordado tanto. Es fácil decirlo, pero en la práctica no resulta tan fácil consolarse, sobre todo cuando estás a merced de tus alocadas hormonas. Lo digo por experiencia. Pregunta a tu médico si hay algo que no debes comer. Si no eres inmune a la toxoplasmosis, te dirán que evites la carne cruda, el jamón serrano y las ensaladas (porque en los restaurantes la verdura no siempre está bien lavada). También te dirán que no toques las heces de tu gato. (Menos mal, ¡con lo que a ti te gusta jugar con ellas!) Aunque si tienes gatos, lo más probable es que seas inmune. De todos modos, pide que te hagan la prueba y así sales de dudas. Si tienes algún antojo, sucumbe a él sin pasarte... un trozo de chocolate, un helado o unos churros no te van a perjudicar. Lo malo es si lo tomas por costumbre y sólo te alimentas de eso. Un café por las mañanas tampoco es perjudicial, pero combatir el sopor de los tres primeros meses a base de litros de refrescos de cola, sí... Ante cualquier duda que tengas, ya sabes, pregúntaselo al médico. Quizá en los libros no te advierten que no comas langosta cruda porque la mayoría de las personas no la comen sin cocinar... Pero si tienes algún gusto culinario exótico, consúltalo con un profesional antes de satisfacerlo. Alcohol y tabaco: está claro que lo mejor es abstenerse. En Estados Unidos incluso hay advertencias en las etiquetas de cerveza acerca de que beber alcohol puede producir malformaciones en el bebé durante el embarazo. En España, beber una caña o un vaso de vino una o dos veces por semana no está mal visto, e incluso se dice que sienta bien. El tabaco es perjudicial, tanto para la madre como para el niño. Sin embargo, algunos médicos recomiendan a las fumadoras empedernidas que fumen menos en lugar de dejarlo de golpe, porque la ansiedad resultante sería peor que el efecto de la nicotina sobre el feto. Y de drogas ni hablemos... Personalmente creo que la salud del feto está por encima del deseo de fumarse un porro o meterse una raya de coca. Pero también sé que las recomendaciones médicas son una cosa y la realidad de cada madre es bien distinta. No quiero sonar moralista, porque cada uno hace con su cuerpo lo que quiere, pero cuando estás embarazada ya no se trata sólo de lo que te pase a ti. Si consumes drogas, aunque sea de vez en cuando, te recomiendo que leas sobre los efectos nocivos que tienen sobre la formación del niño y, en todo caso, piensa que sólo has de abstenerte de ellas durante nueve meses, y alguno más si das el pecho. ¿Qué sacrificio es ése a cambio de tener un hijo sano?

En cuanto al sexo, no tiene contraindicación alguna mientras el embarazo vaya bien. El límite lo pones tú... Durante el primer trimestre, normalmente una tiene el cuerpo revuelto y no cambiaría una buena siesta ni por tres orgasmos encadenados. Luego viene una especie de período de gracia en el que te preguntas si es posible que seas ninfómana y en el que quizá tengas sueños eróticos e incluso «mojados». Hay mujeres que alcanzan el orgasmo mientras duermen, ¡lo sé! Si tienes esa suerte, disfrútalo, para envidia de tu pareja, y aprovecha a hacer el amor ahora que tienes ganas, porque, en el último mes, cualquier avance sexual que recibas seguramente te parecerá una broma pesada, y después del parto no digamos... (Pero, tranquila, ¡que eso es temporal!)

¿Qué tipo de embarazo es el tuyo?

El inicio del embarazo (y lo que te queda) no es igual en el caso de que sea buscado y deseado o no. Tampoco es lo mismo a los veinte años que a los treinta, treinta y cinco o cuarenta. Dependerá de tu situación personal, económica y de tu estado de salud. No es igual ser madre soltera que estar embarazada felizmente casada o enterarte de que estás preñada de tu ex. Todo esto y mucho más influirá en tu entusiasmo o falta del mismo en el momento de saber la noticia. La situación ideal es que el embarazo fuera buscado, pero si no es así y, a pesar de todo, has decidido seguir adelante con él, recuerda que estás haciendo algo muy importante, crear una vida, y que tus emociones desde el principio afectan al bienestar del bebé. Valora si necesitas apoyo emocional y psicológico, porque de ser así, deberías buscarlo cuanto antes. Si el embarazo te llena de alegría, entonces disfrútalo a pesar de los inconvenientes físicos que también conlleva y aprovecha para dedicarte a ti misma todo lo que puedas. Es un tópico que he comprobado que es cierto: en ningún embarazo podrás disfrutar de tu tiempo como durante el primero. Haz acopio de fuerzas, sueño, placeres físicos (masajes, pedicuras, largos baños...), porque después de nacer el niño habrá momentos en que añores tus ratos de soledad y plenitud (después de todo el niño está dentro de ti en todos los sentidos).

La edad... Según los expertos tan arriesgado es quedarse embarazada antes de los veinte años como pasados los treinta y ¿cinco? ¿O son ya los cuarenta? Hay que recordar que las mujeres de hoy esperamos más para tener hijos, a veces por decisión propia, otras porque no tenemos más remedio: tuvimos que estudiar mientras trabajábamos para mantenernos económicamente, no encontramos la pareja perfecta (tengo varias amigas que sobrepasan los treinta y cinco, desean ser madres, pero no tienen pareja ni visos de tenerla por ahora) o bien deseábamos hacer otras cosas antes de embarcarnos en la aventura de dar vida a otro ser, y cuidarlo hasta que se emancipe ¡a los treinta años! Es verdad que a mayor edad la tasa de infertilidad crece, hay más riesgo de abortos espontáneos (un 25 por ciento más en mujeres mayores de treinta y ocho años) y de complicaciones o defectos congénitos. Pero la realidad también es que una mujer de cuarenta años que practique deporte con regularidad, que cuide la dieta, que no fume, que no beba alcohol y que no tenga enfermedades importantes tendrá tantas posibilidades o más de tener un embarazo sin complicaciones que una joven de veinticinco que se alimente de bebidas de cola, comida rápida y cigarrillos y que jamás haya pisado un gimnasio.

Hoy en día, la edad biológica de la mujer no siempre corresponde a la cronológica. Cada vez resulta más difícil calcularla a simple vista, y no sólo porque abundan las operaciones de cirugía estética, sino porque nos cuidamos más que las mujeres de antes. A mí me pusieron la etiqueta de embarazada de alto riesgo porque tenía treinta y siete años. Sin embargo, mi primer parto fue rápido y sin problemas y el embarazo estuvo dentro de lo normal. Siempre he practicado deporte, procuro comer bien, no fumo, dejé de beber alcohol mucho antes de desear quedarme embarazada y me cuidé aún más cuando empecé a buscar el embarazo. Pero, por otro lado, padecí bulimia y tuve problemas de riñón desde muy joven y, aunque tenía mis dudas, nada de eso afectó a mi embarazo. Conozco a otras madres primerizas de más de treinta y cinco, incluso de cuarenta y cuarenta y tantos que también han tenido embarazos sin problemas. En cambio, sé de mujeres mucho más jóvenes que yo a las que les subió el azúcar o la tensión (preeclampsia), otras a las que les tuvieron que inducir el parto y pasaron horas sufriendo en la sala de dilatación... PERO hay que recordar que, en cualquier caso, la mayoría de embarazos y partos sale bien, y ésa es la actitud que tienes que adoptar desde el principio, a cualquier edad.

Si te sientes bien y crees que es el momento de ser madre, aunque roces los cuarenta o los hayas alcanzado, hoy día no hay motivos para no cumplir tu deseo, a menos que un reconocimiento médico te diga lo contrario. Tendrás que tomar las precauciones típicas de cualquier embarazo. Viendo las cifras que nos dicen que el riesgo de síndrome de Down aumenta radicalmente a partir de cierta edad, alrededor de los treinta y ocho, una se alarma e imagina que si tiene esa edad, es muy probable que le ocurra a ella. Pero si miramos los números desde otro punto de vista, vemos que en las mujeres de treinta y cinco años se produce un Down de cada 356 niños. A los cuarenta años, uno entre 109 niños, y a los cuarenta y cinco, uno entre 32. Lo que ocurre es que el salto desde el uno entre 1 231 a los veinte años de la madre es abismal, claro. Es decir, que, aunque suenen dramáticas esas cifras, a los treinta y cinco años una tiene una posibilidad del 99,7 de NO tener un hijo con síndrome de Down; a los cuarenta años, una posibilidad del 99,1, y a los cuarenta y cinco, del 96,9.[2]

Lo que hay que hacer es cuidarse, informarse, rodearse de personas positivas y que apoyen tu embarazo, y no leer demasiado sobre los riesgos del embarazo para no obsesionarse. Bastante tendrás con procurar desoír las historias de terror de las que hablaré en otro capítulo.

En cuanto a la situación de pareja, actualmente la sociedad es mucho más abierta que antes. Hace afortunadamente muchos años, la separación matrimonial (al menos legalmente) era impensable, y era una vergüenza ser madre soltera. Sólo había un modelo válido de unidad familiar, matrimonio con hijos, y lo digo en plural, porque también tener sólo uno o no tener descendencia era un estigma social. Hoy caben más modelos y, aunque no son los tradicionales, quizá sean más saludables. Creo que es mejor ser una madre soltera dedicada que una madre casada y frustrada, que lo paga finalmente con el hijo. Hay opiniones para todo, pero pienso que lo mejor es llevar la vida que una quiere llevar y no que baje la natalidad porque no todas las mujeres encuentran un marido con quien procrear. Soy hija de divorciados y, precisamente por eso, preferiría evitar que mis hijas vivieran un divorcio. Pero también tengo claro que, llegado el caso, más vale tener a los padres bien por separado que mal estando juntos.

En cuanto a la economía y eso de que los niños vienen con un pan debajo del brazo, a menos que una (o una pareja, no hablemos sólo de la mujer) sea millonaria, nunca le cuadrarán las cuentas para mantener a un hipotético bebé sin pasar lo que se le anto-

2. *Before you conceive*, Sussman & Blake, Bantam, 1989.

jan penurias. Pero, cuando ya tienes hijos, no te pesa tanto pasar sin esas preciosas sandalias de diseño para comprar dos paquetes de pañales de oferta (¡descubrirás que son cariíísimos!). Cuando el niño nazca, gastarás el doble y ganarás la mitad porque o bien tendrás que contratar a alguien para que te ayude o trabajarás media jornada para ahorrar en guarderías y ganar en calidad de crianza. Y, sin embargo, te compensará.

Si no tienes pareja, busca el apoyo, tanto logístico como emocional, de una buena amiga o amigo, de familiares y compañeros de trabajo. Yo he vivido el embarazo en pareja y naturalmente pienso que es más fácil así, pero si no la tienes, consuélate sabiendo que durante el embarazo casi todas las mujeres tenemos algo que reprocharle al futuro padre, porque creemos que no supo estar a la altura en determinada situación. El embarazo cambiará totalmente vuestra relación. Si era buena, la pondrá a prueba y probablemente termine por mejorarla. Pero si era mala o tenía algún punto débil, se debilitará aún más o la romperá. Por eso hay matrimonios que se separan poco después de tener un hijo.

Cualquiera que sea tu caso, sola o en compañía, procura conseguir ayuda y apoyo durante el embarazo. Lo vas a necesitar. No intentes hacerlo todo por tu cuenta. Con ayuda, te encontrarás mucho mejor a nivel físico y anímico, te lo aseguro.

Temores y dudas

«¿Nacerá sano?»

«¿Engordaré más de lo debido?», seguido de «¿recuperaré la figura después?».

«¿Seré una buena madre?»

«¿Seguiré gustándole a mi pareja?»

«¿Querré al bebé?»

«¿Me querrá el bebé a mí?»

«¡¡¡Socorro!!!»

Éstas y más preguntas (¡y exclamaciones!) nos hacemos todas las primerizas. No eres ni serás la única, primeriza o no, que tenga temores y dudas desde el inicio del embarazo hasta el final del mismo (y más allá...). Y no siempre tienen que ver con tu condición en sí. Marisol dice: «Mi mayor temor durante los primeros días fue que mi padre no llegara a conocer a su primer nieto. Por aquel entonces no estaba muy bien, y me obsesionaba la idea de que mi bebé no pudiera disfrutar de su abuelo.» Lo habitual es el temor de Paula: «Al principio sentí miedo ante la gran responsabilidad que supone traer un hijo al mundo.» O el de Natalia, que «temía que se me deformara el cuerpo y que mi marido se fuera con otra».

El temor que yo tenía a perder el bebé es compartido por muchas mujeres. De hecho, tuve un sangrado sin causa aparente a las catorce semanas que me obligó a guardar reposo, y eso aumentó mi preocupación. Es normal sentirse así, pero hay que superarlo cada día, mantener una actitud positiva y procurar no rumiar. Cada vez que oía que alguien había sufrido un aborto espontáneo yo pensaba: «La siguiente soy yo.» Además, cuando tenía veinte años, una astróloga me pronosticó «infertilidad, abortos espontáneos o bebés muertos». Ni te cuento la de veces que recordé esa predicción (que afortunadamente no se cumplió) durante el embarazo. Hay que pensar que, generalmente, los abortos espontáneos o las amenazas de aborto no se producen por algo que haya hecho o dejado de hacer la madre. Suelen ser inevitables. Lo único factible es aceptarlo, aunque es duro. Recuerda que el sangrado en el primer trimestre no es tan raro y no necesariamente significa que vayas a abortar. Los médicos lo suelen solucionar recomendando reposo y, en la mayoría de casos, el embarazo sigue adelante sin mayores problemas, como me pasó a mí.

Otro temor frecuente es que el bebé nazca con malformaciones, desde que le falten dedos hasta que tenga síndrome de Down o cualquier enfermedad congénita e incurable. El embarazo dispara la imaginación de la futura madre, tanto para lo bueno como para lo malo. Tan pronto te imaginas paseando por la calle con tu hijo sanito, que duerme apaciblemente en su cochecito, como te asaltan visiones de un bebé sin brazos o con retraso mental. Entonces te preguntas cómo sería tu vida con un hijo en esas condiciones... y llegas al punto de plantearte qué le pasará al niño retrasado el día que tú faltes. Pero ¿qué estoy pensando?, te dices mientras te pellizcas para recuperar la cordura y volver al presente y a la realidad. La amniocentesis resuelve muchos de estos temores, aunque la prueba conlleva un (yo diría pequeño, pero depende de a quién le preguntes) riesgo de aborto. A los cuarenta años, por ejemplo, el riesgo de perder el niño a causa de la amniocentesis es el mismo que el de tener un niño con Down. Y, por otro lado, conozco padres de hijos con Down que son muy felices y cuentan lo cariñosos y alegres que son sus hijos, a los que no cambiarían por nada del mundo.

Cuando te quedas embarazada tienes que hacer un esfuerzo inimaginable para no cruzarte con bebés con problemas o para evitar abrir una revista justo por el artículo sobre malformaciones o muerte súbita. Te da la impresión de que te persiguen. Respira profundamente, es normal. No hay más niños enfermos ni más muertes ni abortos que antes. Lo que pasa es que ahora te fijas más. Ponte unos tapones de oídos imaginarios y no escuches historias de terror. Piensa que lo que tenga que ser será y que agobiándote no conseguirás nada bueno. En el remoto caso de que te tocara la china a ti, tendrías las fuerzas y el optimismo necesarios y saldrías adelante, como dice mi amiga Silvia, que es la que me pone los pies sobre la tierra en estos casos.

Si tu temor a las malformaciones es porque hiciste o ingeriste cosas que podrían perjudicar al bebé cuando todavía no sabías que estabas embarazada, informa al médico de ello para que te tranquilice. Por lo visto, incluso una borrachera en las tres primeras semanas de gestación no afectaría al buen desarrollo del bebé. Otra cosa es que seas alcohólica o padezcas una adicción, en cuyo caso deberías decírselo al médico de inmediato y ponerte en tratamiento.

Yo temía no gustarle a mi hija. El fantasma de «caerle mal al bebé» desapareció cuando me miró a los ojos por primera vez y empezó a buscar mi pecho con la boca. Cuando cumpla quince años será otro cantar, lo sé, pero hasta entonces tengo unos cuantos años de gracia...

Casi todas las mujeres, en mayor o menor medida, tememos los cambios físicos que se producen a lo largo del embarazo. Por muy deseado que sea, sobre todo si es el primero, una se pregunta: ¿engordaré demasiado?, ¿seguiré gustándole a mi pareja?, ¿me saldrán estrías?, ¿cuánto tardaré en recuperar la línea? Y, a veces, incluso una se siente culpable de pensarlo, porque por encima de todo está dando vida, y ¿qué importan unas estrías o unos kilos de más a cambio de tener un bebé? Que sepas que no eres la única que se cuestiona estas cosas. Sí, quizá engordes demasiado, igual se te estropea la piel, probablemente tardes en perder los kilos de más, pero seguramente cuando seas madre todo eso te importe menos de lo que pensabas. Y, por otro lado, ¡no tendrás tiempo para pensar! Pero también es posible que pase todo lo contrario y que te recuperes estupendamente y te veas incluso más guapa que antes de ser madre. El cuerpo cambia durante el embarazo, y mucho, pero si una se informa de lo que mes a mes ocurre en su interior y lo acepta como algo transitorio y reversible (que en gran medida lo es), es posible disfrutar de ese cambio y maravillarse de él. Prepárate para sentirte gorda los primeros meses, cuando tu embarazo todavía no es evidente y te va quedando pequeña la ropa, pero todavía te pierdes dentro de la de premamá. Acuérdate del porqué de esto y no sucumbas a la tentación de comer menos o de hacer dieta para evitar engordar. Resígnate a que tu cuerpo sea distinto hasta (como mínimo) que dejes de amamantar al bebé, si eliges esa opción. Durante mi primer embarazo me suscribí a una revista americana para embarazadas. Todas las modelos que se veían en las fotos eran gestantes. Llegó un momento en que el cuerpo de una mujer embarazada me pareció más bello que el de una que no lo estaba. Tenía la impresión de que a las mujeres que no estaban encinta «les faltaba algo».

El temor a que el cuerpo quede deformado para siempre se puede eliminar mirando a otras mujeres que han recuperado el tipo después de la maternidad y emulándolas. No se consigue de un día para otro, claro, y eso también hay que saberlo. No mires a las supermodelos como ejemplo, porque ellas tienen un entrenador personal, una tata y muchas ayudas más, de las que la mayoría carecemos. Y, sin embargo, no hace falta ser rica ni famosa para ser capaz de perder los kilos de más después del parto, te lo aseguro, aunque por supuesto hay que esforzarse para conseguirlo.

Si temes que tu pareja rechace los cambios corporales que se producen en el embarazo, háblalo con él. Hay hombres que no llevan bien que su mujer cambie de forma y tamaño durante nueve meses y al menos otros tantos después del parto, pero esos hombres ¡necesitan ayuda psicológica! A los que tengan esa reacción les diría que no merecen a la mujer que tienen a su lado y, además, les pondría un espejo delante para que se miraran el barrigón que les salió de tanto beber cerveza y les preguntaría por qué su mujer ha de aceptarlos así. Si tu pareja es sensible y realmente te quiere, tendrá que acostumbrarse a redoblar sus esfuerzos para subir tu autoestima. No es tarea fácil, sobre todo porque más de una vez, cuando él te diga que te ve guapísima embarazada de ocho meses, tú no le vas a creer, le gritarás «¡mentiroso!» y cerrarás la puerta del cuarto de baño de un portazo «para que no se ría de tu celulitis». En fin...

Respecto al temor a no ser una buena madre he comprobado que eso no se pasa con el parto, sino que es una sensación que perdura y que hay que superar cada día. ¡Consuélate pensando que nos pasa a casi todas!

El miedo al parto, en general, no aparece desde el principio, afortunadamente, pero se va acrecentando a medida que pasan los meses y fluctúa imprevisiblemente. Lo mejor para paliarlo es evitar oír las historias de partos largos y complicadísimos, a los que tan aficionadas son las madres veteranas. No les hagas ni caso, aunque tengas que mentir y argüir que tienes dolor de cabeza, el que más adelante te servirá para evitar los avances sexuales de tu pareja cuando seas madre reciente y sólo tengas energía para cambiar pañales, dar la teta y dormir a ratos...

Una nunca ha estado embarazada ni ha sido madre antes, por eso la llaman primeriza, y su principal miedo es a lo desconocido: cada día su cuerpo, su mente y sus emociones cambian, y no sabe de primera mano qué es lo que le espera. Por mucho que le digan, no puede imaginar cómo será su vida con un bebé. Al inicio del embarazo, la idea del hijo es algo abstracto y se irá concretando en los meses sucesivos. No siempre «estoy embarazada» hace pensar «voy a tener un hijo». Una se va haciendo a la idea poco a poco. Afortunadamente, tienes nueve meses para prepararte. Para hacértelo más llevadero, recuérdate siempre que puedas que no estás sola en esto.

Lo que más me gustó de mi primer embarazo fue

- Que tenía la sensación de estar siempre bajo los efectos de un tranquilizante.
- La primera vez que sentí moverse a la niña. Estaba tumbada sobre el sofá, con el ordenador portátil encima de la barriga, y pareció quejarse. Fue a los cuatro meses, más o menos.
- Lo acompañada que me sentía siempre. Me parecía que a las mujeres que no estaban embarazadas «les faltaba algo».

- La buena cara que tenía. Dormía mucho. Cosa que después de nacer la niña cambió radicalmente y pasé a tener ojeras permanentes y los ojos siempre rojizos.
- Que me sentía guapísima.
- Que tenía la sensación de que llevaba una parte de mi pareja en mi interior.
- Que todo lo que no fuera el embarazo había dejado de agobiarme.

Lo que menos me gustó de mi primer embarazo

- Que sudaba muchísimo y olía mal (o me lo parecía).
- Que al final los movimientos de la niña me producían dolorosos calambres en los aductores (tranquila, de momento no conozco a nadie más a quien le haya pasado eso) y dormía mal porque no podía respirar a gusto cuando estaba tumbada.
- Que con la enorme barriga me sentía ridícula intentando hacer el amor.
- El alarmante aumento del flujo vaginal.
- Que no encontré unos vaqueros premamá que me sentaran realmente bien.

Las náuseas «matutinas»

Hay quien tiene la suerte de no sentir náuseas ni de tener mal cuerpo durante todo el embarazo. Si es tu caso, ¡enhorabuena! No sabes de la que te libras. Pero, cuidado, no presumas de ello antes de tiempo, porque la Ley de Murphy del embarazo, al menos en mi experiencia, implica que, en cuanto te jactes de que te has librado de alguno de sus síntomas, como si fuese una venganza, ¡te asaltarán de inmediato! Al recordar mi primer embarazo en este libro mencionaba que no supe lo que eran las náuseas ni los vómitos en el primer trimestre. Pues bien, al poco tiempo de hacer esa afirmación, me enteré de que estaba embarazada por segunda vez y ahora escribo este epígrafe bajo los efectos de ese desagradable síntoma, tan difícil de ignorar, sobre todo cuando no se reduce a la mañana, sino que ¡abarca las veinticuatro horas del día! Ya he pasado una noche entera vomitando incluso el agua que bebía y llevo varios días asqueada por los olores que normalmente me reconfortan: el café, el incienso, ¡incluso el olor de mi casa! ¡Sólo me encuentro bien cuando duermo!

El principal consuelo cuando te pasas el día con la sensación de haberte intoxicado con ostras es que las náuseas son síntoma de que todo va bien. Otro consuelo es que, por lo general, se pasan al finalizar el primer trimestre. ¡El tercer consuelo es que pierdes peso sin intentarlo siquiera! En este caso, no te preocupes por el bebé, a menos que seas incapaz de comer nada en absoluto y tu pérdida de peso sea alarmante, porque a partir del cuarto mes recuperarás el apetito y los kilos perdidos y empezarás a ganar los que requiere el embarazo y probablemente alguno más...

Los siguientes son trucos para combatir el malestar del primer trimestre.

— Sal a caminar media hora a paso ligero, aunque no te apetezca. El aire fresco te despejará. Te lo digo por experiencia. Si es verano, hazlo bien temprano o a última hora de la tarde.

— Vete al cine o de tiendas. Haz cualquier cosa que te distraiga de tu malestar.

— Come poca cantidad y muchas veces. Sigue tu instinto y evita los alimentos que compruebes que te producen acidez, por mucho que te gusten. En mi primer embarazo consumía botes enteros de pepinillos en vinagre sin problemas. En el segundo, ¡los pepinillos me sientan mal!

— No fumes o, si no puedes evitarlo, fuma lo menos posible. Haz lo mismo con el café.

— Lleva siempre galletas o tostaditas en el bolso.

— Prueba las pulseras antimareo.

— Procura dormir lo suficiente.

— Aunque te parezca que el malestar no tiene fin, rememora a menudo el porqué del mismo, y piensa que cada vez te queda menos para que se te pase. A la mayoría se nos pasa, como por arte de magia, de un día para otro, a partir de la duodécima semana de embarazo.

¡Ánimo!

Hablan las madres

Alicia, treinta y cinco años, casada y madre de dos niños

Claro que recuerdo el momento de enterarme de mi primer embarazo. Pablo y yo no estábamos casados ni vivíamos juntos y, cuando hicimos la prueba en casa, estábamos asustadísimos. Ya nos imaginábamos lo que iba a salir, pues después de una semana de retraso en mí, que soy muy regular, el embarazo estaba claro. El momento fue así: Seguimos las instrucciones del test y, mientras esperábamos, pusimos música y bailamos muy agarrados. Cuando pasó el tiempo convenido, miramos y ahí estaba el bebé diciéndonos «hola» mediante el puntito de color rosa, rojo o granate... Eso lo he olvidado. Me eché a llorar de puro nervio, susto y confusión. Después de eso nos fuimos al cine. Durante la película pasé de la risa al llanto sin que la película tuviera la culpa. Recuerdo que acaba bien, en realidad entraban ganas de aplaudir y todo, pero yo salí hecha una Magdalena, de tal manera que la gente me miraba. La confusión de los primeros días fue total. Mi primera preocupación era decírselo a la familia, sobre todo a mi madre, tan tradicional ella. También me preocupó el día que tuviera que ir a comprar ropa de embarazada. Ya ves qué cosa, sería por el gasto.... no sé. Superados todos esos temores en cuestión de un par de semanas, todo empezó a ir bien y por fin empezamos a ilusionarnos. Después de contárselo a los padres, se lo dijimos a los amigos (a todos después del primer mes de embarazo, cuando com-

probamos en el ginecólogo que todo iba bien) y eso fue más fácil, pues todo el mundo se puso contentísimo. Pablo y yo éramos mayorcitos, estábamos trabajando y nos queríamos, o sea que no era un drama, al contrario, en seguida todo se colocó. A ver, temores de los primeros meses... pues la verdad, como estaba preparando la boda y trabajando al mismo tiempo, no recuerdo muchos temores. Viajaba mucho y no se me ocurrió pensar que fuera a pasar algo. Las cositas para el bebé las empecé a comprar hacia el quinto o sexto mes, más o menos. Eso sí que me hacía ilusión. Y es que recuerdo que mi primer embarazo fue fenomenal. Me encontraba estupendamente. Y ahora el segundo niño. A por el segundo quisimos ir pronto para que no se llevaran mucho tiempo. Cuando la niña tenía once meses me quedé embarazada, pero fue sin querer. Eso terminó en un aborto espontáneo y entonces sí que esperamos cautelosamente unos seis meses. Después de ese tiempo fuimos a buscar el niño, que no tardó mucho en venir. Me quedé embarazada cuando la niña tenía diecinueve meses, o sea que se llevan dos años y cuatro meses. Evidentemente, durante el inicio de este embarazo tuve mucho más miedo a un aborto. Respiré cuando pasaron los tres primeros meses. Además, en esa ocasión, tuve más miedo de que al niño le pudiera pasar algo. Ya conocía más casos y eso no tranquiliza nada. Y en cuanto al trabajo que conlleva tener dos, pues hay momentos. Depende de muchas cosas. La principal es la edad del primero. Cuanto más pequeño es, pues más trabajo. Pero yo recuerdo peor el primer año, cuando cada niño tiene un horario y entonces no te desenredas nunca. Después es más fácil...

2. La larga espera

Síntomas vergonzosos y antojos

Por mucho que leas sobre el embarazo en los libros médicos y por muchas amigas con hijos que tengas, creo que una no hace ni caso de lo que lee o de lo que le cuentan sobre el embarazo, el parto o los niños hasta que está pasando por ello. Y luego te quejas: «Esto no me lo habían dicho.» Pues igual sí te lo dijeron, pero tú estabas tan ocupada con tus clases de danza o de italiano, y consultando tu agenda social, que no tenías tiempo ni ganas realmente de escuchar los pormenores del embarazo de tu mejor amiga. ¡A mí me pasó! Cuando una no tiene hijos, el tema embarazos, partos y crianza le suena a esperanto. Y, por otro lado, tampoco tiene demasiado interés. Hace seis o siete años (qué despiste el mío) pasé la primera noche de hospital con una de mis mejores amigas cuando se puso de parto. No tuvo al niño hasta la noche siguiente y, por lo visto, fue un parto difícil. Estuve cerca y, sin embargo, no lo recuerdo así. Pero tranquila, ella, que ya es madre, sí estará ahí para escucharte, al igual que tú estarás para las que vengan detrás de ti. Forma parte de la aventura de quedarse embarazada y ser madre: te unes a esa hermandad que intercambia síntomas, quejas y trucos para vencer el cansancio, por ejemplo.

Quizá te sorprenda descubrir que los primeros tres meses entenderás a las personas que padecen síndrome de fatiga crónica y narcolepsia. Recuerdo ser capaz de trabajar de intérprete de idiomas, y escuchar y hablar mientras entraba y salía de un sueño ligero, con la barbilla apoyada en las manos para no desplomarme sobre la mesa...

No sabía que durante el embarazo se suda más. Y que además hueles peor (o al menos así te lo parece). Creo que fue en mi tercera o cuarta revisión con mi ginecólogo, cuando apreté los puños y me atreví a preguntarle si era normal que mi olor vaginal me resultara molesto cada vez que orinaba. Me respondió que sí, que además de que probablemente los cambios hormonales lo hubieran intensificado, mi olfato también sería más fino. ¡Me tranquilizó saber que ese fuerte y desagradable olor que yo percibía no les llegaba a las personas con las que me cruzaba por la calle!

Más de una vez pensé que se me salía el líquido amniótico, cuando realmente se trataba del flujo vaginal, que a ratos se percibe como un chorrito caliente entre las piernas. En cambio, algunos ginecólogos aconsejan que lo mejor es no ponerse protectores de braguita porque no transpiran y pueden producir infecciones vaginales. ¡Justo cuando más necesitas esa protección! Afortunadamente, ya hay en el mercado protectores transpirables... Úsalos sin miedo.

Había oído que durante el embarazo una está tan estreñida que no se sabe si la barriga se debe al feto que crece o a la cantidad de heces que una almacena en los intestinos, así que incorporé las ciruelas a mi dieta diaria, por si acaso. Siempre me había costado mucho tener mi «momento All Bran», pero cuando me quedé embarazada, curiosamente eso mejoró. Y eso que naturalmente tuve que dejar de tomar cualquier tipo de laxante que no fuera la simple fibra. Después del primer parto, de momento, no he vuelto a tener problemas. De hecho, se me olvidó ponerme el enema antes de ir al hospital y todavía lo tengo en el armario del cuarto de baño, sin usar. No me salieron hemorroides en esos nueve meses (pero se resarcieron después del parto). Sin embargo, prepárate para recibirlas en cualquier momento: a muchas mujeres les acompañan durante todo el embarazo y muchos meses después. Si te molestan, díselo a tu médico. Hay pomadas y métodos (aplicarte cubitos de hielo en la zona, por ejemplo) para paliar el dolor. A casi todo el mundo le salen tarde o temprano. Es normal, y con el tiempo suelen desaparecer. De lo contrario, aprendes a convivir con ellas, y a menudo son operables.

A mi amiga Silvia le sorprendió que se le empezara a escapar el pis durante el embarazo. Bueno, a mí se me escapaba, ¡ella se orinaba encima! Durante una cena en casa de unos amigos, le tuvieron que prestar ropa dos veces (se la prestó el anfitrión, porque ya estaba de muchos meses y la ropa de la mujer, que era delgada, no le cabía), porque se mojó entera otras tantas. Yo no supe realmente lo que era la incontinencia hasta después del parto, pero sí que me levantaba a orinar varias veces cada noche. Creo que conseguí, incluso, ir y volver del cuarto de baño sin despertarme (¡pero siempre conseguía despertar a mi pareja, que luego se levantaba de mal humor por lo poco que había dormido!).

¿Calambres en las piernas y los brazos dormidos? Eso sólo les pasaba a las demás. Hasta que me quedé embarazada, claro. Un buen día se me encogió un dedo del pie y fui incapaz de estirarlo. Creí que se me quedaría así para siempre ¡y era dolorosísimo! Leí o alguien me había dicho que se me pasaría doblando el tobillo y levantando los dedos hacia la espinilla. Lo tuve que hacer muchas veces en esos meses y también después. Un día dejó de ocurrirme. Afortunadamente, llegas a ver cómo se pasan los síntomas que crees que durarán siempre...

Desde que leí el resultado positivo de la prueba de mi primer embarazo, me pregunté cuándo me llegarían los vómitos del primer trimestre y, al contrario de lo que pensaba, no llegaron nunca. En cambio, durante todo el día tuve mal cuerpo, con la sensación de tener el estómago hinchado, como cuando comes algo que no te sienta bien. En cuanto me enorgullecí de que eso de tomarle asco a las cosas era un mito me entró una arcada al abrir mi perfume favorito, ¡del que me acababan de regalar el frasco más grande! Antes de quedarme embarazada compré un champú que olía a fresa... Después, sólo el hecho de mirar el bote, y no hablemos de olerlo, me revolvía el estómago. ¡Mi pareja no entendía cómo simplemente MIRAR un bote de champú me podía dar náuseas! A una amiga le daban arcadas cuando alguien pronunciaba la palabra *frito*, aunque fuera por teléfono. No hacía falta ni que viera freír un huevo ni que lo oliera. ¡La mera palabra le hacía vomitar! Otra mujer me contó que le cogió asco al olor corporal de su marido y que él tuvo que dormir en el sofá durante el primer trimestre (o ¿sería por otro motivo? ¡La verdad es que el embarazo es capaz de justificar lo que habitualmente sería injustificable!).

Una madre que respondió a mi cuestionario explicó que lo que más le sorprendió fue «que era incapaz de aguantarme los pedos y pasaba mucha vergüenza. A veces hacía como si no fuera conmigo, pero ¡a menudo me daba cuenta de que me habían oído, u olido! Incluso me pasó en la oficina». A mí me ocurrió lo mismo, pero más tarde, en el posparto, cuando iba andando por la calle y ventoseando de manera sonora, ¡sin poder evitarlo y por supuesto sin mirar atrás!

Yo creía firmemente que lo de los antojos era una falacia, pero, sobre todo en los primeros meses, consumí decenas de botes de pepinillos en vinagre. Tuve también un deseo irrefrenable de comer espaguetis con salsa de tomate y albóndigas (toda la vida me han gustado SÓLO con queso ¡y normalmente detesto el tomate frito!). Mi pareja se ganó la medalla al marido ideal: me los preparó exactamente como yo los había soñado. Y, aunque creo que tuve algo parecido a un orgasmo mientras degustaba el plato, no he vuelto a comerlo desde entonces.

De todos modos, no esperes tener todos y cada uno de los síntomas ni experimentar cada uno de los cambios físicos característicos del embarazo que se detallan en los libros médicos. Cuando le comenté a mi amiga Blanca lo mucho que me habían crecido los pechos, como «tenía que ser», ella, que estaba del mismo tiempo que yo, me confesó que los tenía igual de pequeños que antes y, sin embargo, los pezones iban creciendo a tal ritmo ¡que temía que terminaran por cubrirle del todo los pechos! Sin embargo, pudo amamantar perfectamente a su bebé cuando nació y se ahorró pasar el mal trago de acarrear dos enormes melones, para luego descubrir que se habían convertido en dos ciruelas pasas cuando el niño, ya destetado, cumpliera el año.

Lo que me hubiera gustado saber antes de mi primer embarazo y nadie me contó

- Que a menudo te pasas el primer mes con la sensación de que en cualquier momento te va a bajar la regla.
- Que cuando ves el resultado positivo de la prueba de embarazo no te lo crees y repites la prueba por si acaso.
- Que el segundo, tercer y cuarto mes, hasta que despunta la barriga, te sientes simplemente gorda e hinchada. Que no hay apenas ropa para embarazadas que se adapte a los cambios corporales desde el principio. Hay una etapa incómoda en la que tu ropa te empieza a quedar apretada, pero la de embarazo todavía te está grande.
- Que las amenazas de aborto (los sangrados durante el embarazo) son relativamente frecuentes y que la prescripción de reposo absoluto suele ser una medida de prevención y no es indicio de un aborto inminente.
- Que es normal tener hemorroides del tamaño de uvas y que a veces duelen como si te estuvieran clavando un puñal en el ano (digo yo, ¡porque, afortunadamente, nunca me han clavado un puñal en el ano!), pero que, con el tiempo, si las cuidas, suelen desaparecer. Igual que la incontinencia o la sensación de que se te escaparán

las tripas por el boquete que te quedó entre las piernas después del parto.

- Que no siempre se cumplen los tópicos. Yo dejé de ser estreñida durante el embarazo, cuando supuestamente debería ser al contrario. Y no he vuelto a necesitar laxantes desde entonces.
- Que el embarazo es algo muy personal y que una debe hacer caso a su instinto.
- Que te asediarán con consejos y sugerencias contradictorios y más de una vez dudarás de tu capacidad de ser madre, pero que, a pesar de eso (o quizá precisamente por eso), lo harás pero que muy bien.
- Que es normal tener pesadillas, incluso estando despierta, sobre posibles catástrofes o accidentes que podría sufrir el niño. Lo importante es asumirlo como un temor natural y procurar pensar en otra cosa.
- Que es habitual pasar el embarazo con el temor a que el niño venga mal o a perderlo. Lo que no hay que hacer es alimentar ese miedo.
- Que durante el embarazo y los primeros meses de vida de mi hija perdería la capacidad de concentración y no rendiría igual intelectualmente. De haberlo sabido, no me habría exigido tanto. Es normal estar más distraída y cansada cuando no duermes más de dos horas seguidas.
- Que se me resbalarían las cosas de entre los dedos como si no tuviera control sobre los músculos de las manos. Una noche se me cayó una ensaladera de cristal, con la ensaladilla que tanto tardé en preparar. Lloré, acongojada, como si hubiera muerto alguien muy querido.
- Que mis emociones se verían magnificadas, para bien y para mal. Un día, paseando por el campo con mi pareja, había un pobre ratoncillo muerto en el camino. Reaccioné tan violentamente que él pensó que lo que había visto era el cadáver de una persona...
- El temor a lo desconocido que caracteriza el primer embarazo.

¿Cuándo ponerte ropa premamá?

Personalmente, no podía esperar que llegara el día en que «oficialmente» necesitara ropa premamá. Me habían dicho que lo pospusiera al máximo porque luego me cansaría en seguida de llevarla, y ¡tenían razón! Solucioné la época de «transición», en la que te sientes simplemente gorda, porque aún no tienes la característica barriga, llevando blusas o jerseys largos. Me ponía mis pantalones vaqueros de siempre, pero dejaba la bragueta abierta y los botones los unía con gomas para el pelo. Así pude ponerme mis propios tejanos durante más tiempo, y mis amigas se sorprendían de que todavía me entraran al tercer o cuarto mes. En Estados Unidos existe una firma que convierte tus propios pantalones de siempre en pantalones premamá. Ojalá a alguien se le ocurra pronto llevar a la práctica la misma idea aquí.

La mayor ventaja de tener barriga es que quizá, pero sólo quizá, te cedan el asiento en el autobús o te ayuden con la maleta cuando estás de viaje. En el primer trimestre, por cansada que te encuentres, no se te ocurre pedir que alguien te deje sentarte «porque estás embarazada». Pero, cuando llevas un bombo de ocho meses, no te sorprendas si los únicos que te ceden el sitio son ancianos que necesitan más que tú estar sentados (sobre todo por si el autobús frena bruscamente). Yo misma, estando de nueve meses, me he levantado para permitir que se sentara alguien con muletas... y en cambio a mí nadie me había ofrecido su asiento. Empecé a fijarme y comprobé horrorizada que la gente joven ocupaba sin pudor los asientos reservados para ancianos, minusválidos, embarazadas y madres con bebés en brazos, y que si veían subirse a un candidato para su plaza, miraban hacia otro lado. Aunque quizá las mujeres tengamos algo de responsabilidad en eso, porque hay tantas que rechazan las galanterías y que se muestran incluso ofendidas que seguramente por eso algunas personas no se arriesgan a recibir un desplante. Recuerdo que hace tiempo, en un medio de transporte público, le pregunté a una señora visiblemente mayor que yo si quería sentarse, y bramó: «Gracias, pero todavía no soy una anciana.» Pero me estoy desviando del tema de este capítulo, que es la ropa para embarazadas...

Hasta hace poco, la ropa premamá parecía hecha a propósito para castigar a la embarazada por su condición y obligarla a que se viera fea. Solían ser prendas amplísimas, para ocultar la barriga y todo lo demás, pero hoy está de moda mostrar orgullosamente la panza. Hay cada vez más tiendas de ropa moderna y cómoda que no te hace parecer una mesa camilla, pero el mayor inconveniente es el precio. Sobre todo cuando sólo vas a usar las prendas durante unos pocos meses y, encima, a lo largo del embarazo tienes que adaptarte, por lo menos, a un par de cambios de estación.

Para no gastarte una fortuna en ropa, te recomiendo que uses la de siempre el mayor tiempo posible y que más adelante aceptes cualquier prenda que te preste una amiga que ya sea madre, siempre y cuando no te veas horrible con ella. Esto los hombres no siempre lo entienden, pero si te ayuda a verte más guapa y sentirte más animada, merece la pena invertir en algo de ropa que realmente te guste. Consuélate pensando que si tienes más hijos en el futuro, lo amortizarás. Por otro lado, si va a ser tu único embarazo, más vale que lo disfrutes, llevando siempre algo que te siente bien.

Cada embarazada tiene sus trucos para esos meses en los que no se sabe bien si estás embarazada o simplemente gorda. Algunas se compran ropa «normal», pero una o dos tallas más grande que la suya. Recuerda que en ropa de embarazada has de usar la misma talla que llevas habitualmente, a menos que engordes muchísimo más de lo normal. No dura para todo el embarazo, pero sirve para el posparto, en el que te volverás a encontrar con el cuerpo raro (no tienes panza, pero tampoco el mismo tamaño que antes de estar embarazada) durante un tiempo. Eso, claro está, dependiendo una vez más de las estaciones del año que te pillen. Otras, como hice yo, estiran su propia ropa con trucos como lo de las gomas. Yo eché mano de las camisas de mi marido. También compré algo de ropa «normal» pero con cinturilla elástica. Compré tres pares de pantalones: unos de vestir, otros tejanos (bueno, más o menos...) y otros de sport. También me compré algunos tops holgados para la segunda mitad del embarazo. Seguía poniéndome mis propios jerséis, aunque me quedaran un poco apretados. Así evité disparar el presupuesto. Utilicé mi propio abrigo, incluso con los botones obligadamente desabrochados. Luego me prestaron un poncho y me fui arreglando con eso y con chales de lana. Llegó la primavera y pasé un poco de calor, porque no quería gastar más dinero en ropa que sólo me serviría durante tres semanas, y seguí usando los mismos tejanos premamá, pero tuve que invertir en al menos dos camisetas premamá de verano para que no me diera un vahído el último mes de embarazo.

Ya sabrás que el sujetador es vital. Lo que quizá no sepas es que algunas embarazadas aumentan de talla cada dos o tres meses (yo subí cuatro tallas en total). Afortunadamente, mi amiga Carla me dijo que lo mejor era comprarse un par de sujetadores de lactancia (si pretendes dar el pecho) el último mes de embarazo, pero un número más grande del que gastas entonces. Efectivamente, ¡mis pechos aún crecieron otro poco después del parto! Y, respecto a las braguitas, me resistí a cambiar mis habituales tangas por las «bragas de cuello vuelto» que venden para embarazadas. Pero me compré varias de estas últimas para el posparto y porque me daba no sé qué pensar en aparecer en el paritorio en tanga. (Luego da lo mismo porque ¡lo primero que te piden es que te quites las bragas!)

Algunas amigas mías han logrado llevar tacón alto hasta entrar en el paritorio. Yo tuve que renunciar a él porque, debido a la laxitud articular, se me torcían los tobillos y un día casi me caí de barriga. Lo mejor es llevar zapatos bajos y cómodos. Además, están de moda.

Un accesorio importante para la embarazada, y más adelante para la nueva madre, es el bolso. Personalmente cambié mi bolso cruzado por una mochila cuando me creció la barriga, porque lo primero me quedaba un tanto ridículo y me resultaba incómodo... En ella metía siempre una tarjeta con mi nombre y un par de teléfonos de contacto en caso de urgencia (estuve a punto de desmayarme un par de veces), junto con la tarjeta médica, dinero para coger un taxi y el móvil. Cuando estás embarazada te das cuenta de que debes estar preparada para cualquier urgencia (en realidad debería ser siempre así). También llevaba siempre una botella de agua y un tentempié, para los bajones repentinos de azúcar o los «ataques de hambre», característicos del embarazo y la lactancia. Después de nacer mi hija, seguí usando la mochila, además de un pequeño bolso cruzado para tener a mano el monedero, el teléfono móvil y las llaves de casa.

Aunque para acostarte no lleves ligueros ni picardías (sobre todo porque te partirías de risa al mirarte en el espejo), ¡tampoco te vayas al otro extremo! Tanto por ti como por tu pareja, debes cuidar tu aspecto incluso en la cama, sobre todo si la compartes habitualmente... Lo mismo te digo para el posparto, cuando te encontrarás todavía más cambiada. El principal mensaje de este capítulo es que aprendas a aceptarte, pero que ¡NO TE ABANDONES!

¡No te cortes el pelo!

Nunca entendí por qué las embarazadas a menudo hacían cosas que terminaban de estropear su aspecto por completo, por ejemplo cortarse el pelo. Lo he observado más de una vez: una mujer, a menudo joven y atractiva, se queda embarazada, engorda un montón, más de lo que debe, encima se corta el pelo, y parece un dinosaurio con la cabeza pequeñita... ¿Por qué? Yo también sentí esa tentación durante el embarazo, y afortunadamente mi hermana, que me quiere bien, me convenció de que no lo hiciera. El embarazo no es el momento de cambiar de imagen. ¿Es que una no ha cambiado ya lo suficiente? Finalmente opté por continuar con mi estilo de siempre. Necesitaba que una parte de mi físico siguiera igual. Quizá tú estés guapísima con el pelo corto, pero lo más probable es que si no lo parecías ya, te conviertas a los ojos de los demás en «una señora embarazada», en vez de la mujer dinámica y joven que eres. Si tienes tentaciones de cortarte el pelo, cuéntaselo a una buena amiga, para que te encierre en casa y esconda la llave hasta que se te pase la ocurrencia.

Si acaso espérate a que el bebé tenga cuatro meses, porque en esa época se te caerá el pelo a puñados y serán los demás los que te aconsejen que te lo cortes. Entonces necesitarás rezar mucho para recuperar la confianza en tu propio estilo y darte cuenta de que el cuarto mes de maternidad ¡tampoco es momento de cambiar de imagen! Tu cuerpo todavía no es el de antes (quizá nunca lo sea, pero eso no es malo) y tu mente, menos todavía. Si resistes la tentación de cortarte el pelo en ese momento, a pesar de la insistencia de tu suegra, de tu madre o de amigas que ya cometieron ese error y quieren que te unas a ellas, ¡más adelante te alegrarás de ello! Si te molesta el pelo o te cuesta cuidártelo, recógetelo o lleva coleta, que es muy cómodo y además reversible. El pelo crece, claro, pero quizá no a la velocidad que una quisiera cuando descubre que pasar por las tijeras del peluquero ha sido el mayor error de su embarazo o posparto. Si quieres cambiar de imagen, píntate las uñas de otro color, cómprate un bolso nuevo, incluso hazte un tatuaje (pequeñito y en una zona que no se vea, eso sí, por si luego cambias de opinión, lo cual es muy probable).

No temas hacer preguntas

Dependiendo de si es por la Seguridad Social o por tu seguro médico privado, durante el embarazo te atenderá tu ginecólogo/obstetra o una matrona, al menos en España. De cualquier manera, lo importante es que, entre visitas, anotes todas y cada una de las dudas o los síntomas que quieras aclarar, para que no se te olviden el día de la revisión. Si es tu primer embarazo y tienes pareja, seguramente se esforzará en acompañarte, sobre todo porque querrá ver a su bebé en la ecografía. El hombre a menudo se encuentra siendo espectador impotente, que no entiende las transformaciones que afectan a su pareja. Puede llegar a sentir que «sobra» desde el momento en que ya cumplió su papel en la fecundación. Así que anímalo a hacer preguntas también.

Si tienes un médico o matrona que te explica las cosas sin tener que preguntar, seguramente te ha tocado la lotería de los ginecólogos o eres su primera paciente y por eso se vuelca. Pero, de lo contrario, lo habitual es que en cada visita te hagan el chequeo rutinario: pesarte (y echarte la bronca por haber engordado demasiado), medirte la tensión, explorarte (y hacerte la ecografía si vas por el seguro privado) y que te receten vitaminas o te extiendan el volante para la prueba que te toque según el mes de gestación (durante el embarazo te harán múltiples pruebas de sangre y orina). Lo demás es cosa tuya y conviene que te informes por otras vías: libros especializados y las clases de preparación al parto. Por eso, te recomiendo que elabores una lista de preguntas e insistas en leérsela al médico, por muy estúpidas o absurdas que las encuentres.

Algunas de las que hice yo:

— ¿Qué tipo de ejercicio y cuánto puedo hacer? (Consulte a dos médicos diferentes. Uno me dijo que siguiera haciendo footing y otro que ni se me ocurriera... Al final me fié de mi instinto y de lo que me pedía el cuerpo: más descanso.)

— ¿Por qué me están creciendo de repente las verrugas tan espantosas que tengo? (Pensé que era un cáncer de piel, pero el dermatólogo me aseguró que se trataba de algo normal durante el embarazo. Después del parto, me las extirparon todas sin problemas.)

— ¿Por qué se me rompen las uñas? (Lo normal es que el pelo y las uñas adquieran una fuerza de Sansón durante el embarazo, pero, por lo visto, mis uñas viven en otra órbita. Me doblaron la dosis de calcio.)

— ¿Hasta cuándo puedo mantener relaciones sexuales? (Otra cosa es que me apeteciera. Esa pregunta la hice en honor a mi pareja.)

— ¿Por qué me canso tanto? (Tenía amigas preñadas que no se quedaban, como yo, sin aliento al subir las escaleras y eso me preocupaba, ¡sobre todo teniendo en cuenta que hacía más deporte que ellas! Mi ginecólogo me aseguró que cada embarazo es distinto y me advirtió que no me comparara con otras mujeres.)

—¿Hasta cuándo puedo viajar? (Mi amiga Blanca viajó en avión por motivos de trabajo hasta que salió de cuentas, aunque tuvo que firmar un documento eximiendo a su compañía y a la línea aérea de cualquier responsabilidad. Además, la mayoría de seguros médicos privados, pasado el quinto o sexto mes de embarazo, no te cubren en el extranjero para urgencias relacionadas con tu estado.)

— ¿Es necesaria la preparación al parto? (Según «los libros», ya la tenía que haber empezado, pero a mi médico se le pasó decírmelo... Por eso conviene que te informes por tu cuenta. Me apunté en seguida y no me arrepiento; me tranquilizó mucho.)

La lista de preguntas sería interminable. No dudes en preguntar cualquier cosa que te preocupe, desde que te ha salido un granito en tus partes hasta que te pican los pezones. Si a ti te parece importante o simplemente te inquieta, ¡PREGÚNTALO! No temas «que el médico piense que eres una novata». Lo eres ¡y a mucha honra!

Afortunadamente, tanto en la sanidad pública como en la privada, las cosas están mejorando, y ya en algunas consultas a la futura mamá le entregan en la primera visita una carpeta con información básica y necesaria, anticipándose a las preguntas más habituales. A mí me la entregaron en el segundo embarazo, ¡aunque me hubiera venido mejor para el primero!

El nombre

Es más difícil de lo que podría parecer que una pareja se ponga de acuerdo en el nombre. Mi marido tenía muy claro el nombre que quería para un hijo varón, hasta que un día le dije que de acuerdo, si era chico le pondríamos ese (horrible) nombre, pero que en ese caso yo tenía derecho a imponer el nombre si era niña: Frasquita de las Mercedes (que en inglés sería algo así como *Mercedes' Little Jar*). Fin de la discusión. A partir de ese momento empezamos a tomar la decisión juntos. Cada persona o cada pareja elige el nombre basándose en determinados criterios. En España se estila mucho llamar a los primogénitos varones como al padre y a las primogénitas como a la madre. O bien se les bautiza con el nombre de alguno de los abuelos. Hasta hace bien poco, la Iglesia obligaba a que fuera nombre de santo, y más de uno/a ha terminado con un feísimo nombre en el último minuto, pese a que sus padres ya habían elegido otro bien bonito pero que no estaba en el santoral.

Nosotros pensamos que no queríamos poner nombres que pertenecieran a miembros de ninguna de las dos familias, para evitar roces. Tampoco nuestros propios nombres, para evitar confusiones en el futuro (¿pregunta usted por Perico padre o por Perico hijo?). Como mi pareja y yo somos bilingües, queríamos un nombre que se escribiera igual en inglés y en castellano, y que no hubiera que traducir. Tampoco queríamos que fuera difícil de pronunciar o de deletrear. Queríamos un nombre sencillo, pero diferente, y que no sonara pretencioso. No fue tarea fácil. Tuvimos en cuenta las iniciales que formaría con nuestros apellidos. Buscamos nombres en Internet, en diccionarios, en revistas e incluso en los créditos de las películas de cine. Consultamos la Biblia, la mitología griega, el diccionario y nombres de personajes históricos. Hicimos un sondeo de nuestra elección definitiva entre nuestros amigos y recibimos todo tipo de críticas y parabienes por igual. Esperamos lo máximo para contarlo a nuestras familias, porque no queríamos darles un disgusto: algún abuelo ya estaba sugiriendo nombres... Y, cuando fue inevitable, la futura abuela paterna se quedó sin habla, y todavía de cuando en cuando me pregunta: «Y dime... ¿por qué exactamente elegisteis ese nombre?» Mi padre me dijo que se parecía al nombre del pez de Pinocho. Incluso el cura que bautizó a nuestra hija, que en paz descanse, durante la ceremonia expresó sus dudas acerca del nombre elegido.

No importa el nombre que hubiéramos escogido, siempre tendría detractores y entusiastas, y los mayores detractores siempre serían aquellos que no fueron consultados con respecto a tan personal decisión. Naturalmente, ahora nadie puede imaginar a nuestra hija con otro nombre, por mucho que les cueste reconocerlo.

Lo importante es que ambos, el padre y la madre, estéis de acuerdo, y si eres madre sola, que a ti te guste. Hay que tener ciertas cosas en cuenta, como que el nombre no sea ofensivo y que «pegue» al menos con el primer apellido. Yo he tenido muchos problemas con el mío en España, aunque por fin me he resignado a que lo pronuncien y lo escriban como puedan, y respondo a cualquier sonido que se asemeje vagamente al mismo.

En cuanto si a tu hijo/a le gustará el nombre que elijas para él o ella, seguramente en algún momento de su vida te preguntará por qué le pusiste ese nombre tan feo, ridículo, raro o común. Incluso es posible que quiera cambiárselo. Pero eso es pasajero y terminará por darse cuenta de que ese nombre y no otro es el que le pertenece.

¡Buena suerte en el proceso de elección! Como dice un amigo mío, elijas el que elijas, «a muchos les parecerá horrible, a la mayoría le gustará y a otros o bien les será indiferente o no tendrán narices de decirte lo que piensan». Otro amigo me comentó: «Una amiga tenía ese nombre "reservado o en exclusiva" para su hija y, por supuesto, pensó que se lo copiamos.» (Eso pasa mucho.)

Es vital que os guste a los dos y que no lo dejéis para el último momento para que no os ocurra como al papá que me confesó: «El nombre de la primera lo eligió mi mujer, pues se me puso a llorar cuando le comenté el nombre que había elegido yo. Una vez que me humilló delante de todo el mundo, no tuve más remedio que decir "pon el que tú quieras". El nombre de la segunda lo elegí yo, me desquité.»

Aparte de tu pareja, si la tienes, recuerda que ¡lo que piensen los demás NO IMPORTA!

¿Compramos ropita ya?

En Estados Unidos hay una tradición que me parece muy práctica. Las amigas de la futura madre le preparan un *baby shower*, que es una fiesta durante la cual le regalan todo tipo de cosas tanto para ella como para el futuro bebé. Procuran ponerse de acuerdo para no repetir regalos. A mí me hubiera gustado tener una fiestecita de ésas. En España, en cambio, muchas madres piensan que da mal fario comprar cosas para el bebé antes del parto. Recuerdo que cuando nació mi hermano, doce años menor que yo, mi padre tuvo que parar en una tienda de camino del hospital a casa, para comprar lo que entonces llamaban el cuco y no sé cuántas cosas más, porque a la madre le daba mala espina tener la cunita antes del nacimiento. En España es poco usual que te regalen cosas durante el embarazo. Por eso, a partir del quinto mes, me lancé a comprar desde pañales y chupetes hasta la trona para comer (que realmente no hace falta hasta que el niño tiene seis meses), y si me descuido, también le compro el uniforme del colegio y los libros de texto para la universidad.

Por supuesto, en cuanto nació la niña, recibí muchos regalos, sobre todo ropa, más de la que pudo estrenar, incluso cambiándole el modelo varias veces al día. Nació en mayo, en Sevilla, y a menudo el pañal era atuendo suficiente. Entonces fue cuando abuelos, tíos y padrinos se quejaron de que no les dejé ningún regalo por hacer. Habría ahorrado mucho dinero de no haber sucumbido a mi deseo de equipar totalmente al bebé antes de tiempo. Por eso, te recomiendo que, antes de hacer gastos innecesarios, esperes a ver qué te regalan cuando nazca el bebé. Eso sí, no te cortes en decir lo que necesitas.

Para evitar regalos innecesarios, repetidos o que no gustan, quizá debería extenderse la lista de canastilla, que tienen algunas tiendas, igual que hay listas de boda. Yo recibí tres o cuatro móviles musicales para colgar sobre la cuna, varios muñecos con (la misma) música, incluso tres vestiditos exactamente iguales. Eso te obliga a tener que pasarte el posparto cambiando los regalos repetidos en las tiendas de ropa infantil, agotada, confusa y a menudo acompañada de un bebé que llora o tiene sueño.

Otra posibilidad es que simplemente no te guste la ropita que te regalen. Yo no creo que haya que vestir a los bebés como si viviéramos en el siglo XVIII, ni como si fueran muñecos o elementos decorativos. Por eso, muchos de los bien intencionados vestidos que recibí de regalo, tipo muñeca de porcelana de exposición, llenos de puntillas y lazos, los regalé a los niños pobres. Personalmente, prefiero vestir a un niño con ropa cómoda y práctica.

¿Cuándo empezar a comprar cosas? Tú misma. Paula tenía tantas ganas de estar embarazada, que «cuando estaba tan sólo de un par de semanas, nos hizo mucha ilusión salir corriendo a comprar de todo, incluso pañales de recién nacido». En cambio, María esperó todo lo posible por motivos prácticos: «Hasta el séptimo mes, cuando fuimos conscientes de que el desenlace era inminente. Nuestra casa es pequeña y no queríamos llenarla de cosas antes de lo necesario.» Con la experiencia a cuestas, ahora pienso que no hay que preparar la habitación hasta el último detalle en el primer mes de gestación, pero tampoco dejarlo para el último.

Lo más importante es que no sucumbas a la impaciencia y también que no te dejes presionar: tú decides cuándo y qué comprar y a quién y cómo decirles lo que necesitas.

La aventura de equipar al bebé

Esto podría dejarlo para un capítulo posterior, pero, como muchas primerizas nos impacientamos, aquí va. La madre primeriza, por mucho que le digan, nunca sabe realmente qué es lo que ella y su hijo necesitarán de verdad, y lo aprenderá sobre la marcha. No sirve la experiencia de los demás, salvo de orientación. Recuerdo que compré una especie de fundita de franela, que supuestamente va entre el colchón de la cuna y la sabanita, porque mi amiga Carla me dijo que era imprescindible y que ella la había usado muchísimo. Pues bien, las dos veces que la puse se quedó hecha un guiñapo a los pies de la cuna, porque la niña se movía mucho. Además, mi hija nació en una ciudad en la que los termómetros se derriten sobre el asfalto durante el largo verano. Nunca entendí por qué era tan necesaria esa telita de franela, que también terminé por donar a los niños necesitados. En cambio, la mochila portabebés, de la que esa misma amiga renegaba y que su hijo nunca accedió a soportar, fue mi salvavidas. La usaba mientras lavaba los platos, cuando salía a dar un paseo, para doblar el cochecito al subirme a un autobús, para que la niña se durmiera, cuando iba al supermercado, incluso hacía flexiones con la niña en su bolsita, tipo canguro. Pero igual a ti te parece incómoda y absurda. O a tu bebé no le gusta ir embutido en ella.

Yo misma he hecho algún regalo pensando que a la futura madre le iba a encantar, y he comprobado que conocer el gusto de tu amiga vistiendo, por ejemplo, no implica saber su gusto para la ropa de bebé. He visto hijos de mujeres hippies vestidos con trajecitos de lo más pijo. Ahora que soy madre suelo preguntar qué necesitan o bien hago un regalo que a mí me fue bien, aunque el que a mi bebé le apasionara un libro de tela, no significa que a otro le vaya a encantar.

Mi recomendación (y puedes hacer con ella lo que quieras, como debes hacer con todas las que te den) es que te hagas con un vestuario limitado para los primeros días y que vayas comprando sobre la marcha. Estaba ya de unos siete u ocho meses, cuando en las clases de preparación al parto, la matrona comentó que si habíamos comprado bodys (de los cuales yo tenía unos cuantos), que los devolviéramos a la tienda, porque no servían de nada, que le podías romper un brazo o un dedo al bebé al intentar ponérselo. Naturalmente me quedé congelada en el asiento, imaginando esa terrible posibilidad. Como toda primeriza que se precie, ya le había quitado la etiqueta a toda la ropita, la había lavado (con un detergente de «alto standing», especial para bebés, por supuesto) y planchado. Nada más salir de la clase me fui a la primera tienda de ropa infantil que vi y me abastecí de las camisetitas tipo quimono que recomendó la matrona, así como de las camisetas de hilo que se abrochaban por detrás. ¿Qué pasó en la práctica? Que la recién nacida era capaz de sacar los brazos del quimono y acababa desnuda, que no le puse la camiseta de hilo porque se le desabrochaba y que me hice experta en poner y quitar bodys sin romperle a mi hija un brazo ni dislocarle el cuello. Para mí, los bodys son lo más práctico que se ha inventado en cuanto a vestuario: sirven de pijama, de camiseta y, si tienen algún dibujito, de trajecito de verano para salir a tomar el aire. Pero quizá tú te manejes mejor con la camiseta tipo quimono. Lo comprobarás sobre el terreno. Más ejemplos: Yo insistí en comprar unas manoplitas para que la recién nacida no se arañara la cara, ya que al principio las uñas son muy blandas y al hacerle la «manicura» dicen que le puedes terminar cortando la punta del dedo, ¡qué horror! Mis amigas y mi pareja se rieron de mí, pero yo seguí fiel a mi compra. Pues al segundo día ya se había arañado y ninguno de los dos nos atrevíamos a cortarle las uñitas transparentes y finas como papel de fumar. Utilizamos las manoplitas durante meses... y cuando se las tragó la lavadora, se nos ocurrió ponerle calcetines en las manos para dormir. Aunque eso lo podíamos haber pensado antes...

Lo ideal sería tomar cosas prestadas, para comprobar si a ti te sirven o no y ver qué se adapta mejor a tus necesidades, y así evitar tirar el dinero. Yo he pasado por cuatro cochecitos hasta dar con el idóneo. En cambio, el que yo considero perfecto a ti puede parecerte incómodo, poco práctico, pesado, caro, qué sé yo... El primero, que me gustaba mucho porque incorporaba silla de vehículo y se doblaba con una sola mano (lo mejor del mundo para una madre que ha de sujetar al bebé en brazos para doblar el cochecito), me lo robaron. (Sí, sí, como lo oyes, y, además, para más cliché, ¡el cochecito me lo robaron del patio de mi casa!) El segundo fue un cochecito de tres ruedas, porque pensé que así podría hacer footing con la niña. Casi entré en paro cardíaco al tener que detenerme cada pocas zancadas para darle agua, ponerle el chupete cuando lloraba o para resguardarla del sol, temiendo además que al correr se me salieran los intestinos por entre las piernas. Era incomodísimo de doblar e imposible de subir y bajar del transporte público sin ayuda, no me cabía en el maletero del coche y la bolsa para transportar cosas era minúscula. Las ruedas se pinchaban siempre lejos de casa y cuando empezaba a llover, por ejemplo. El tercer cochecito lo compré para los viajes, pero durante mi primer trayecto largo en avión con la niña, cada vez que me tocó embarcar, sudé como una enferma de malaria, porque aquello no había quien lo cerrara. El anuncio del carrito decía «fácil de doblar». ¡Mentira! Estuve a punto de perder un par de vuelos por no poder doblar el puñetero cochecito. Cuando ya estaban todos los pasajeros sentados en el avión y los que quedaban se colaban delante de nosotras, yo seguía luchando con el cochecito, cargada no sólo con la niña, sino con su mochila para los pañales y demás accesorios, tanto los necesarios como los innecesarios, mi bolso y alguna cosa más y, de repente, como si se hubiera cansado de oponer resistencia, ¡el cochecito se plegó solo! Cuando llegué a mi destino, lo aparqué en la calle con un cartel que ponía «se regala». Quizá a otra madre con más pericia o paciencia que yo le haya ido bien.

Al cuarto intento por fin di con el cochecito de mi vida: uno tipo paraguas, que tiene suspensión en las ruedas, plegable con una mano (aunque hace falta destreza y hay que ayudarse también de un pie). Tiene una correa para llevarlo al hombro (no lo recomiendo para trayectos largos, pero es práctico para subirse a un medio de transporte y te deja las manos libres para sujetar al niño y pagar el billete o agarrarte) y una cubierta para la lluvia. El respaldo se tumba ligeramente para las siestas y tiene techo para el sol. Además, me salió muy bien de precio. Eso sí, cuando lo compré, mi hija ya tenía año y pico, y el uso recomendado es a partir de los seis meses, con lo cual no me habría servido al principio.

Con todo esto, quiero decirte que, antes de comprar un cochecito o cualquier otra cosa, pienses en tu estilo de vida: ¿Para qué usarás el cochecito?, ¿para darte largos paseos?, ¿para llevarlo plegado en el coche? ¿Cómo es la ciudad donde vives?, ¿tiene calles estrechas y adoquinadas o bien son avenidas anchas y bien pavimentadas?

Alguien nos dijo que era imprescindible tener una trona portátil para cuando vas a los restaurantes. (En España no hay tronas en muchos establecimientos. Es más frecuente en los de comida rápida, y suelen estar rotas o sólo hay unas pocas, que siempre están ocupadas.) Nosotros la hemos usado no más de tres veces. Sin embargo, a unos amigos les ha solucionado muchas veladas. Pídela prestada, pruébala cuando tu hijo tenga seis meses y si crees que la necesitas, cómprala o pide que te la regalen. Te evitarás pasar por lo que yo: acumular un montón de cachivaches inútiles que te revientan las puertas de los armarios.

En cuanto a la mochila portabebés, no todas son iguales. La famosa de diseño sueco es para mí la mejor (pregunta en cualquier tienda de artículos de bebé). Tuve una de otra marca, pero cada vez que intentaba meter en ella a la niña necesitaba ayuda porque había que tirar de sus piernas mientras otro «le ponía» la mochila. Luego quedaba como un choricillo (quizá fue diseñada para bebés prematuros y se olvidaron de mencionarlo en la etiqueta) y le hacía rozaduras en la tierna piel de las piernas. Compré otra que en la caja también se veía muy práctica, pero en la realidad era complicadísima de poner y quitar y también requería ayuda de otra persona. La devolví a la tienda. ¿Qué hacer si estás sola en casa y necesitas salir con el niño a cuestas?, ¿pides ayuda a un vecino? ¿Y si no está?, ¿a un transeúnte? ¿Y si vives en una zona alejada de la civilización? No sé en qué piensan los diseñadores de los complementos para bebés. Lo ideal era algo que yo pudiera quitarme y ponerme sin ayuda, sin que corriera peligro la vida de mi hija o mi equilibrio mental, que se adaptara al tamaño de mi espalda y a la del padre, y al crecimiento del bebé. Lavable, resistente y cómoda. Y ésa es la sueca. Es más cara que otras, pero merece la pena. Yo la utilicé hasta que era evidente que la niña ya no cabía en ella, cerca de su primer cumpleaños. La mochila me ha sacado de más de un apuro. La he utilizado para calmar al bebé cuando lloraba y yo necesitaba hacer algo: ir al lavabo, fregar los platos, hacer la maleta... También la he usado en viajes, cuando todavía mi hija no caminaba, para plegar aquel cochecito para subir a un avión, un tren o simplemente el autobús. Y, por supuesto, para los paseos que empezaban en el cochecito, pero inevitablemente terminaban con un bebé cansado y que gritaba de tal manera que iban girando cabezas y arqueándose cejas a nuestro paso. La mochila me permitía llevarla como un canguro y empujar el cochecito, en el que llevaba las pesadas bolsas de la compra. A veces temía parecer una sin techo con la casa a cuestas, pero era un sistema eficaz.

Como a partir de saber que estás encinta no dejarás de ver a otras embarazadas y mamás con bebés por la calle, observa los complementos que llevan en acción. Lo que en principio parece muy práctico en la teoría, en la realidad, puede ser inservible. Compré una bolsa negra estupenda (no me gustan nada los neceseres con ositos) para llevar a la calle el cambiador, los pañales, cremas, mudas, etcétera, y me pareció lo más chic y práctico; supuestamente hacía también las veces de bolso para la mamá. Al poco tiempo me di cuenta de que era demasiado estrecha y profunda y que siempre tenía que vaciarla por completo para encontrar lo que necesitaba y que, inevitablemente, estaba en el fondo, claro. Además tenía que llevarla al hombro, y el asa era demasiado pequeña para colgarla del cochecito y la bolsa demasiado grande para ponerla en el cesto que hay debajo del mismo. Otro trasto que he terminado por regalar. Lo que mejor me ha funcionado como bolsa de aseo/cambiador es una mochila normal y corriente, resistente y sobria, en la que llevo varias bolsas transparentes (de las que venden para sándwiches o para congelar alimentos) con las cosas que necesito: pañales, juguetes, mudas, biberón de agua, chupetes, toallitas húmedas, bolsitas de plástico para tirar los pañales, etcétera. La sigo usando. Únicamente ha variado lo que pongo en su interior, a medida que han ido cambiando las necesidades de mi hija y las mías.

Lo que realmente necesita un bebé es amor, leche, pañales, algo con que taparlo y un sitio para dormir, que en principio da lo mismo que sea un moisés, una cuna o una caja de cartón con algo mullido, lo que pasa es que esto último estaría mal visto, a menos que seas realmente pobre. Todo lo que le proporciones además de eso es cosa tuya. Sin embargo, es muy difícil no rendirse a la tentación de comprar absolutamente todo lo que te aconsejan. Yo lo hice y me equivoqué, claro.

Ésta es mi lista de cosas necesarias para el bebé. Contrástala con las listas de canastilla que encontrarás en otros libros y en tiendas especializadas, y elabora la tuya propia.

— Cuna o cuna de viaje.

— Silla para tu vehículo. (Aunque no tengas coche, alguna vez lo tendrás que llevar en el vehículo de otra persona. Por fin es ilegal y siempre ha sido peligroso no llevarlo bien sujeto en una silla especial para bebés.)

— Mochila portabebés. (Va a gustos; hay quien la detesta, pero ya sabes que a mí me vino de maravilla.)

— Cochecito. (Los modernos llevan adaptada la silla del vehículo, lo que llaman en España maxi cosi, que realmente es una marca holandesa, pero con ese nombre nos entendemos.)

— Parque infantil.

— Trona fija o silla portátil para comer (a partir de seis meses).

— Móvil (con o sin música) para colgar sobre la cuna.

— Al menos un biberón por si acaso, aunque tengas intención de darle el pecho.

— Compra uno o dos chupetes de los más pequeños, también por si acaso.

— Los monitores para oír al niño a distancia. (Si te divierte espiar a los vecinos, te alegrará saber que también te permitirá oírlos cuando te aburras, si ellos sintonizan el suyo en la misma frecuencia.)

Aparte de todo eso hay infinitos accesorios más en el mercado: hamaquitas, saltadores (un artefacto que se cuelga del quicio de la puerta y en el que, a partir de los cinco meses o así, el niño puede dar brincos como un enano saltarín, aunque hay que estar al tanto de que no se golpee contra el marco de la puerta llevado del entusiasmo), mantitas de juego, cintas de música especial para bebés y muchas cosas más que irás descubriendo y probablemente comprando. También te irás dando cuenta (demasiado tarde) de que son carísimos y perfectamente prescindibles. A menudo, las cosas más baratas y sencillas llaman la atención del bebé. Se entretendrá igualmente observándote hacer la cama, si lo conviertes en un juego, que mirando un complicado juguete que emite sonidos y que cuesta una barbaridad. Y, cuando son más mayores, te aseguro que una cuchara de palo y una cacerola, o una caja de cartón les divertirá más que cualquier invento pedagógico moderno. El mejor estímulo se lo puedes dar tú, tanto dentro de la barriga, relajándote, pensando en él o ella, escuchando música, leyendo en voz alta..., como fuera de ella, hablándole siempre que puedas, cantando, acariciándolo, dejando que juegue con tus dedos...

No sé qué hacer con mi mascota

Pues darle mucho cariño y, aunque parezca una tontería, incluirla en los preparativos para evitar que tenga celos cuando nazca el bebé. Este epígrafe lo añadí cuando una amiga mía me confesó que no quería tener que deshacerse de su gato cuando fuera madre. Si tienes gatos y no eres inmune a la toxoplasmosis, lo único que tienes que hacer es ponerte guantes de goma cuando cambies la bandeja de tierra para sus heces. Pero esto es de sentido común. Y, cuando nazca el bebé, has de tener cuidado de que el gato no se quede nunca solo con el niño y que no se meta en su cuna. Tu bebé y tu perro o tu gato pueden convivir perfectamente si tomas ciertas precauciones. De todos modos, si tu mascota no está acostumbrada a los niños ni a compartir vuestro cariño, es posible que coja celos y que su comportamiento cambie en cuanto seáis papás.

Por mucho que te gusten los animales, y por mucho que quieras a tu mascota, la verdad es que si llegara el momento de elegir entre tu bebé y él, lo más normal es que salga ganando tu hijo. No significa que abandones al animalito en la calle, pero sí que quizá acabes buscándole un nuevo hogar. Conozco el caso de una pareja que tenía dos gatos de angora que estaban mejor cuidados que muchas personas. Ella decía que nunca se desharía de ellos. Pero cuando tuvo a su primer hijo, los gatos fueron los primeros en salir por la puerta. Otros amigos nuestros regalaron a su muy querido perro cuando mordió a su bebé de pocos meses. Yo misma busqué otro hogar para mis gatos cuando nació mi hija, porque desde el primer día mostraron su descontento y yo no estaba tranquila. En cambio, conozco familias que han mantenido a su mascota a pesar de todo, porque no les supuso problema alguno.

Te recomiendo que hagas lo que te dicten el corazón y el sentido común, sin importar lo que te digan los demás. Mientras le busques un buen hogar y no tires a tu mascota a la calle y piensa que a partir de ahora es normal que pongas el bienestar de tu hijo por delante. Y, por el contrario, si ves que tu perro o gato y tu hijo se llevan estupendamente, no tienes por qué deshacerte del animal, por mucho que te lo sugiera quien sea.

Habla la obstetra

Aunque este libro está escrito desde el punto de vista de las madres, me parecía importante incluir la opinión del especialista. Entrevisté a la doctora Maribel Massé, del equipo ginecológico del doctor Chacón en Sevilla, que además es quien atiende mis embarazos y partos. Ella trabaja tanto en consulta privada como en la sanidad pública.

—*¿Cuál es la media de edad de las primerizas? ¿A qué crees que se debe?*

—Aunque desconozco estudios estadísticos exactos y sólo puedo hablar de mi experiencia personal, podría decirse que depende del nivel sociocultural. Cada vez es mayor el número de mujeres universitarias que tratan de hacerse un hueco después en el mundo laboral, con lo cual se retrasa mucho la edad de la concepción del primer hijo en mujeres de nivel medio-alto (cinco años o más en terminar la carrera, luego tienen que «situarse» y «ahorrar algo para el piso y la boda», aparte de «disfrutar de la vida antes de tener niños»). Sin darte cuenta te pones en los treinta como mínimo. Al ser más temprano el acceso al mundo laboral en mujeres que no continúan estudios superiores, todas estas premisas se adelantan en el tiempo.

—*¿Existen diferencias de actitud ante el embarazo y la maternidad entre las primerizas de menos de treinta años y las de más de treinta y cinco?*

—Es difícil generalizar, pero quizá las mujeres que esperan su primer hijo con más de treinta y cinco años están mucho más preocupadas por el embarazo y por todo lo que suceda en torno a la gestación y su futuro hijo, llegando en algunos casos a la obsesión. Cualquier cambio mínimo en su cuerpo, cualquier «patadita» del bebé distinta a las anteriores preguntan si es normal o no, apostillando para justificarse que «como soy primeriza y tengo ya una edad, estoy muy asustada».

—*¿Qué síntomas suelen sorprender más a la embarazada?*

—Por regla general, hasta los clásicos sorprenden, que por mucho que se conozcan, cuando le sucede a una, se cree que es la única. «¿Es normal que parezca que el pecho me va a estallar?», o «¿es normal tener los tobillos de elefante que se me han puesto?», «¿es normal esta barriga con sólo tres meses?, ¿seguro que no traigo dos?», «el otro día me mareé, ¿tendré algo?». Suele extrañarles mucho el cambio en la secreción vaginal, tanto en intensidad como en consistencia, el cambio en la coloración de la línea alba, el aumento del vello corporal, los primeros movimientos fetales «como burbujitas»...

—*¿Crees que hay síntomas que no se comentan por pudor? ¿Cuáles?*

—Son muy pocos los temas que hoy día causen pudor, al menos entre las mujeres de clase media-alta y, sobre todo, al comentárnoslos a los ginecólogos. No creo que ninguna embarazada se quede con ninguna duda y no se lo pregunte el ginecólogo por pudor. Gracias a Dios cada día estamos más habituados a tratar con naturalidad lo referente al embarazo, el sexo y nuestros cambios corporales.

—*¿Qué síntomas son los que más cuesta comentar por vergüenza?*

—Más que durante el embarazo, en el posparto. La total y absoluta disminución de la libido debido al cansancio o a la depresión posparto (a veces sólo se manifiesta con cansancio extremo), y a que se tienen los cinco sentidos puestos en el niño. Una está obligada a ser no sólo madre perfecta, sino también esposa perfecta y no es fácil admitir un «déficit» en alguna de estas facetas.

—*¿Qué temores son los más comunes entre las embarazadas? ¿Hay diferencias entre las primerizas y las que ya han tenido hijos?*

—Normalmente es más frecuente que el motivo central de preocupación de una mujer que no haya tenido hijos sea el miedo al parto, sobre todo porque siempre tienen «almas caritativas» a su alrededor que les cuentan historias terroríficas acerca de lo dolorosísimo que es, «porque a mí la epidural no me hizo nada», o que «fulanita casi se muere desangrada porque no le hacían caso» y a «menganita la dejaron tetrapléjica al ponerle la epidural». Las mujeres que ya han pasado por la experiencia del parto y que han visto que aquello no es tan malo (de hecho, han repetido la experiencia) suelen preocuparse más de si «el niño será normal», como si temieran que, al tentar a la suerte por segunda vez, esta vez saliese algo mal.

—*¿Cuáles son las complicaciones más frecuentes durante el embarazo?*

—Son muchísimas las posibles complicaciones (he dicho posibles). Quizá las más frecuentes sean la amenaza de parto pretérmino, cada vez más frecuente por el estrés laboral; la hipertensión y la diabetes gestacional, también más frecuentes al ser mayor la edad de las mujeres embarazadas.

—*¿Y en el parto?*

—También son muchas, y casi ningún padre o madre las admite. Todo el mundo cree que de madre sana tiene que salir un hijo sano y perfecto. Todo lo que no sea eso lo achacan a negligencia por parte de los médicos, que no supieron hacer su trabajo. Parece que se desconoce que un parto es una intervención con riesgo, en la que antiguamente la mortalidad materno-fetal era muy alta. Hoy día, la mortalidad materna es muy baja, y la mortalidad perinatal está muy disminuida, pero, desgraciadamente, aún hay complicaciones imprevisibles. Son frecuentes las atonías uterinas (el útero no se contrae suficientemente después del parto y se produce una hemorragia grave), desgarros vaginales y del periné, y sufrimientos fetales, algunos predecibles y salvables, y otros no tan previsibles y, por lo tanto, menos evitables.

—*¿Y en el posparto?*

—Lo más frecuente son los desgarros vaginales y del periné y las atonías uterinas del posparto inmediato. En el puerperio tardío es frecuente la incontinencia urinaria y, sobre todo, la depresión posparto, que se da en la gran mayoría de las mujeres, ya sea en forma de cansancio extremo, labilidad emocional o depresión instaurada.

—*Precisamente yo quería evitar asustar a la lectora y me gustaría que aclararas un poco esto. En las clases de preparación al parto a las que yo acudí, la matrona nos aseguraba que la mayoría de partos va bien.*

—Es cierto que la mayoría de partos va bien, pero «la mayoría» no es la totalidad, con lo que las complicaciones existen y a veces son graves e imprevisibles. Es difícil hablar de porcentajes exactos. Se calcula que entre un 1 por ciento y un 2 por ciento de todos los partos se complican con un cuadro hemorrágico, responsable del 75 por ciento de las complicaciones graves que tienen lugar en las primeras 24 horas después del parto, y que la hemorragia posparto es una de las principales causas de muerte materna (*Tratado de*

Obstetricia, Ed. Panamericana). La atonía uterina es responsable del 50 por ciento de las hemorragias del alumbramiento y del 4 por ciento de muertes maternas.

»De todas formas, también te diré que, aunque los porcentajes existen y están ahí, en todos los años que llevo trabajando en un hospital como Virgen del Rocío, de Sevilla, que se supone hospital de referencia donde envían los casos más peliagudos, he visto muy poquitos casos de muerte materna y, generalmente, era gente con factores que predisponían a esta situación, como VIH + y cardiopatías, aunque sí algunos más de mujeres que han estado al borde y de no haber ocurrido en un hospital probablemente habrían muerto (ésa es una de las razones por las que, francamente, no entiendo la moda de parir en casa).

—*¿Qué porcentaje de mujeres dirías que da el pecho, y cuál es la media de duración de la lactancia en meses?*

—La mayoría de las mujeres opta por la lactancia materna, porque hay concienciación generalizada de sus propiedades. La media de duración es aproximadamente cuatro meses, coincidiendo con la finalización de la baja maternal y la incorporación al trabajo.

—*¿Crees que la mujer actual se fía plenamente de su ginecólogo-tocólogo?*

—Es cierto que hay mayor desconfianza. La televisión se encarga de dar publicidad a supuestas negligencias médicas, muchas de ellas relacionadas con partos que nunca debieron serlo, sino que deberían haber sido cesáreas y, además, todo el mundo, sin ser médico, lo ve clarísimo. Parece ser que la obstetricia es algo fácil y sencillo que se encuentra en Internet. De todas formas, también hay mucha gente que no da un paso sin consultarlo antes con el ginecólogo: para nosotros son ya clásicas las preguntas sobre si pueden teñirse el pelo, hacerse la cera o usar líquido de lentillas.

—*En tu opinión, ¿en qué otras fuentes busca la mujer de hoy información sobre el embarazo y la maternidad?*

—Algunas en Internet, pero la gran mayoría en revistas, donde la información es muy parcial, no siempre se asemeja a la realidad y cuentan verdades a medias.

—*¿Qué síntomas posparto sorprenden más a las mujeres? ¿Les prepara el médico para las incomodidades que van a experimentar? ¿Por qué?*

—Sobre todo, la depresión posparto encubierta. Se notan muy cansadas y que todo les supone un esfuerzo extremo. A veces incluso acuden a urgencias creyendo que tienen anemia. También es frecuente que consulten porque continúan manchando durante toda la cuarentena, y por cierto grado de incontinencia urinaria. Es cierto que se las prepara poco, parece como si, al terminar el parto, terminara la historia y a partir de entonces una tuviera que arreglárselas sola. Pasas de ser el centro de atención a que nadie te haga el más mínimo caso porque están pendientes del niño.

—*¿Cómo es habitualmente la depresión posparto? ¿Cuáles son los síntomas? ¿Cómo se trata?*

Ya los he comentado. Lo más habitual es mucho cansancio y cierta labilidad emocional. Te ves ante una situación nueva, que además no sabes manejar ni tampoco viene en los libros, añadida a la paliza que a veces supone un parto y al cansancio que supone la dedicación exclusiva (a todas horas del día) al niño. Eso, contando con que tu pareja asuma que el niño es de los dos. Todo eso hace que en ocasiones no sólo sea cansancio, sino que sea depresión en toda regla, es decir, ganas de llorar permanentemente y por todo y sentimiento de tristeza irremediable, siendo preciso entonces el tratamiento con fármacos antidepresivos.

—*¿Qué es lo más y lo menos gratificante de la relación obstetra?*

—Lo más gratificante quizá sea la relación que se establece durante nueve meses, durante la cual conoces sus temores e inquietudes. Lo menos gratificante es que cuando no sale todo perfecto, aun cuando la conducta obstétrica sea impecable, te culpan del hecho. También, que, a veces, mucha gente cree que tener un obstetra es tener un esclavo 24 horas al día, 365 días al año, al cual puede recurrir para *todo* y a *cualquier hora.*

—¿En qué medida comparte la pareja las visitas al médico durante el embarazo? ¿Hace el hombre preguntas también?

—Normalmente sí acuden las parejas, aunque a veces sólo sea por ver el «espectáculo» de la ecografía. También el hombre pregunta y, en algunas ocasiones, hasta más que las mujeres. Ten en cuenta que los pacientes de la medicina privada suelen ser de un nivel sociocultural medio-alto, normalmente informados y motivados por el embarazo.

—¿Qué recomendaciones darías a una primeriza durante el embarazo?

—Que no haga caso de ninguna historia para no dormir, que se fíe de su ginecólogo y que haga los cursos de preparación al parto.

—¿Y en el posparto?

—Que tenga paciencia, que todo es transitorio y, en casi todos los casos, remediable.

3. ¡He perdido la cabeza!

El síndrome del cerebro licuado

Había leído todo sobre lo que pasa físicamente durante el embarazo y, hasta cierto punto, incluso los síntomas físicos más rebuscados o extraños no me sorprendieron tanto. Lo que no anticipé fue el rápido deterioro de mis neuronas. Temí que fuera irreversible. Mi pareja estaba aún menos preparada que yo para recibir este cambio. «Cuando te conocí te tuve por una mujer inteligente», me repitió más de una vez a lo largo del embarazo y el posparto. Lo peor era que yo estaba de acuerdo con él y además ¡no podía remediarlo! Durante los primeros tres meses fui incapaz de leer un libro que no tuviera que ver con el embarazo o la maternidad y, mucho menos, de escribir más de dos líneas seguidas (que siempre era un correo electrónico a mi hermana o a una amiga explicándole mis dolencias o temores). Dejé a medias una novela que estaba escribiendo y que no tuve ganas de retomar hasta el quinto mes de embarazo. De hecho, le puse punto y final al primer borrador la noche antes de dar a luz, aunque, cuando recuperé parte de mi intelecto un año después, tuve que corregirla varias veces.

En los primeros meses, para frustración de mi pareja, me quedaba dormida viendo incluso la película más emocionante. El sopor constante se me pasó al cuarto mes, pero la confusión mental, no. Para demostrar que no era la única mujer a quien le pasaban esas cosas, hice un sondeo entre amigas e incluso amigos cuyas mujeres estaban también embarazadas. Me alivió TANTO saber que a las demás también les ocurría... y me consolé pensando que quien no sentía que tenía el cerebro licuado sería porque nunca tuvo muchas luces y que por eso el marido no había notado ningún cambio. O bien era porque no le prestaba mucha atención a su mujer... Y de las que decían que ellas no sentían mermadas sus facultades pienso que ¡MENTÍAN DESCARADAMENTE! Como las que dicen que el sexo justo después de la cuarentena es igualito, igualito que antes. Pero ¿a quién pretenden engañar, por el amor de Dios o el de su hijo si son ateas?

La «amnesia del embarazo» también me sorprendió. Yo no suelo perder (casi) nada, pero durante esos nueve meses, y luego durante otros tantos, no encontraba nunca las llaves de casa y después descubría en la nevera las cosas más insólitas, desde mis gafas de sol hasta un bolígrafo (¡y yo sin encontrar con qué tomar un apunte cuando lo necesitaba!). No sé vivir sin mi agenda; no es que tenga mala memoria, me digo, es que tengo demasiadas cosas en la cabeza, pero, en esa época, ¡incluso se me olvidaba abrirla! Creo que pasé por alto un par de cumpleaños importantes y alguna cosa más, que todavía hoy sigo sin recordar qué era...

Me convertí en una patosa. Tenía la impresión de que todo se me resbalaba de las manos, las llaves, las copas de vino... hasta el punto que empecé a temer que cuando naciera la niña ¡también se me cayera! En este sentido, tranquila, porque, cuando te conviertes en madre, desarrollas un instinto que hace que te crezcan tentáculos y ventosas, y es prácticamente imposible que se te caiga el bebé de los brazos.

La falta de concentración también me impedía a ratos llevar a cabo una conversación coherente o escuchar lo que decían los demás. Después de preguntarle «¿qué tal día has tenido?» al futuro papá, sin darme apenas cuenta, me ponía a pensar en lo que me había dicho el ginecólogo, en la patada que acababa de sentir en el vientre o si quedaba leche en la nevera. Más de una vez le tuve que pedir que me repitiera lo que me acababa de contar con tanto entusiasmo o que rebobinara la película que estábamos viendo (bueno, la que veía él y yo fingía ver), porque me había quedado en blanco. Lo de leer las instrucciones más simples, como «ingiera una pastilla con un vaso de agua», y no entenderlas, también fue difícil de asumir.

«Cariño, ¿aquí pone que tengo que tener en la mano un vaso que sea para agua o que debo meter la pastilla en el vaso y luego beber el agua?»

De todos modos, algunas instrucciones, como las que te explican cómo montar la cuna del bebé o cómo ajustar el asiento del coche, sigo sin entenderlas, y sospecho que muchos ingenieros también.

La indecisión y los arrebatos

Si eras indecisa antes de quedarte embarazada, prepárate para alcanzar cotas insospechadas de indecisión. Y no me refiero a tomar decisiones importantes, como el nombre del niño o si lo bautizarás o no. Quiero decir que si sales a cenar, no sabrás qué pedir y terminarás por aburrir al camarero o a tu pareja, que estará ya harto de oírte decir «no sé, pide tú lo que quieras», y de que cuando traigan el plato a la mesa exclames «¿me pides otra cosa? No sé, me sabe raro...». Muchos hombres me han dicho que eso es duro para ellos.

Otra cosa que les crispa, y seguramente con razón, son nuestros bruscos cambios de humor y especialmente que sobrerreaccionemos ante el más inofensivo comentario. Un «¿qué planes tienes para esta noche?» por parte de tu pareja puede ser contestado con un «¿qué pasa?, ¿que quieres irte de copas con tus amigos, verdad? ¡Lo veía venir! Es que te aburres conmigo... Pues ¡haz lo que te dé la gana!», seguido de un portazo. Quizá el buen hombre estaba pensando en llevarte al cine o a cenar (¡ja, ja!)... Es normal que se sientan desamparados cuando comprueban que ¡no reconocen a la mujer a la que dejaron embarazada! Podría ser perfectamente que estuviera poseída por algún malvado ente que ahora le juega a él malas pasadas. Lo peor es que una también es consciente a ratos de esa metamorfosis, pero es incapaz de controlarla, así que no sé quién se lleva la peor parte.

No siempre perderás los papeles con tu chico, sino también con tu familia, con tus suegros o tus amigos, porque tienes la sensibilidad a flor de piel. Mi propia hermana fue víctima de mis arrebatos durante el embarazo. Y mi marido no digamos...

Cuando una está embarazada, encuentra que su pareja nunca hace «lo que debería». Y si encima confiesa sentirse abrumado porque no sabe qué es lo que se espera de él, entonces una va y le dice: «¿Lo ves? Es que no me entiendes...» En el fondo es cierto, pero quizá deberíamos ayudarles un poquito en este aspecto, aunque muchas veces tampoco sepamos bien lo que nos pasa.

Yo compararía el estado emocional de una mujer embarazada, y que me perdonen las feministas, con el síndrome premenstrual, pero a lo bestia. Lo queramos o no, los cambios hormonales nos afectan a nivel físico y anímico... Otra cosa es que sea injusto que se nos discrimine por ello.

Otros cambios emocionales

Aunque antes de estar embarazada te solidarizaras con Herodes, ahora te quedarás embobada mirando a cada criatura con la que te cruces por la calle. Serás incapaz de ver noticias sobre bebés y niños maltratados, y apagarás la televisión o cambiarás de canal en cuanto salgan imágenes de niños pobres y desnutridos, porque llorarás cuando veas su mirada grande y hambrienta. Tendrás ganas de enviar dinero a todas las organizaciones caritativas que se ocupen de esos pequeños. Desde que me quedé embarazada y sobre todo desde que soy madre, miro a las personas desde otra perspectiva. Cuando veo a un viejo empujando un carrito, lleno de la porquería que conforma su hogar portátil, me sangra el corazón pensando que ese hombre también fue un bebé al que seguramente alguien colmó de besos y cariño alguna vez... Ante las noticias de muertos en guerras y en actos terroristas, pienso en el dolor de sus madres y de sus hijos... Titular: «Han encontrado a un bebé recién nacido en un cubo de basura.» Mi reacción: Durante todo el día me asaltan imágenes del niño desamparado metido en un contenedor y no paro de llorar.

Seguirás con atención los embarazos de las personas que salen en televisión y en la prensa rosa, a pesar de que normalmente no te interesen los chismes. Sobre todo, si alguna famosa está más o menos del mismo tiempo que tú, te compararás con ella y te gustará saber cómo avanza su embarazo, y llegarás incluso a preocuparte si se le malogra o si tiene alguna complicación, porque tú podrías ser la siguiente (eso piensas, pero debes saber que es una neura típica que no tiene por qué cumplirse).

A pesar de que siempre hayas sido la rebelde de la familia, de pronto sentirás un enorme respeto y admiración por tus padres y sobre todo por tu madre. Antes, cuando me contaban detalles de mi infancia: sustos, enfermedades, accidentes, etcétera, me resultaban divertidos. Sin embargo, ahora entiendo perfectamente la angustia que debieron de sentir cada vez que me subía la fiebre o cuando tuve paperas, sarampión, o el día que me rompí una pierna. Desde que soy madre cambiaría cualquier enfermedad o sufrimiento de mi hija por el mío sin pensarlo... y esa certeza se instaló desde el momento en que vi a mi bebé en la primera ecografía.

Cuando estás embarazada por vez primera, aprovechas cualquier oportunidad para relacionarte y hablar con otras mujeres con barriga, para intercambiar información sobre síntomas y dudas. Si en una fiesta o reunión hay otra embarazada, te encontrarás en animada charla con ella aunque no os conozcáis de nada. Prepárate para que las que no son madres os critiquen por ello y os acusen de no participar en sus conversaciones sobre dietas, trapos y hombres potentes. Sin embargo, comprobarás que las que ya han pasado por una o más barrigas se unirán a vosotras para pontificar o simplemente para rememorar con nostalgia su época de embarazo.

Hablando de fiestas y reuniones, es posible que durante el embarazo (y después del parto no digamos) cambie tu vida social. Quizá no tengas ganas de trasnochar, porque estés más cansada o porque te molesten los ambientes cargados y ruidosos (que, por otro lado, tampoco son idóneos en tu estado) o, por el contrario, posiblemente te encuentres con ganas renovadas de «marcha», en anticipación a tu inminente maternidad, después de la cual tendrás obligadamente que modificar tus hábitos. Siempre fui de las que se acostaban al amanecer los fines de semana... ya porque salía de juerga o porque me pasaba la noche escribiendo. No obstante, a medida que pasaban los meses y aumentaba mi barriga, disminuían mis ganas de salir por la noche. Sin embargo, conozco mujeres que bailaron alegremente hasta las cinco de la mañana en una discoteca la noche antes de ponerse de parto. Lo importante es que no te creas obligada a realizar actividades para las que no tienes energía ni interés y que no evites aquellas que realmente te estimulan, mientras no sean perjudiciales para tu embarazo. Cuando estás embarazada, generalmente tus prioridades cambian, y afortunadamente la mayoría entiende que te excuses incluso de una boda, un bautizo o una cena familiar o de trabajo. Aprovecha esta circunstancia, porque es temporal.

Cambios en el sueño

La manera de dormir cambia a lo largo de estos nueve meses. Al principio tendrás sueño siempre, duermas lo que duermas, y lograrás ir al cuarto de baño a orinar prácticamente sin despertarte. En el segundo trimestre dormirás bien, aunque tendrás sueños muy vívidos. Los mejores serán los eróticos, sin duda, y no te extrañe que sean con personas, hombres o mujeres, que conoces pero que durante la vigilia no te atraen lo más mínimo... No significa que te hayas convertido en una fresca ni que seas ninfómana, así que tranquila. Esta fase la pasamos la mayoría de las embarazadas, y lo mejor que puedes hacer es relajarte y disfrutar... También es posible que sueñes con el bebé, incluso con un recién nacido que te habla. A veces te despertarás con la sensación de que los sueños han ocurrido realmente y los recordarás como alucinaciones psicodélicas.

En el último trimestre, sobre todo al final, te costará más conciliar el sueño porque es difícil darse la vuelta en la cama con una enorme barriga. Además tendrás que dormir siempre de costado y echarás de menos tumbarte boca abajo. Te podrá costar respirar y quizá tengas que dormir incorporada, lo cual tampoco es lo más cómodo, porque no tienes tanta libertad de movimiento. Por otro lado, cuando tú descansas es cuando el bebé suele estar despierto (durante el día tu actividad lo arrulla), y sus patadas y puñetazos son difíciles de ignorar. A mí me despertaban y luego me costaba mucho volverme a dormir. Terminaba por irme al sofá a leer. Más de una mañana vi salir el sol y luego daba cabezadas en cualquier sitio.

A pesar de todo esto y aunque duermas poco, procura descansar todo lo que puedas, porque cuando nazca el niño ¡dormirás menos aún!

Cómo afrontar todo esto

Si sabes de antemano que vas a tener cambios de humor, indecisión, ganas de llorar y de reír a la vez, será más fácil de asumir. Quizá para tu pareja sea más difícil de aceptar. «Pero si antes siempre salíamos los sábados por la noche», te recriminará él, que sigue con las mismas ganas de tomarse unas copas para evadirse de la semana de trabajo y que no lleva en su interior un ser que requiere de su energía física y anímica para crecer y desarrollarse. Durante el embarazo puedes encontrarte con que a él le cuesta más adaptarse al cambio. A ti te lo pide el cuerpo, pero a él se lo pides tú o, al menos, deberías. Aunque él no tenga que renunciar al alcohol durante tu embarazo, si te cuesta verle abrir una botella de vino en la cena sin unirte a él y beberte la mitad, pídele que no lo haga delante de ti. Con respecto a los alimentos que no debes probar (en el caso de que el médico te prohíba alguno o tengas sobrepeso) haz lo mismo. Si prefieres que se quede acurrucado contigo en el sofá en lugar de ir a esa despedida de soltero, díselo. Si para él es muy importante reunirse con sus amigos o salir con su bicicleta los fines de semana, piensa que también necesita sus mecanismos para vencer el estrés, y encontrad un punto intermedio que os satisfaga a los dos. A cambio de marcharse un fin de semana a esquiar, que luego te acompañe en tu caminata diaria. Si no procuras negociar y expresar tus necesidades y vulnerabilidades durante el embarazo, pueden surgir fricciones y distanciamiento, que serán más difíciles de superar una vez llegue el niño, ya que éste requerirá toda tu atención y energía durante los primeros meses.

Intenta aceptar que «no eres tú» durante un tiempo y piensa que es, además de lógico, *temporal*. Todas pasamos por ello y todas lo superamos. Busca el apoyo moral de tus amigas en la medida de lo posible, porque lo vas a necesitar, y mucho. Te aseguro que RECUPERARÁS TUS NEURONAS, TU INTELIGENCIA Y TU AGILIDAD, al igual que, si te lo propones, con el tiempo recuperarás el tipo y la libido. Saldrás ganando, porque además serás madre y te parecerá un *milagro*.

Las primeras desavenencias

Las parejas que deciden tener hijos para salvar su relación no tardan en darse cuenta de que han cometido un tremendo error. Incluso las parejas más unidas se encuentran discutiendo por los hijos aun antes de que nazcan... Los motivos suelen ser poco importantes en apariencia, pero no te sorprenda si os peleáis porque no os ponéis de acuerdo en el nombre, sobre los padrinos en el caso de que lo bauticéis o bien porque uno quiere bautizarlo y el otro no. Si estáis de acuerdo en bautizarlo, él querrá una celebración con doscientos invitados y tú una ceremonia íntima, o al contrario. Si es niña, quizá tú quieras ponerle pendientes cuando nazca y a tu pareja le parezca una salvajada. Si es niño, él querrá circuncidarlo y, sin embargo, tú preferirás mantener intacto su pene, tan pequeñito y tan perfecto.

Lo mejor es anticipar que se van a producir desavenencias y sobre todo no tomar cualquier decisión que adoptéis antes de hora como la definitiva, porque lo que uno cree que pensará o hará luego en la práctica puede cambiar. Si no tienes pareja, entonces quizá las discusiones sean con tu madre o con tu mejor amiga. Temerás siempre haberte equivocado, decidas lo que decidas. Como dice mi amiga Carla, tienes que pensar que has hecho lo que tú pensabas que era lo mejor.

Recuerda que estas primeras diferencias de opinión servirán de práctica para las que llegarán más adelante, cuando a uno de vosotros le parezca incluso original el que vuestra hija adolescente se haga un piercing en la lengua y el otro amenace con irse de casa si eso ocurre.

Hablan las madres

Marina, veintinueve años

«¿Es que estás tonta?» La de veces que habré llorado durante el embarazo porque mi marido me hizo esa pregunta. La verdad es que no me reconocía ni yo misma. Pregunté entre mis amigas y compañeras de trabajo y comprobé aliviada que no era la única. Lo malo fue que mi marido no se convenció de que mi falta de memoria o de concentración fuera efecto del embarazo. Decía que a las mujeres de sus

amigos eso no les pasaba. Ahora creo que mentían o que no prestaban atención a esos cambios, pero entonces me acomplejé bastante. Incluso me preocupé, pensando que quizá mi nueva condición de mujer indecisa y olvidadiza fuera irreversible. Ahora me río recordando la cantidad de películas que vi y que no entendí en aquellos meses. Todo me lo tenían que explicar dos veces. Además, José y yo nunca nos poníamos de acuerdo en nada, y todavía tengo la impresión de que nos pasamos los nueve meses discutiendo por todo. A mí me daba rabia que opinara sobre lo que yo pensaba que era competencia mía. ¿Qué podía opinar él del embarazo y de los cuidados de un bebé, si no accedía a leer ninguno de los libros sobre el tema, que yo ya me sabía de memoria? Afortunadamente, esa época ya pasó. Naturalmente, recuperé mi inteligencia y mi estabilidad emocional, aunque no fue de un día para otro. Ahora que mi hijo tiene tres años me estoy planteando tener el segundo, pero ¡me asusta la posibilidad de volver a perder mis facultades mentales durante un tiempo!

4. Cómo abordar las posibles complicaciones

Huye de las historias de terror

«¿Te vas a poner la epidural? Ay, pues ten cuidado, porque a una amiga de una conocida de mi madre la dejaron en silla de ruedas.»

«¿Esperas los resultados de la amnio? Pues no te fíes, porque por lo visto no es tan eficaz como dicen.»

«¿Cómo?, ¿que te vas de viaje? Que sepas que la vecina de mi abuela se puso de parto en pleno vuelo a Australia...»

«Para partos malos, el mío... Oye, ¿nos tomamos un cafelito y te cuento cómo me hicieron la cesárea después de ocho horas de pujos?»

Como dice M. Carmen Juan en su libro *No puedo tener hijos*: «Algo debe de tener embarazarse y parir cuando la gran mayoría de mujeres reincide, a pesar de los dolores, las molestias y el sufrimiento que la mayoría de ellas te cuenta con todo lujo de detalles. Las oyes hablar de sus experiencias reproductivas y parece una gincana sadomasoquista. (...) Vaya, pocas hay que admitan que tuvieron un embarazo estupendo y que del parto ni se enteraron. No sé cuánta verdad hay en unos casos y en otros.»

En cuanto alguien intente asustarte con alguna historia de terror no lo pienses y ¡SAL CORRIENDO! Una cosa es que te pongan sobre aviso de las molestias más habituales y acto seguido te den sugerencias para abordarlas, y otra bien distinta, pero más usual, es que te cuenten hasta el más mínimo detalle de alguien que tuvo un aborto espontáneo a resultas de la amniocentesis, mientras tú haces reposo justo después de someterte a esa misma prueba. Lo que necesita la primeriza son siempre ánimos y esperanza; bastantes miedos despierta ya el propio embarazo para permitir que encima los demás descarguen sobre ti sus propios temores o frustraciones.

Sucede igual que en las salas de espera de los hospitales, donde la gente se aburre y, en vez de aprovechar y leer un buen libro, parece competir, a ver quién cuenta el accidente más atroz y las secuelas más espeluznantes. Eso mismo me encontré en los cursos de preparación al parto. Afortunadamente, quien los impartía era muy optimista, aunque eso parecía repatear a las veteranas, que a la primera oportunidad se dedicaban a contar sus embarazos ectópicos, abortos y legrados, depresiones, infertilidad y otros suplicios, tanto propios como ajenos. Una mencionaba que estaba de ocho meses y otra respondía: «Pues yo te veo la tripa muy alta todavía... A ver si el niño no se da la vuelta a tiempo... Te lo digo porque éste es mi tercer embarazo y tengo experiencia...» Naturalmente, la primera se quedaba horrorizada y nos pedía opinión a las demás, que no teníamos ni idea, pero más de una se ofrecía a comentar algo más o menos inquietante para no quedar mal. Luego venía una monitora y nos explicaba, sentada en una silla, los ejercicios que teníamos que hacer, con unas indicaciones tan pésimas, que yo miraba a mi alrededor y comprobaba que cada una habíamos entendido un movimiento diferente, y me preguntaba cuál sería el correcto. Durante los descansos, para romper el hielo, alguna veterana elegía a una primeriza al azar para prevenirla de alguna posible malformación. Sé que estas historias de terror no se cuentan siempre con mala idea, sino porque a veces una necesita desahogarse y exorcizar sus propios temores. Dejé de acudir a los ejercicios de relajación, porque era inviable relajarse en ese ambiente tan sádico. Sin embargo, las clases teóricas me vinieron bien para tranquilizarme y darme una idea de lo que probablemente ocurriría el día del parto.

Yo soy la que, como explico en la introducción, tuve que oír la historia del taxista que le contó a mi interlocutora, que luego me contó a mí, que su hijo con Down nació después de que la amniocentesis dictaminara que el niño venía bien. Y eso mientras yo esperaba esos resultados y guardaba reposo. Todavía me reprocho el no haber sido capaz de cortar la conversación a tiempo.

Cada vez que se me iban los ojos a un titular sobre el síndrome de muerte súbita o los riesgos de los ordenadores y teléfonos móviles para el feto (cuando vivimos en una sociedad donde es casi inevitable utilizarlos), cerraba la revista y me decía «¡basta!». Eso mismo te recomiendo que hagas tú. Incluso las amigas pueden amargarte el día, seguramente sin quererlo, si les cuentas un síntoma raro, porque seguro que saben de alguien a quien le pasó eso mismo y la cosa no acabó bien... Si tienes algún síntoma extraño, consúltalo con tu médico y si no te convence pide una segunda opinión, de un experto. Aunque, a veces, los médicos también se las traen a la hora de dar explicaciones y ofrecerte estadísticas, pero, bueno, en alguien habrá que confiar...

El reposo

Si en algún momento del embarazo el médico te recomienda reposo, pregúntale qué quiere decir exactamente con eso. Más de una mujer sale de la consulta preguntándose «¿tengo que estar sentada o tumbada?», «¿puedo ducharme y bañarme?» o «se referirá a que no vaya a trabajar, pero ¿puedo hacer las cosas de la casa?». Cuando a mí me tocó pasar por ello pregunté si reposo total significaba realmente TOTAL. Después de un minucioso interrogatorio por mi parte, supe que podía levantarme de la cama y ducharme, y también ir al cuarto de baño (me refiero a que no era preciso que utilizara una cuña), pero nada más. La verdad es que el reposo, por bien que te encuentres, no es fácil de asumir. Una tiene miedo y si además pasa el día sola, como fue mi caso, tiene mucho tiempo para darle vueltas a todo y preguntarse en qué acabará el período de reposo, y cuánto durará realmente. Hay que pensar que normalmente se aconseja como prevención y no necesariamente significa que vayas a perder al bebé, ni tampoco que se alargue más de lo necesario. Por otro lado, si tuvieras que pasar más de un par de semanas con los pies en alto (incluso meses), como una amiga mía, mentalízate de que es por el bien del niño, y el tuyo, y pon en práctica trucos para hacerlo más llevadero.

Te dirán que te lo tomes como unas vacaciones e incluso que tienes mucha suerte de poder descansar. En cambio, tú te angustiarás. Eso es normal, pero tampoco te regodees en tu malestar emocional, y procura sacarle partido a ese período. Piensa que es TEMPORAL y que lamentablemente hay personas muy enfermas que están confinadas en la cama durante muchos meses o incluso años.

Lo mejor es organizarte el día y tener preparadas varias actividades que no requieran moverte del sitio, pero que te entretengan y te gusten. Puedes aprovechar para escribir en tu diario o en el del bebé (¡ya que cuando nazca no tendrás tiempo ni de abrirlo!), para contestar cartas o preparar las felicitaciones de Navidad (aunque sea verano, así ya lo dejas hecho), para organizar los álbumes de fotos, para leer todos los libros que tenías pendientes sobre la mesilla o para relajarte y meditar.

Yo procuraba levantarme todos los días a la misma hora y me parecía importante vestirme y cambiar de entorno para que el día no se me hiciera monótono y largo. A veces incluso me llevaba la bolsa de aseo al sofá y me maquillaba. El mero hecho de arreglarme, aunque no fuera a verme nadie, me hacía sentir mejor. Seguí escribiendo y haciendo traducciones en mi ordenador portátil, para estar activa y evitar preocuparme. Mantenerme en contacto con amigos y familiares por correo electrónico y por teléfono me ayudó mucho esos días. Mi pareja llenaba una fresquera de sándwiches y refrescos y la ponía junto al sofá, donde yo pasaba el día, antes de irse a trabajar. Hice muchos ejercicios para la circulación, los clásicos giros de tobillos, por ejemplo. Terminé de leer varios libros que tenía empezados y retomé mi «secreta» afición a tejer. A ratos me desesperaba o me sentía sola y temerosa, pero procuraba aceptar mis emociones y continuar la rutina que me había marcado. Las visitas de amigos me ayudaron a paliar la sensación de soledad e impotencia. Incluso organicé una fiesta sorpresa de cumpleaños para mi pareja sin moverme del sofá.

Soy de carácter independiente y tener que depender forzosamente de otras personas me agobiaba. Para mi pareja tampoco fue fácil, porque a su jornada de trabajo se unía luego el hacer la cena y los recados que yo le pedía, y soportar mis llantos los días que me daba por derrumbarme. Para aliviar la carga de ambos, finalmente contraté a alguien que hiciera las tareas de la casa algunas horas a la semana.

Al cabo de las tres semanas, cuando pude reanudar mi vida «normal», el miedo dio paso a fuerzas renovadas y a la sensación de haber superado una prueba más.

Los resfriados

No es que una se resfríe más cuando está embarazada, ni que los resfriados duren más. Lo que ocurre es que son más molestos durante el embarazo porque, generalmente, los has de pasar «a pelo», te guste o no. A menos que te toque un obstetra que no tema recetarte medicamentos durante el embarazo, tendrás que combatir la congestión nasal con suero fisiológico o agua con sal. La tos, con caramelos (preferentemente que no contengan menta). Y para el malestar general, podrás tomar un paracetamol ocasionalmente. La realidad es que los remedios naturales, por mucho que sean menos nocivos para el organismo, no son tan eficaces a la hora de devolverte en poco tiempo tu energía y ánimo habituales. Algunos médicos te dirán que puedes utilizar ungüentos con eucalipto y mentol sin problemas, otros los desaconsejarán. Procura prevenir resfríos, catarros y gripes, y apartarte de los que ya han caído. Aun así, lo más probable es que sufras al menos uno o dos durante el embarazo. Si te aventuras a pasar por un segundo o tercer embarazo, entonces tus hijos pequeños te traerán a casa todos los virus de la «guarde» o del cole, y será prácticamente imposible que no caigas enferma. Sin embargo, aprenderás a pasar los peores catarros a la vez que batallas con tus pequeños y harás tu vida normal a pesar de los estornudos y dolores musculares. Por eso, si se trata del primer embarazo, en cuanto adviertas los primeros síntomas de un resfriado, bebe zumo de limón con miel, prepárate litros de agua con sal y métete en la cama con un buen libro. Quién sabe cuándo será la próxima vez que puedas disfrutar de un merecido descanso mientras te recuperas de los achaques invernales. Quizá cuando tus hijos se emancipen...

No te compares

Quizá tengas la imperiosa necesidad de compararte con otras embarazadas, tanto con las que lo están al mismo tiempo que tú como con las que lo estuvieron antes. Eso sirve de referencia, pero si no tienes cuidado, también se puede convertir en fuente de ansiedad, sobre todo si te parece que no sales bien parada en comparación con las otras preñadas. Si cuando mencionas un síntoma a una madre o a una embarazada que te lleva «ventaja» (está de más semanas que tú), ella te responde «ay, pues qué raro, a mí eso no me pasó nunca», en tono de desaprobación (al menos tú lo percibirás así), sentirás que «fallas» y que no eres la embarazada perfecta. Yo me fatigaba subiendo escaleras o después de un día de compras, y me tenía que sentar a menudo cuando ya tenía cierta barriga. Me molestaba y me parecía que yo no *debía* quedarme sin aliento. Una amiga me dijo que ella no recordaba haberse fatigado tanto como yo en su embarazo y que le parecía raro que yo me cansara... La madre de mi pareja me dijo que ella en sus embarazos tenía muchísima más energía de lo habitual, y otra mamá me contaba que además de limpiar la casa todos los días, echaba más horas que nunca en la oficina y aún le quedaban ganas de botar con entusiasmo sobre el miembro de su pareja antes de quedarse dormida por las noches. Preocupada, le pregunté a mi ginecólogo si mi astenia era normal.

«Estás de ocho meses, acarreas kilos de más, tu corazón ha de bombear un mayor volumen sanguíneo. Me cuentas que vives en un tercero sin ascensor, que trabajas y además caminas mucho o nadas todos los días. ¿Qué más quieres? Además, cada embarazo es diferente.»

Eso me tranquilizó.

Otra de mis amigas pasó el embarazo con las mismas ganas de salir por la noche que antes y además mantuvo un tipito envidiable hasta el final, y yo, en comparación con ella, me sentía como una ballena gorda y aburrida.

Ten presente, aunque es difícil, que el embarazo no es una competición de quién lo «lleva mejor», ni de ver a quién le cambia menos la vida, ni de comprobar qué embarazada es capaz de hacer más actividades en 24 horas sin perder el niño. Tampoco hay que irse al otro extremo y competir en cuanto a síntomas nefastos y complicaciones, para convertirse en una pesada que se pasa los nueve meses quejándose de cada incomodidad. Ya se sabe que el embarazo tiene sus inconvenientes.

No te dejes influir porque a tus amigas les parezca mal que viajes mucho (o poco o nada) durante el embarazo, que hayas decidido darle (o no darle) el pecho cuando nazca o simplemente hacerte (o no hacerte) la amniocentesis. Precisamente, yo me mordí la lengua cuando alguien que había abortado voluntariamente por motivos personales me recriminó que me hiciera esa prueba. Prepárate y procura que no te afecten las críticas. De hecho, vas a tener que oírlas muy a menudo cuando seas madre, así que mentalízate ya y, sobre todo, procura tener empatía y no juzgar luego tú a las demás.

Muchas veteranas te dirán que *tienes que* prepararte los pezones para la lactancia (pellizcándotelos, tirando de ellos o ¡restregándotelos con algo bien áspero!) y si decides no torturarte así, cuando más adelante te salgan grietas en los pezones al dar de mamar (lo que puede que te pase de todos modos), te dirán con altanería «ves, te lo dije...». Otras te comentarán que si tienes mala circulación es culpa tuya porque no te has puesto las medias de compresión que ellas utilizaron hasta el final (y quizá tengan razón). La que llevó faja durante el embarazo te dirá que no hagas caso a quien afirme que es mejor no ponérsela. Cada persona que te dé un consejo o que te anime a compararte con ella, te dirá o te hará entender que lo que hizo ella es lo que tienes que hacer tú. Procura no caer en esa trampa porque puedes acabar el embarazo sintiéndote triste y confundida. HAZ LO QUE TE PAREZCA Y ASUME LAS CONSECUENCIAS, y no entres en largas discusiones. Es la única manera de conservar un mínimo de criterio propio. No es fácil, porque todo el mundo opinará sobre tu barriga, tu cara, tu pelo y hasta de tus almorranas si le das la oportunidad. Recuerda también que si más adelante tienes más hijos, quizá tengas tentaciones de sentirte superior a la embarazada novata... ¡Proponte evitarlo!

Las pruebas médicas

Obviamente, la primera que te harás será la prueba de embarazo, ya sea la que te compras en la farmacia o bien la que te pida el ginecólogo. Y, a partir del primer control médico y hasta el final del embarazo, tendrás que someterte a varias pruebas de sangre y de orina. No son tan desagradables como las pintan algunas, a menos que tengas fobia a las agujas, como le pasa a mi amiga Silvia. El mayor inconveniente que tienen es que has de encontrarles un hueco en la agenda, sobre todo si trabajas. La cantidad y el tipo de pruebas varían un poco, en función de si vas por la sanidad pública o privada. En la privada, por ejemplo, los ultrasonidos (ecografía) se hacen cada mes e incluso puedes llevar tu propia cinta de vídeo para que te la graben, si tienen grabadora y si el ginecólogo está de buen humor. Por la Seguridad Social, los ultrasonidos que se realizan son los que se consideran estrictamente necesarios. Normalmente te citarán cada treinta días (cada quince días en el último mes y luego cada semana si tardas en ponerte de parto) y te tomarán la tensión, te pesarán, te harán la ecografía (en el seguro privado) y te darán el volante para la siguiente prueba médica. Para mí, la ecografía era lo más emocionante de la visita y lo que menos me gustaba era subirme a la báscula.

Es increíble ver cómo el ser que llevas dentro pasa de ser un punto palpitante a convertirse en un bebé en miniatura, que incluso se chupa el dedo. Siempre pedía que me grabaran la sesión y cuando volvía a casa me sentaba y rebobinaba la cinta una y otra vez, sin poder llegar a creerme que el bebé que veía en la pantalla era mi hija. Al principio de todo, las ecografías son vaginales, pero no duelen. Según te va creciendo la barriga, son abdominales, y en cada ecografía entenderás menos qué es lo que se supone que estás viendo en la pantalla.

Te tomarán la presión arterial en cada control, porque, aunque seas de tensión baja, durante algunos embarazos aumenta el riesgo de que suba por encima de los límites normales, lo cual puede indicar una afección que requiera cuidados médicos inmediatos. Afortunadamente, la toma de tensión no es nada desagradable.

El triple screening es una prueba de sangre que se hace a los tres meses o así para detectar la posibilidad de alguna anomalía, como malformaciones del tubo neural y el síndrome de Down. A partir de una cierta edad de la madre (sobre los treinta y cinco años), algunos médicos prefieren saltársela porque, como me contó mi ginecólogo, por mi edad el resultado habría dado «alto riesgo» y luego tendría que hacerme la amniocentesis de todos modos al final del cuarto mes. Conozco a más de una mujer a quien los resultados del triple screening le han salido «sospechosos» y, con un susto de muerte, ha tenido que someterse a más pruebas, que han demostrado que el niño estaba perfectamente sano. La amniocentesis también se aconseja a partir de los treinta y cinco (aunque la Seguridad Social la está retrasando hasta los treinta y ocho), porque es cuando se produce el mayor aumento del riesgo de síndrome de Down y otras alteraciones cromosómicas. Naturalmente, puedes negarte a hacértela, sobre todo si tienes claro que no abortarías en ningún caso.

Yo tenía pavor a la amniocentesis, porque te lo pintan bastante mal: una aguja larguísima que te atraviesa el abdomen y el riesgo de aborto (entre el 1 y el 2 por ciento) que conlleva. Para asustar a cualquiera. En realidad, no es para tanto. El pinchazo y la extracción duran unos pocos segundos. El dolor es subjetivo, y a mí me pareció perfectamente soportable tanto la primera como la segunda vez, igual que cualquier extracción de sangre. Supongo que también dependerá del personal médico que te toque, pero si son agradables y te tranquilizan y, además, te acompaña tu pareja, una buena amiga o tu madre, no lo pasarás tan mal. Algunos médicos prefieren que entres sola, por si tu acompañante se desmaya. Después deberás pasar un día en la cama y otro de reposo parcial. Lo malo es que los vives con temor a ese (pequeño) riesgo de aborto, y te recomiendo que hagas lo posible por distraerte y ser optimista. Habla con otras mujeres que hayan salido airosas del trance y no escuches a nadie que quiera contarte que «las estadísticas se cumplen». Aunque sea cierto, no tiene por qué tocarte a ti. Después de todo, ¿te ha tocado el gordo de la lotería alguna vez?

Lo peor de la amniocentesis es que tienes que esperar varias semanas para saber el resultado. Según se va acercando la fecha te vas poniendo más nerviosa, y no hablemos del momento en que el médico te dice el resultado. Pagando un dineral, te pueden adelantar una parte del mismo, aunque no todo el mundo puede o quiere asumir ese coste. Mi pareja y yo lloramos de alivio y alegría cuando nos dijeron que todo estaba bien y que era una niña. Lo de saber el sexo es opcional, pero nosotros optamos por ello y no me arrepiento. En cambio tengo amigas que pidieron no saberlo. Una piensa que cuando le han dicho que todo está bien en la amnio se le terminará la preocupación para el resto del embarazo, pero, después de días o semanas, van apareciendo nuevos temores a malformaciones que esa prueba no detecta. Para eso está el doppler, un ultrasonido de alta resolución, que no duele nada y sirve para ahuyentar los miedos de la futura madre.

La prueba de glucosa o test de O'Sullivan tampoco es tan terrible como me la habían contado, aunque depende de lo golosa que seas. Sirve para detectar la diabetes gestacional, y te la harán a los cinco meses o así. Se me ocurren torturas mucho peores que beberse un brebaje hiper dulce y esperar una hora a que te saquen sangre (después de haberte tomado una muestra nada más llegar en ayunas), pero hay mujeres que no lo llevan nada bien. A una amiga mía la solución de glucosa le produjo arcadas y otra tuvo una mala reacción, pero no es lo habitual. Como en cualquier caso no hay más remedio que hacerse la prueba, lo mejor es mentalizarse y llevarse un buen libro para amenizar la espera. En el caso de que el resultado esté por encima de ciertos valores, te repetirán la prueba en otras condiciones para determinar si tienes o no diabetes gestacional (es decir, si metabolizas bien la glucosa o no). Si es así, normalmente se controla mediante una dieta que tendrás que seguir de manera estricta.

Al final del embarazo te monitorizarán, es decir, comprobarán que el bebé está bien, controlando el latido de su corazón en situación normal y durante una contracción de tu útero. Recuerdo que me asusté al oír sus latidos, que parecían el galope de un caballo desbocado, y pensé que algo le pasaba al bebé. Pero lo normal es precisamente que su corazón lata de prisa, a ciento y pico pulsaciones por minuto.

También al final del embarazo te harán un cultivo vaginal, que no duele nada, igual que cualquier citología que te haces en los reconocimientos anuales a los que todas las mujeres deberíamos someternos, para estar seguros de que no tienes una infección que pueda afectar al bebé durante el parto.

No entro en mayores detalles, porque encontrarás amplia y detallada información sobre cada test en los libros escritos por médicos. Yo quería sólo contarte cómo vive la embarazada estas pruebas. Una recomendación de amiga: No te aventures a abrir el sobre de los resultados médicos antes de que los vea tu ginecólogo. Tenderás a interpretar cualquier valor que se salga de los límites normales como una posible complicación y lo pasarás innecesariamente mal hasta el próximo control médico. Hay valores, como el colesterol y los triglicéridos, que tienden a dispararse durante el embarazo y la lactancia, y que luego vuelven a la normalidad. El ginecólogo u obstetra ya lo sabe y lo tiene en cuenta al valorar los resultados, pero tú te asustarás sin motivo. Deja la medicina a los médicos y tú ocúpate de cuidarte lo mejor posible.

Los abortos espontáneos

Si lees las estadísticas, descubres que el 25 por ciento de embarazos termina en aborto involuntario y que a los cuarenta años esto aumenta hasta el 50 por ciento. La realidad es que de la mayoría de ellos no se enteran ni las propias interesadas, ya que se producen a las pocas horas o días de fecundado el óvulo, y se confunde, o lo confundimos, con una regla tardía, más abundante y molesta de lo habitual. Pero cuando ya has leído la prueba positiva de embarazo, si te ha costado quedarte embarazada, como me pasó a mí la primera vez, o si has tenido abortos anteriormente, el miedo a un aborto involuntario durante los tres primeros meses es casi inevitable y hay que hacer verdaderos esfuerzos por no pensar en ello. Cuando decidí escribir este libro, pregunté a amigas y conocidas, y supe que el aborto espontáneo es relativamente frecuente y que no es previsible. Puede ocurrirte siendo primeriza o en tu segundo o tercer embarazo. El único consuelo posible es que cuando se produce antes de las doce semanas suele deberse a una alteración cromosómica. Los que tienen lugar más tarde se deben a otros motivos, y normalmente no tienen nada que ver con algo que haya hecho la madre, aunque para ayudar a prevenirlos lo mejor es cuidarse durante todo el embarazo y no correr riesgos innecesarios. Hay mujeres que siguen manchando cada mes en la fecha que coincidiría con la menstruación, lo que no es signo de alarma. En cambio, si ves sangre roja y abundante, con o sin dolor abdominal, debes ir en seguida a urgencias. A mí, como a muchas otras mujeres, me pasó y, aunque a menudo no queda claro el motivo del sangrado, normalmente se soluciona con reposo.

A veces se produce el aborto y, en ese caso, hay que procurar abordarlo como cualquier otra pérdida en la vida. Aunque hay quien lo encaja bien, como Alicia: «La verdad es que no recuerdo el aborto como una experiencia terrible. Es más, hay veces que me parece que no me ha pasado a mí. Yo antes de ese embarazo nunca había pensado en esa posibilidad, pero, por aquella época, dos amigas muy cercanas habían pasado por ello y entonces ya se convirtió en algo que podía suceder. Creo que el entorno me hizo mucho bien. Volví a trabajar después de una semana o quince días y todo recuperó su normalidad. Mi experiencia fue muy tranquila y por eso creo que lo superé bien. Sabía que con un poco de tiempo podría volver a intentarlo y no pensaba en cosas terribles, como si lo podía haber evitado o algo así. Mi recomendación, si tengo algún derecho a recomendar, es pensar que es algo más normal de lo que creemos y que con el tiempo se olvida, que no hay que pararse en ello.»

Otra madre dice: «Gracias a Dios, lo he superado y más adelante me pude quedar embarazada del segundo, que ahora tiene ocho meses, pero entonces eché de menos una ayuda psicológica. Los médicos creen que cuando te mandan a casa ahí se acabó todo, pero en la mayoría de los casos no es así y el estado de fragilidad mental que tienes puede derivar en angustia, depresión, incluso en divorcio si nadie te da pistas sobre cómo reconducir la situación. Sin duda, ése fue el trago más amargo de mi vida. He vivido situaciones dolorosas antes y después, pero ninguna ha calado tan hondo en mí como el aborto. Perder un hijo, incluso sin haber llegado a conocerlo, es de lo más duro que te puede pasar. Afortunadamente, nuestro cerebro nubla los momentos amargos, envolviéndolos en el velo del recuerdo, y la experiencia se abre entonces camino para fortalecernos.»

Hay que pensar que, salvo casos excepcionales, los abortos espontáneos suelen ocurrir de manera aislada y no indican que vaya a pasarte de nuevo si te quedas embarazada después de un período prudencial de entre tres y seis meses. Por otro lado, lo mejor es hablar de ello y no callarte la sensación de tristeza, de bajón físico y moral. Tu pareja puede vivir ese trance de manera diferente y quizá tú necesites un apoyo moral que él no esté en disposición de ofrecerte, y debas hablar con un profesional, psicólogo o psiquiatra, que pueda orientarte en un momento tan confuso. Al igual que cuando muere un ser querido, probablemente pases por las siguientes fases: shock (al principio no te lo crees), luego dolor (lo que llamamos el duelo) y, finalmente, la aceptación. No intentes hacerte la dura: acepta y da salida a tus emociones. Si te apetece estar sola unos días, hazlo. Vuelve al trabajo o reanuda tu vida social sólo cuando te encuentres lo suficientemente fuerte para aceptar las preguntas o palabras de ánimo que te darán familiares, compañeros de trabajo y amigos, si sabían que estabas embarazada. Cuídate mucho y procura pensar de forma positiva. Habla con otras mujeres que hayan pasado por lo mismo y pregúntales cómo lo superaron. La mayoría, pasado un tiempo, es capaz de hablar de ello con serenidad y además animarte a que vuelvas a intentar quedarte embarazada. La vida es así, tiene momentos felices y momentos duros, y lo mejor es aprender de los malos y disfrutar de los buenos, sin pensar que por eso se van a truncar. Procura vivir tu embarazo (y tu vida) con positividad, alegría e incluso humor. Y recuerda el dicho: «Mujer legrada, mujer preñada.» Un ginecólogo dice que la mayoría de mujeres que han padecido un aborto y se han sometido a un legrado se quedan embarazadas poco después. Además, que hayas logrado quedarte embarazada la primera vez es positivo, quiere decir que eres fértil.

La depre preparto

¿Te sientes triste y confusa a ratos? ¿Lloras con facilidad? ¿Temes el futuro con el bebé? ¿En algún momento has deseado no estar embarazada? ¿Se te ha cruzado por la mente someterte a un aborto? ¿Te sientes culpable por no estar ilusionada? ¿Te ves sola y aislada? ¿Temes admitir lo que te pasa? Tranquila, ¡no eres la primera ni la última! El embarazo *debe* ser una etapa de euforia, de bienestar emocional y de ilusión por el gozo que nos deparará nuestra nueva vida con el bebé. Al menos eso creemos. Pero si te paras a pensar en los cambios hormonales, físicos, emocionales y de logística que implica, lo raro es que una no tenga al menos ciertas reservas sobre lo que se le viene encima. Incluso si se trata de un segundo embarazo, y por deseado que sea, las fantasías de los futuros momentos felices a menudo dan paso a pensamientos sobre la falta de sueño, los celos del mayor, el cansancio infinito que se avecina, la duda de si una podrá con todo y si alguna vez volverá a tener cinco minutos para sí misma. Nos ocurre a casi todas, en mayor o menor medida, lo confesemos o no. Lo más saludable sería hablar de ello con alguien de mucha confianza y que no vaya a cuestionar tu salud mental ni te vaya a reprochar tus miedos y tu tristeza. Díselo a una amiga, a tu pareja o a tu obstetra, busca apoyo psicológico y seguramente te sentirás sorprendentemente aliviada. Procura aceptar tus emociones y razonarlas. ¿De qué tienes miedo exactamente? Piensa que muchas otras mujeres han pasado, pasan y pasarán por lo mismo que tú, incluidas las dudas y los temores que tienes, pero que todas aseguran (aseguramos) con pasión que en cuanto tengas a tu bebé en brazos cualquier mal momento habrá merecido y merecerá la pena, a cambio de tener un hijo (o dos o tres). Naturalmente que los hijos traen también quebraderos de cabeza y problemas: se ponen malitos, casi nunca te obedecen, estudian la carrera que menos te gusta (¡si es que estudian alguna!) y luego se casan con alguien que detestas (si es que se casan). Pero, cuando estás embarazada y decides asumir las consecuencias, lo mejor es que procures ver el lado positivo de la maternidad. En lugar de pasarte el embarazo angustiada pensando cómo vas a manejar tus horarios y llorando porque nunca más volverás a ser la de antes, procura ser práctica y buscar soluciones a todos los impedimentos que ahora te nublan la razón. Recuerda que las incomodidades del embarazo son transitorias y que las personas somos más adaptables de lo que creemos. Al principio, ser madre te parecerá una tarea agotadora, pero, en cuanto le cojas el truco, lo harás todo sin pensar: es igual que conducir. Cuando empiezas, te parece imposible hacerlo sin tener que estar pendiente de pisar el freno, el embrague y cambiar de marcha, mientras miras en todas las direcciones a la vez. Pero, con la práctica, te subes al coche, arrancas y, sin saber bien cómo, de pronto estás en tu destino. Tranquila, tu vida cambiará, pero para bien. Tendrás menos tiempo para ti, pero el que tengas lo disfrutarás más. Entre tanto, cuídate mucho, duerme lo que puedas y da voz a tus sentimientos con una persona de tu confianza a la primera oportunidad.

Hablan las madres

Raquel, treinta y nueve años, una hija de dos años

Por lo que se refiere al reposo en el embarazo... en mi caso fueron cuatro meses en total: uno por un cerclaje y la amniocentesis y tres por amenaza de parto prematuro. Para el primero estaba mentalmente muy preparada y me lo tomé como unas vacaciones, aunque con cierto miedo por si le pasaba algo al bebé: me dediqué a leer y escribir y a ver la televisión a ratos. Justo cuando empezaba a agobiarme, cuando ver la televisión me daba dolor de cabeza y me aburría tener que estar inmóvil, se acabó el reposo y me reincorporé al trabajo con muchísimas ganas. Pero cuando me puse de parto a las veintiséis semanas y me dijeron que tenía que hacer reposo absoluto, se me cayó el mundo encima: dejaba a medio hacer muchas cosas en el instituto (soy profesora), tuve la sensación de haber sido una insensata por subir un montón de escaleras en vez de coger el ascensor, por correr en los pasillos, por haberme ido de marcha y bailar hasta las tantas (aunque yo me encontraba tan bien...), por haber cogido el coche y hecho demasiados kilómetros diarios para ir a trabajar...

De repente, las prioridades cambiaron. No quiero decir que antes lo más importante no fuera mi hija, pero me di cuenta de que había querido demostrar que estaba físicamente muy potente y me negaba a mostrar debilidad en ningún momento. Es cierto que el cerclaje pudo influir mucho, puesto que la piel del útero estaba muy tirante y además en las exploraciones resultó que tengo el útero irritable, pero me sentí culpable (aunque no se lo comentaba a nadie) y todo mi ser se concentró en salvar la vida que llevaba dentro.

Intenté darle la vuelta a la situación. Ante mí se desplegaba un tiempo en el que podía dedicarme por entero a preparar la llegada de mi hija y, de paso, podía aprovechar para leer y mimarme. No conta-

ba con que iba a sufrir dolores fuertes (tuve más avisos de parto y, a medida que se acercaba el final, me dolía la tripa casi todo el tiempo si no estaba acostada, con lo que se iba eliminando también la posibilidad de estar sentada). No contaba con el miedo. No contaba con que iba a estar casi siempre sola y, cuando estaba acompañada, era por personas que me decían que qué suerte estar de vacaciones en casa y, cuando estaba mi pareja, a menudo discutíamos porque yo me estaba deprimiendo y él me decía que no entendía que me quejara por estar descansando en la cama... No fue fácil.

Decidí que por el bien de la niña, y por el mío, tenía que pasar aquello como fuera y me tracé una serie de actividades que pudiera hacer desde la cama: leer, escribir, hacer rotaciones de tobillos, dormir, ver la tele (eso cada vez me gustaba menos), hablar por teléfono con los amigos y, cada vez más, hablar con la niña, acariciarme el vientre, cantarle canciones. También me dediqué a buscar guardería. Otra de las cosas que hacía era CUIDARME, así, con mayúsculas: me tomaba mi tiempo para ducharme (era uno de los poquísimos momentos en los que me autorizaban a estar de pie) y ponerme cremas por todo el cuerpo. Cuando se me agotaban los recursos (uno de los posibles es hacer punto o coser, pero ni sé ni me gusta), simplemente pensaba o intentaba no pensar en nada: miraba por la ventana, veía el cielo azul y me decía a mí misma que todo ese tormento se iba a acabar y, además, iba a acabar bien. Así aprendí a cultivar la virtud de la paciencia. Al final, una persona como yo, que hasta ese momento había sido inquieta, movida y esencialmente dispersa, aprendió a esperar y a concentrarse en lo que realmente importa.

¿Qué le diría a otra mujer que pase por lo mismo? Creo que cada caso es diferente, pero lo esencial es que la naturaleza nos dota a las mujeres de un instinto de conservación y de lucha por la criatura que llevamos dentro que nos hace capaces de soportar TODO. Así que, simplemente, a quien se encuentre en la situación de tener que guardar

reposo le aconsejaría dos cosas: que piense que todo se va a acabar, y que tiene que poner de su parte para que acabe bien, y que cultive la paciencia. El premio, ver la cara de su hijo, abrazarlo, vivirlo en suma, es tan grande que basta para dar ánimos a cualquiera.

5. La recta final

Las clases de preparación al parto

Personalmente, te recomiendo que te apuntes a un curso de preparación al parto. La información sobre el desarrollo del embarazo y lo que cabe esperar el día del parto te ayudará a no sentirte perdida cuando venga el niño. Todos son diferentes, pero suelen implicarse un obstetra, un pediatra y una matrona (también hay hombres en esta profesión), y cada uno te contará lo relativo a su campo. Incluyen ejercicios de respiración, relajación y tonificación. Estos últimos suelen ser poca cosa para quien esté acostumbrada a hacer deporte, pero mejor es eso que nada...

Aprovecha el curso para hacer preguntas y procura ser respetuosa y no cuchichear con otras asistentes, desconcentrando a quien imparte la clase y poniendo de mal humor a las demás. Pide a tu pareja que te acompañe porque así no pierdes tiempo repitiéndole todo, si es que tienes tiempo y ganas de hacerlo (o si él tiene tiempo y ganas de escucharte). Además es más probable que haga caso a un profesional que a ti, por muy moderno y solidario que sea.

A mí, como primeriza, me resultó especialmente útil la sesión sobre cómo cuidar del recién nacido. La matrona hacía que todo pareciera muy fácil, aunque cuando terminó la clase y me puse de pie, empecé a sentir una gran ansiedad. ¡No iba a ser capaz de cambiar los pañales de mi hija, ni bañarla y mucho menos vestirla sin romperle un hueso! ¡Y menos aún hacerlo todos los días! Sólo de pensar en el tiempo que tardaría en realizar toda la operación, desde el llenado de la bañera hasta el momento de abrochar el último corchete del pijama, me entró tal flojera que tuve que sentarme de nuevo.

Una de mis mejores amigas, madre de dos niños, me aseguró que sería una madre excelente y que bañaría a mi hija sin ahogarla por error y, sobre todo, ¡sin ahogarme yo de puro miedo! Relájate si te asalta este tipo de temores, porque la realidad es que la maternidad y la paternidad desde fuera se ve como algo penoso y difícil, pero, cuando se convierte en tu día a día, ni te lo planteas. Simplemente ¡LO HACES! Recuerdo perfectamente el primer baño de mi hija. Lo hice sin ayuda de nadie y, a partir de entonces, se convirtió en el esperado ritual que ponía punto y final al día para dar paso a la cena y a la hora de dormir.

La sesión con el pediatra me aclaró muchas cosas, por mucho que hubiera leído sobre cómo cuidar a un bebé. Nos habló del calendario de vacunaciones, de las primeras pruebas (la «prueba del talón» que le harían a los pocos días de vida), de las visitas rutinarias, de cuándo podría viajar el niño (en cuanto la madre se encuentre bien), cuándo sacarlo a la calle (en cuanto vuelvas a casa si te sientes con fuerzas para salir) y sus opiniones sobre el chupete y los horarios de lactancia. Naturalmente, luego seguí mi propio criterio, pero fue una buena orientación. También el tema de las revisiones médicas, vacunas y posibles enfermedades del niño me pareció algo difícil de sobrellevar al principio, pero luego, en la práctica, no es para tanto, lo haces y punto. Además, la salud de tu hijo se convierte en lo más importante de tu vida.

Con respecto a lo que nos contaban sobre el día del parto, el mejor consejo que nos dieron, o el que más me sirvió a mí, fue que hay que entrar al paritorio con aplomo. Hay que confiar en el equipo médico que te va a asistir y pensar que tienes que relajarte para colaborar y ayudar a tu hijo a nacer. El consejo que menos me sirvió fueron los ejercicios de respiración: por mucho que los ensayé, en la práctica (y conozco a otras mujeres a las que les pasó lo mismo), no me acordaba de cuándo debía utilizar qué tipo de respiración. La jadeante me mareaba y terminé por respirar larga y profundamente cada vez que necesitaba distraerme del dolor o el malestar. Pero también conozco a muchas que me dicen que la respiración «del perrito» es la que les ayudó a pasar las peores contracciones. A la hora de la verdad, nadie te va a examinar de los ejercicios de respiración y, siempre y cuando colabores con la matrona, que te dirá cuándo hacer los pujos, lo demás no importa.

Personalmente no disfruto viendo vídeos de partos (prohibí que mi pareja rodara o fotografiara el mío), pero si a ti te gusta, estupendo, porque en la mayoría de cursos te enseñan alguno. Lo bueno es que te muestran el paritorio y así te haces una idea de dónde estarás, lo cual reconforta. Yo estuve en el mismo paritorio donde luego di a luz, cuando tuve que ir a urgencias porque sangré a los cuatro meses de embarazo. Pude mirar a mi alrededor sin el malestar y la confusión que se tiene en pleno parto, y preguntarle a la enfermera y al ginecólogo para qué servía cada cosa. No era una sala acogedora, pero, al menos, el día del parto me resultó familiar y eso me ayudó a sentirme más tranquila. También pedí que me enseñaran la sala de dilatación y la de monitorización. Pregunta si puedes visitar la sala de partos antes de salir de cuentas, porque te servirá para paliar el miedo a lo desconocido.

Los ejercicios de relajación vienen estupendamente, no sólo en la clase, sino para hacerlos en casa, antes de dormir, y si nunca te has animado a hacer un paréntesis en tu estresada vida laboral, ahora es el momento de hacerlo. Cuando nazca el niño, será más difícil todavía.

Finalmente, las clases de preparación al parto son un buen sitio para conocer a otras embarazadas. Yo no hice amistades duraderas, pero tengo amigas que años más tarde mantienen el contacto con sus compañeras de clase. Si trabajas en casa, como yo, o bien no trabajas, las clases te servirán para no aislarte y tener que salir a la calle incluso los días que no te apetezca.

¡Ya no puedo más!

Llega un momento en el embarazo en el que te apetece tumbarte boca abajo, pero no puedes. Tienes que dormir sentada o incorporada porque te ahogas por la noche. (Ya sabrás que es mejor dormir del lado izquierdo y no boca arriba a partir del cuarto mes, porque el peso del útero presiona sobre la vena cava y la aorta y tú te puedes marear, y también el bebé recibe menos oxígeno.) Te preguntas si no será mejor estrenar tú el paquete de pañales que compraste para el recién nacido, porque se te escapa el pis cada cinco minutos. Cuando te pones a cuatro patas para hacer el amor (ya te quedan pocas posturas cómodas que poner en práctica), te miras la barriga, te entra la risa y tu pareja se enfada, convencido de que te ríes de él. No puedes depilarte sola las ingles porque no te las ves y además no llegas. Lo mismo ocurre con depilarte las piernas, hacerte la pedicura o simplemente pintarte las uñas de los pies. Es mejor que evites bañarte si estás sola en casa, no sea que luego no puedas salir sin ayuda... Las contracciones de Braxton Hicks, es decir, las que dicen que no duelen (pero que son bien molestas cuando tienes la tripa tan tensa como la piel de un tambor, cerca del noveno mes), te hacen pararte para recuperar la respiración cuando caminas por la calle. Además, andas con las piernas un poco abiertas, porque es la única manera de no caerte de bruces. Se te ocurren inventos curiosos, como una rueda con un apoyo para la barriga, que haría más gratos tus paseos, pero que hasta ahora nadie ha comercializado. Empiezas a darte cuenta de que a tu paso muchas personas te miran antes la panza que la cara. También adviertes que a algunos hombres (en este caso, léase retrógrados) tu bombo les recuerda que te «abriste de piernas» con otro, y eso les animará a fantasear en voz alta. Procura no hacerles ni caso. Se aprovechan de tu vulnerabilidad, de que no puedes atacarlos físicamente ni salir corriendo. A los siete meses de embarazo, durante una de mis caminatas, oí jadeos detrás de un árbol en un parque. Era un tipo masturbándose mientras me miraba. Apreté el paso, pero poco más me atreví a hacer en mi poco ágil condición. Me sentí vejada, pero sobre todo incrédula... En otra ocasión, a un par de semanas del parto, otro tarado me siguió durante un par de manzanas, lanzándome improperios relativos a mi barriga. No te contaré las fantasías que se me ocurrieron en cada una de esas ocasiones, porque lo mismo me acusan de hacer apología de la violencia, pero seguro que te haces una idea.

Vigila más tu seguridad durante estos meses, ya que no estás en condiciones de defenderte y, además, en el caso de llevarte un susto, puede peligrar tu embarazo. ¿A que esto no lo habías leído en otros libros sobre el embarazo? Pues ¡son cosas que pasan!

En cuanto a aliviar las incomodidades de los últimos meses, y sobre todo del noveno, procura dormir siempre con una almohada grande entre las piernas o debajo de la barriga. Se convertirá en tu mejor compañero, incluso puede despertar los celos de tu pareja. Pero no sucumbas a la tentación de comprar una almohada anatómica, especial «para el embarazo», porque son carísimas, ocupan sitio y luego no sirven para nada.

Si no alcanzas a pintarte las uñas de los pies, ve a que te hagan la pedicura. Si es verano, ya que se te van a poner los pies como morcillas reventonas, ¡al menos que tengan una nota de color que te anime!

Ya te habrán dicho muchas veces y habrás leído otras tantas que debes poner los pies en alto siempre que puedas. ¡Hazlo! Usa las cremas para las piernas cansadas que te recomiende tu médico (que no contengan mentol, entre otras cosas), y pide a tu pareja que te dé masajes en los pies. Si no hay más remedio, prométele favores sexuales a cambio, ¡merece la pena! Cada noche, sigue aplicándote cremas en la barriga, en el pecho y en cada parte del cuerpo que puedas alcanzar sin causarte lumbago. Aunque te resulte pesado, más adelante lo agradecerás. No hace falta que te gastes un dineral, cualquier crema sirve. De todos modos, las mujeres deberíamos hidratarnos la piel todos los días, embarazadas o no.

Muchas mujeres aprovechan el último mes para fantasear sobre todo lo que van a hacer durante el permiso de maternidad, además de cuidar del bebé y recuperarse. ¡No lo hagas! Luego te sentirás frustrada, porque realmente sólo tendrás tiempo y ganas de cuidar al bebé e *intentar* recuperarte... Olvídate de organizar los álbumes de fotos, de apuntarte a un curso de pintura y de leer cuatro novelas una vez haya nacido el niño. Aprovecha este último mes para descansar y hacer todo lo que luego no podrás, al menos durante un tiempo.

Lo que se hace más pesado cuando te aproximas a la fecha en que sales de cuentas es que la mayoría de tus amigas, incluso las que no te llaman nunca, te dan un toque cada pocos días para ver si ha nacido ya el bebé. La frutera, el portero, el cartero y todos los demás «eros» se sorprenderán cada día de que todavía no hayas parido o del tamaño de tu barriga, «¿seguro que no llevas trillizos?», y te darán recomendaciones de todo tipo para provocar el parto, desde hacerte el Camino de Santiago andando hasta frotarte la barriga con romero. Oirás todos los días frases del tipo: «Ya estarás deseando soltarlo, ¿verdad?», «pues por la cara que tienes, yo te digo que nace esta noche», «pero ¿no habías salido ya de cuentas?». Eso no hace sino aumentar tu impaciencia, sin embargo, piensa en las veces que tú misma has hecho esos comentarios sin mala intención... ¡y procura evitar hacerlos en el futuro!

El diario del bebé

Muchas madres nos proponemos escribir un diario para el niño. Es una idea muy romántica, pero la realidad es que una vez ha nacido el bebé se hace impracticable e induce a sentirse culpable por no ser capaz de rellenarlo. Te pasará lo mismo con el inevitable regalo (a menudo repetido) del «libro para el bebé», en el que supuestamente has de anotar desde cómo te sentiste cuando nació, lo que midió y pesó, pasando por su primer gorjeo y eructo, hasta su primera palabra o paso, además clasificar las imágenes, pies de foto incluidas, y los momentos que se te van acumulando en los primeros meses de su vida. Yo, que soy escritora (y con ello no me refiero a que escriba porque me paguen por ello, sino porque me apasiona), durante el embarazo también me propuse llevar un diario de mi hija. A pesar de ser una persona consecuente con sus proyectos, para mi sorpresa y desilusión, en este caso fallé. Escribí algo durante el embarazo y un poco después del parto, cuando la niña se pasaba la mitad del día durmiendo, pero no tardé en darme cuenta de que estaba tan ocupada VIVIENDO todo ese apasionante proceso de la maternidad que no me quedaba tiempo ni energía para sentarme luego a reflexionar sobre ello en el diario y que era impracticable escribir mientras daba la teta cada dos horas. Finalmente, me pareció contradictorio robarle minutos u horas a mi hija en el presente porque estuviera ocupada comunicándome con ella en el futuro. Y no me refiero a horas de atención, sino también a mis propias horas de sueño, que luego me ayudaban a cuidarla mejor. Todos los días pienso en lo que estoy dejando de anotar en el diario, incluso mientras tecleo esta frase, pero entiendo que mis prioridades son otras y que me habría ahorrado mucha culpabilidad de no haberme propuesto tan ambiciosa tarea. Incluso la madre que se dedica por entero a la familia y que no trabaja fuera del hogar necesita ocupar su tiempo libre en actividades propias y no en escribir sobre cómo le asomó el primer diente a su hijo, sobre todo cuando se ha pasado la noche despierta por el llanto resultante. Cuando los abuelos de la niña me recriminan que no haya grabado las primeras palabras de mi hija... me apetece preguntarles «¿DÓNDE ESTÁN GRABADAS LAS PRI-

MERAS PALABRAS DE LOS SUYOS?» (entonces ya había grabadoras).

Recuerda también que si luego tienes otro hijo, entonces tendrás todavía menos tiempo para escribir y si has escrito para el primero y no para el segundo, a éste lo consumirán los celos cuando sea adulto. En fin, es tan complejo el tema ¡que mejor olvidarlo! Ya le contarás cuando sea mayor y te pregunte las travesuras que hacía de bebé. Ésas, te lo garantizo, no se te olvidarán nunca y será lo que más le divierta saber.

Si consigues escribir y terminar el diario, ¡felicidades!, pero si no es así (lo más probable), al menos consuélate pensando que no eres la única. Una mamá reciente confiesa: «Lo del diario del bebé es algo que nunca había comentado, sobre todo porque intentaba no darle más importancia al tema, pero siempre tenía la sensación de que era algo que *debía* hacer. Sin embargo, lo encontré poco viable y finalmente opté por abandonar. En ocasiones pienso que qué pena no haberlo hecho, pero sobre todo por mí, no por la niña. Tengo miedo de que se me olvide cómo fue, qué pasó, qué hicimos, qué hizo ella, etcétera. Cuando la niña lloraba de recién nacida, yo preguntaba a sus abuelas qué hicimos nosotros de bebés y nadie se acordaba (lo mismo ocurría con la comida o con cualquier otro aspecto de nuestro crecimiento). Sin embargo, me convencí de que no podía hacer más y que lo mejor era centrarme en cuidar de la niña. Además, afortunadamente, tengo un marido que, aparte de ser un cielo, tiene un cerebro que usa para los dos, y eso me tranquilizó.»

Hazme caso, no te culpabilices y vive cada momento intensamente. Eso sí, ve guardando fotos y recuerdos, aunque sea en una caja de zapatos, porque más adelante, cuando su curiosidad natural le haga preguntarte por su primera infancia, pasaréis ratos estupendos y nostálgicos rememorando juntos los detalles.

La maleta para el hospital

Como buena embarazada, habrás comprado un libro médico que te diga paso a paso cómo avanza tu embarazo y en el que habrá una lista de qué meter en la maleta para el hospital. Haz caso, porque seguramente todos te dirán más o menos lo mismo. Sin embargo, me gustaría añadir algunas advertencias y recomendaciones prácticas:

— Que para parir uses una camiseta vieja o algo que no te importe que se manche o estropee. Además, en cuanto puedas ducharte, estarás tan sudada y ensangrentada que querrás cambiarte. No te compres un camisón mono para la ocasión. En la Seguridad Social te darán una batita de hospital.

— Que te pongas calcetines para entrar en el paritorio. Entre que tienes los pies en alto y que probablemente pidas la epidural, ¡se te quedarán HELADOS! Muchas mujeres tiritan de frío con la anestesia.

— Lleva zapatillas ya usadas, de usar y tirar o lavables; se te mancharán de sangre en cuanto te levantes de la cama. (Creo que pocas primerizas están preparadas para los primeros loquios, que son similares a un desangrado.) Lo de las zapatillas de tacón o plumas de marabú es absurdo. No estarás en tu luna de miel, sino en el hospital y ¡recién parida!

— Lleva dos o tres camisones, pijamas o camisetas. Pero no hace falta que sean conjuntos de batita y camisón, transparentes y con puntillas. Recuerda que se mancharán, ya sea de calostro, de babas, de caca del niño (¡e incluso de la tuya!), de sangre o de la comida del hospital. Lo importante es que estés cómoda y que sean fáciles de abrir o levantar para dar el pecho, si eliges esa opción. Pero si te apetece estrenar algo, ¡claro que debes comprar al menos un conjunto nuevo para el hospital!

— No te olvides del maquillaje y todas tus cosas de aseo. El primer día seguramente no tengas ganas ni fuerzas más que para ducharte por encima, con ayuda de otra persona, pero cuando veo las fotos del hospital, me alegro de haberme arreglado. Además, verme así me ayudó a sentirme mejor anímicamente.

— Deja tu perfume favorito en casa. Es sobrecogedor para el olfato virgen del bebé. Durante un tiempo es mejor que utilices la colonia del bebé para ti (a él no le hace falta que lo perfumes).

— No olvides la cámara de fotos con el carrete ya puesto y una cámara de usar y tirar por si acaso. Si te apetece rodarlo, cosa que yo no quise hacer, lleva la cámara de vídeo con la batería cargada. Lo mejor y más práctico sería una cámara de fotos digital, para que puedas enviar por correo electrónico las primeras imágenes a los amigos y familiares que viven lejos.

— MUY IMPORTANTE: Ropa para cuando vuelvas a casa con el niño ya en brazos. No incluyas el vestido más ceñido que tengas, ni los tejanos preembarazo. Lo mejor es mentalizarse de que durante unos días, incluso semanas, tendrás el abdomen distendido y que sólo te cabrá la ropa premamá o la que usaste entre el primer y segundo trimestre. Eso sí, elige algo que te favorezca y con lo que te sientas MUY cómoda.

— Una faja tubular. Si el médico luego te dice que no te la pongas, tú eliges, pero ayuda a eliminar líquidos y a sujetar la barriga cuando has de levantarte de la cama y adviertes que no tienes fuerza en los abdominales. También facilita que puedas abrocharte los pantalones.

— Una lista de teléfonos, en orden de importancia, de las personas a las que queráis avisar del nacimiento. Seguramente será el papá el encargado de hacer esas llamadas, o la abuela, en el caso de que no tengas pareja. Lista en mano, cuando se canse, al menos habrá llamado a las personas más importantes para vosotros.

— El móvil, y el cargador. Pero mentalízate de tenerlo apagado de cuando en cuando para descansar un rato de la lluvia de llamadas que tendrás que bandear.

— Un libro y revistas, por si el período de dilatación es muy largo. Después del parto no tendrás cabeza para leer nada.

— Un bolígrafo y papel. Siempre puede hacer falta apuntar algo (pero esto es aplicable a cualquier situación de la vida).

— Deja dentro de la maleta la lista de cosas que tendrás que meter en el último momento, maquillaje, ropa para volver a casa, etcétera, para que no se te olviden.

— Hay a quien le gusta llevarse su propia almohada o cualquier otra cosa que le resulte familiar y acogedora.

— En un libro he leído que es bueno llevarse un espejito para mirarte tus partes y ver «cómo han quedado». Eso será si te atreves a hacerlo... Yo no fui capaz ni de tocarme la zona directamente hasta pasadas varias semanas ¡y menos aún mirarme en un espejo!

— Si te sientes generosa, recuerda también incluir cosas para tu pareja como una muda de ropa, su móvil y el cargador, su neceser y cualquier otra cosa que necesite. También mete en la bolsa la lista de artículos que empacar en el último momento: maquinilla de afeitar, espuma...

Piensa que él sí podrá volver a casa si se le olvida alguna cosa, pero tú no. Así que vigila que no se te pase nada que sea importante para ti porque un papá nuevo no tendrá cabeza para buscar las cosas de casa que le pidas después del parto.

— En la bolsa para el bebé sobre todo son importantes los pañales, la cremita y los pijamas, bodys o peleles y un par de mantitas o arrullos. También un gorrito para salir a la calle (aunque a menudo en el hospital ya se lo ponen). Dependiendo de la época del año, ropa más o menos cálida para salir a la calle. En nuestro país parece muy importante el trajecito con el que volverá a casa, igual que lo es el del bautizo, aunque considero que lo importante es que el bebé esté cómodo. Lleva siempre más ropita de la que creas que necesitarás. Los primeros días los bebés no se ensucian de chocolate y tierra, como cuando son más mayores, pero sí que se hacen caca muchas veces y, como tú no eres experta en poner pañales, se le saldrá por los lados y terminarás con todas las muditas en seguida.

— El chupete es opcional, y además en muchos hospitales el pediatra lo desaconseja totalmente si vas a dar el pecho, para no confundir al bebé.

— Por lo demás, lleva lo que te aconsejen tus amigas y tu libro de cabecera sobre el embarazo. Para el segundo niño, si lo tienes, ¡harás tú misma la lista!

Recuerda también que, dependiendo de la ciudad donde vivas, cambiará el protocolo del hospital. En Barcelona, por ejemplo, en algunos centros ya cubren los pies de la mamá con plásticos y la tapan con una sábana o mantita para evitar las tiritonas. También es cada vez más habitual que te ofrezcan una bata o camisón de hospital nada más llegar allí. Y, por último, me cuentan algunas mamás recientes que, en algunas comunidades, las comadronas son quienes te facilitan la lista de canastilla del hospital donde vas a ir a parir. Infórmate de todo esto antes de llenar tu maleta de cosas que luego puede que no te vayan a servir de nada.

El temor al parto

Aunque hayas logrado no elucubrar sobre el parto durante el embarazo, cuando te des cuenta de que es inminente lo más probable es que a ratos te sientas acorralada: ¡ya no hay vuelta atrás! «Por algún lado tendrá que salir...» es una frase frecuente entre las primerizas, que se preguntan en secreto: «¿CÓMO VA A SALIR UN NIÑO TAN GRANDE POR UN ORIFICIO TAN PEQUEÑO?». El dolor del parto también da miedo, por desconocido. «¿Cuánto me dolerá?» y «¿seré capaz de soportarlo?» son preguntas que se unen a «¿reconoceré que me he puesto de parto?» y el temor a no llegar a tiempo al hospital. La realidad es que los partos en taxis, supermercados y en plena calle, aunque se producen a veces, *¡no son lo habitual!* Precisamente por eso son noticia.

Las clases de preparación al parto, lo que hayas leído por tu cuenta y los relatos de los partos de tus amigas y conocidas te demuestran que, por muy terribles que sean algunos, todos los niños terminan por venir al mundo y que, aunque las complicaciones pueden ocurrir, no son la norma. Piensa también que, por mucho que te preocupes por el parto, nadie, ni siquiera tu propio médico, puede asegurarte cómo será el tuyo. Si tienes un umbral de dolor alto, quizá no te parezcan para tanto los dolores de las contracciones del parto. Y, al contrario, es posible que te sorprenda su intensidad y que supliques que te pongan la epidural antes de tiempo. En todo caso, recuerda que entre contracciones habrá períodos de descanso en los que no sientas dolor y que si te ponen anestesia, las más dolorosas las verás (cuando se te ponga duro el abdomen) pero no las notarás. Y, aunque lo llegaras a pasar realmente mal en el parto, mentalízate de que tendrá un principio y un final, y que ese final conlleva el mayor premio: ¡POR FIN TENDRÁS A TU BEBÉ EN LOS BRAZOS!

El temor a no saber si estás de parto también es infundado. Lo más seguro es que te des perfecta cuenta, aunque tal vez no de la manera que tú esperabas. Hay quien primero rompe aguas, como me pasó a mí, en cuyo caso es fácil determinarlo, y hay a quien las contracciones regulares la avisan de la llegada del niño. A otras les tienen que inducir el parto y hay a quienes, por motivos de salud de la madre o del bebé, les programan una cesárea. Prepárate para cualquiera de esas posibilidades. Tampoco temas haberte equivocado y acudir demasiado pronto. Si te mandan a casa, te vuelves y esperas otro poco. No serás ni la primera ni la última en hacerlo, y nadie va a reírse de ti.

Te recomiendo encarecidamente que estés abierta a cualquier posibilidad y que procures evitar las ideas preconcebidas, para no sentirte fracasada o desilusionada si ocurre de manera distinta a como lo habías imaginado. Por ejemplo, si decides parir sin anestesia y terminas por pedirla a gritos (aunque si estás muy dilatada puede ser demasiado tarde, porque tarda en hacer efecto), piensa que ¡no pasa nada por eso! Tampoco sería un fracaso que tuvieran que hacerte una cesárea de urgencia en vez de parir por vía vaginal. Simplemente sería diferente. No eres más mujer ni mejor madre si pares a las dos horas de ingresar en el hospital, ni «peor» o más floja si tardas veinticuatro horas en hacer lo mismo. Nadie va a ponerte una medalla si lo haces de una manera ni te van a castigar o criticar (¡salvo tú misma, y no tienes por qué!) si lo haces de otra.

Los temores en relación con el parto no siempre son graves: por ejemplo, yo temía hacerme de vientre durante los pujos, pero no fue así. Y eso que se me olvidó ponerme el enema antes de salir de casa, y en el hospital tampoco dio tiempo. Cuando le conté mi temor a la matrona, me respondió, divertida: «Si te haces caca, lo anunciaremos por megafonía.» En cambio, conozco a muchas mamás que evacuaron en el paritorio. Si te ocurriera, piensa que los médicos y enfermeras están preparados para eso y más, y que ¡quizá incluso tu propia matrona defecara durante el parto! Si nada de esto te consuela, recuerda que cuando seas madre te pasarás el día limpiándole el culete a tu hijo, ¡así que intenta disfrutar de que, por una vez, te lo limpien a ti!

¡Que viene el niño!

El momento que tanto has esperado y temido ha llegado por fin. Prepárate para que tu pareja, o la persona que te acompañe en ese momento, esté más nerviosa que tú. *A la parturienta le suele invadir una inexplicable calma*... Cuando rompí aguas a las seis de la mañana, al tumbarme en la cama después de haberme levantado a orinar (o eso creí yo), sacudí al inminente papá y le anuncié «¡Que viene el bebé!», y me dispuse a vestirme para ir al hospital. Algunas mujeres tienen la sangre fría de ducharse y lavarse el pelo, pero yo no llegué a tanto. En cambio, pensé en desprenderme de pendientes, anillos, pulseras y colgantes, por si me los hacían quitar luego en el hospital y se me perdían (te sorprenderá comprobar las cosas que se te ocurren en ese momento). Mi marido, que normalmente es la mitad razonable y práctica de la pareja, saltó de la cama y empezó a dar brincos por la habitación, sin una dirección ni un propósito concreto, y me di cuenta de que ¡yo debía tomar las riendas de la situación! Mientras me colocaba dos o tres compresas bien gruesas dentro de las enormes bragas que tenía preparadas para la ocasión, le daba instrucciones. No recuerdo gran cosa del trayecto en coche, salvo que normalmente critico su forma de conducir, y sin embargo ese día no le recriminé ni un solo frenazo (o bien no lo hubo). Por error cogió la ruta más larga, pero afortunadamente no parí por el camino. Estábamos muy ilusionados y yo tiritaba de los nervios porque por fin iba a nacer la niña, y él temblaba de anticipación mientras se preocupaba porque dejaba cosas sin hacer en la oficina (te sorprenderá comprobar las cosas que se le ocurren a él en ese momento).

Muchas mujeres (no sé decirte el número, pero son muchas) afirman que se sabe que vas a ponerte de parto porque te entran unas irrefrenables ganas de limpiar, pero si me llego yo a fiar de las bolas de pelusa que circulaban por la casa durante los últimos días de mi embarazo, ¡todavía estaría preñada de mi primera hija! En cambio cuando volví a casa con ella, era incapaz de dejar pasar una simple mancha en el suelo. A mí me dio por terminar una novela a toda prisa y, curiosamente, le puse punto y final la medianoche anterior al parto. Supongo que se trata de un impulso por terminar lo que sabemos que luego no podremos atender.

La mayoría nos ponemos especialmente irascibles los últimos días del embarazo, seguramente porque la obsesiva pregunta ¿CUÁNDO ME PONDRÉ DE PARTO Y CÓMO SERÁ? nos tiene muertas de miedo y anticipación.

Las primerizas supuestamente deben notar que el bebé se encaja y que la barriga «baja» un poco. Yo no noté nada parecido y conozco otras mujeres que tampoco, pero todas dimos a luz cerca de la fecha en que salíamos de cuentas. Si tampoco adviertes el momento en que expulsas el tapón mucoso, tranquila, somos muchas las que no sabemos qué aspecto tiene ni lo que se siente (si es que se siente algo) cuando sale al exterior, pero todas terminamos por ponernos de parto tarde o temprano. Por eso, no esperes que tus síntomas sean de libro... y SI SOSPECHAS QUE EL BEBÉ ESTÁ DE CAMINO, VETE AL HOSPITAL, SIN PRISA PERO SIN PAUSA.

Lo que no te cuentan en la preparación al parto

En las clases de preparación al parto te suelen explicar lo que se supone que es «lo normal»: que paras por vía vaginal, aproximadamente en los quince días anteriores o posteriores a la fecha prevista del parto, que te pongan la epidural si así lo deseas, que te hagan la episiotomía, si es preciso, y que te vayas a casa a los dos días, feliz y con un niño sano. Mientras que, efectivamente, eso es lo habitual (aunque tengo mis dudas acerca de la episiotomía como práctica casi rutinaria), no es la única posibilidad y a veces ni siquiera es la mejor. Si para salvar la vida del niño (o la de la madre) es preciso realizar una cesárea, pues bienvenida sea. Quizá el mayor problema de los partos prematuros y cesáreas, así como de los períodos de dilatación largos y difíciles, es que no estamos mentalizadas para afrontarlos sin pensar que implican algún tipo de fracaso. Si nos explicaran con más detalle lo que conlleva, tanto emocional como físicamente, una cesárea, por ejemplo, seguramente sería más fácil asumirla, sobre todo durante la recuperación. ¿No hacemos preguntas al médico sobre cualquier otra intervención, incluyendo cómo será el período posoperatorio? Nos dicen de antemano cómo cuidarnos la herida de la episiotomía, pero no cómo manejarnos con las secuelas de la cesárea de urgencia. Quizá si supiéramos que la lactancia puede tener un inicio más difícil tras una cesárea que después de un parto vaginal, seríamos más pacientes y menos mujeres tirarían la toalla pensando que no van a ser capaces de alimentar a su bebé con su propia leche. Por otro lado, con una buena información previa, se podría paliar la sensación que parece acompañar a muchas primerizas de que les han «sacado el niño», en lugar de haberlo traído ellas al mundo.

Nadie quiere pensar (y mejor que no se piense demasiado) que puede tener un bebé prematuro, pero hay a quien le ocurre. Si has llegado al noveno mes de embarazo, puedes descartar completamente esta posibilidad, pero si estás de menos meses y temes que pudiera pasarte a ti, piensa que hoy día nacen con éxito muchos bebés prematuros y que la naturaleza nos dota de la fuerza moral y física necesaria para sacar adelante a los hijos, incluso en las condiciones más adversas. Seguro que conoces directamente o a través de alguien alguna madre o pareja que haya vivido esta experiencia con un final feliz. Conozco al menos tres madres que han dado a luz bebés prematuros que ahora son niños de dos y tres años, alegres y sanos. Dos de ellos ya esperan un hermanito.

En todos los casos, recuerda que la fuerza del cariño y la fe en que todo saldrá lo mejor posible ayuda a superar las situaciones en apariencia más difíciles. Ten la certeza de que si te toca vivir un parto difícil, tener un bebé prematuro o someterte a una cesárea de urgencia, tendrás la fortaleza moral y física para superarlo. Eso sí, procura vencer el pudor a pedir ayuda, ya sea práctica, psicológica o espiritual, porque puede ser decisiva, tanto para ti como para tu hijo e incluso para el bienestar de la pareja.

Otro aspecto que confunde un poco a la primeriza es lo que le dicen que sentirá cuando se encuentre cara a cara con su bebé. Me da la impresión de que se idealiza demasiado. Lo mejor es no tener expectativas, sobre todo para no creer que «has reaccionado mal» si no haces lo que esperabas. Tantas veces me habían dicho que lo normal era llorar de emoción, unido a que soy de lágrima fácil, que pensé que eso mismo haría yo. Me emocioné en la sala de dilatación cuando oí el llanto del bebé que acababa de nacer en la sala contigua, mientras yo seguía esperando ver al mío. Pero, cuando vi a mi propia hija, estaba tan cansada del esfuerzo, tan atontada, que ni siquiera se me nubló la vista. Sólo quería descansar y asegurarme de que la niña estaba bien. Cuando nos sacaron del paritorio, a mí me llevaron en una dirección y a mi hija en otra. Vi a mi pareja titubear en el pasillo, sin saber a cuál de las dos seguir. Le pedí que fuera con la niña. En ese momento me di cuenta de que, aunque no hubiera llorado de emoción al verla, ya la quería más que a mi propia vida.

El parto es un momento confuso para nosotras. Aparte de que es un proceso agotador, conlleva también la contradicción de un desencuentro (tu hijo se separa físicamente de ti), seguido de un reencuentro (cuando por fin os sentís piel con piel). Es el momento en que pierdes la condición de embarazada, pero en cambio ganas la de madre y, aunque no enteramente (porque una vez fuera del útero, cualquier otra persona que lo cuidara con amor y lo alimentara podría sustituirte), el bebé sigue dependiendo de ti para vivir. Hay quien echa en falta la barriga durante un tiempo y le cuesta acostumbrarse a la nueva sensación de tener al hijo fuera de su cuerpo. Después de todo, el embarazo progresa paulatinamente, pero el nacimiento implica que una ha de adaptarse a tener un hijo en su vida de un día para otro.

Tener hijos es una experiencia sin igual, que te hace madurar y ver la vida desde una perspectiva que sólo conoce quien es madre o padre. Pero también es un proceso que no tiene el mismo calendario ni la misma intensidad para todo el mundo. Hay quien se siente irremediablemente unida al hijo desde el minuto cero de su vida, pero si al verlo te asalta la sensación de que el niño es un extraño para ti, no te preocupes: lo es. Según pasen las horas, te irás acostumbrando a ser madre y, según transcurran los días en compañía de tu hijo, lo irás conociendo y lo querrás cada día más. Si no has sentido un flechazo y, en cambio, te llega a desilusionar el aspecto arrugado e incluso desagradable del recién nacido, no te asustes: en el momento menos esperado te sentirás sobrecogida, te parecerá que te falta la respiración y sentirás amor no sólo hacia el niño, sino hacia todos tus familiares y amigos, incluso hacia las enfermeras que vengan a hacerte las curas. Pregunta a cualquier madre y te lo confirmará. Sea cual sea tu primera reacción al verlo, no te quepa duda de que querrás a tu hijo por encima de todo y para siempre jamás.

Por cierto, ¿te has parado a pensar qué sentirá el padre? Porque a partir de que nazca el bebé te tendrá que compartir con él. Por muchos cuidados que exija el niño con su llanto y por muchos mimos que necesites tú, recuerda que tu pareja, si la tienes, sigue implicada en todo esto mucho después de haberte dejado embarazada. Hablad de lo que pasará después del parto antes de que se produzca y sabed que, cuando llegue el niño, las prioridades de la pareja van a cambiar durante un tiempo. Hace falta una gran madurez para aceptar esto, pero también una enorme predisposición a la empatía y a establecer el firme propósito de que no se rompa la comunicación entre vosotros. No permitáis que ninguno de los dos tenga motivos para sentirse dejado de lado y, sobre todo, procurad ser siempre un equipo. Más fácil de decir que de hacer, desde luego, pero hay que proponérselo.

Lo que más me gustó de mi primer parto

- Que fue rápido y sin complicaciones.
- El apoyo que me dio mi pareja. Estaba más nervioso que yo. Cuando rompí aguas empecé a dirigirlo y a decirle lo que tenía que hacer y las cosas que había que llevar, porque él estaba confuso.
- Sentir que pronto iba a tener a la niña en brazos. El momento que tanto anticipé y temí durante nueve meses había llegado.

Hablan las madres

Amelia, treinta y dos años, una hija de ocho meses

Cuando me sacaron a la niña y me la enseñaron, no pude o, mejor dicho, no supe reaccionar. Miraba ese montoncito de carne arrugado y azulado, que hacía un ruido parecido a un gato. Por los intentos de acercamiento que la comadrona hacía, deduje que tenía que tocarla. ¡Era viscosa! Sólo atiné a rozarle la carita con un dedo, mientras pensaba que por favor se la llevaran. Me sentía demasiado observada y no podía ser espontánea. Estaba demasiado nerviosa (las novedades abruman y yo nunca había estado en un quirófano ni me habían anestesiado nunca y además era mi primer bebé). Ahora que puedo mirarlo con perspectiva, estoy casi segura de que sólo fue una situación de segundos, a lo sumo un minuto, pero a mí se me hizo muy largo. Lo que realmente rondaba por mi cabeza era que no sentía a ese ser como propio. Por supuesto que era mi hija, que yo la había tenido dentro y que había crecido en mi interior, pero no sentía «amor» o «ternura». Todo el mundo intenta definir ese primer encuentro como maravilloso, tierno, euforizante o cosas por el estilo. Sin embargo, yo tenía los sentidos/sentimientos tan colapsados que no podía sentir nada. Cuando se la llevaron no hacía más que preguntarme dónde estaba mi instinto maternal. Tal era el colapso emocional que tenía que hasta el segundo día no empecé a reaccionar. Lo cierto es que la emoción que me invadió después fue como una explosión. Cuando me la trajeron por la mañana, me pareció la niña más bonita del mundo. En ese momento empecé a sentirla como propia. Incluso la forma de cogerla creo que fue diferente. Ni que decir tiene que todo el día anterior yo había estado obsesionándome con mi «no» sentimiento de amor hacia mi hija.

SEGUNDA PARTE

La maternidad

6. ¡Ya soy mamá!

La estancia en el hospital

No importa lo que haya durado el parto, ni si has sufrido mucho o poco, si ha sido por cesárea o por vía vaginal, te encontrarás agotada, física y emocionalmente. Cuando se llene la habitación de gente, te preguntarás cómo no se dan cuenta de que necesitas descansar, aunque al poco recordarás que cuando tú no eras madre también visitabas a tus amigas recién paridas cuando te venía bien a ti y no en el mejor horario para ellas (¡que no lo hay!). A pesar del atroz cansancio, la euforia te mantendrá despierta y repetirás con alborozo los detalles del parto (eso que han hecho contigo las demás embarazadas durante los últimos nueve meses). ¡Por fin tendrás tu propio parto que compartir con el resto de madres! ¿No será este libro una mera excusa para contar los detalles del mío? De todos modos, no sabrás si realmente te apetecerá ver o no a tus amigos y conocidos hasta que llegue el momento. Recuerda que si vas por la sanidad pública, compartirás la habitación con otra mamá, su bebé y sus familiares, mientras que, por el seguro privado, la tendrás toda para ti, lo cual tiene sus ventajas y sus desventajas, como que no puedes echar tan fácilmente a las visitas.

Las flores, los bombones y los kits de regalo con colonia y lociones para el bebé son los regalos habituales, y a la mayoría de madres les encantan esos detalles. Hasta que te juntes con quince ramos, y el pediatra te pida que abras las ventanas o te deshagas de las flores porque pueden producirle alergia al recién nacido. Entonces te darás cuenta de que el mareo que tienes se debe a la penetrante fragancia de las plantas y no a los efectos de la epidural. Los bombones quizá sean más prácticos, porque el menú del hospital no suele estar pensado para mujeres que acaban de parir (¡a mí me sirvieron lentejas estofadas pocas horas después de dar a luz!), pero no te atiborres. Ni tú ni el bebé necesitáis exceso de azúcar y grasas. Antes de ser madre yo llevaba también un ramo y chocolates a mis amigas que acababan de ser mamás. En cambio ahora les regalo su colonia favorita, unos pendientes, un vale para un masaje o una prenda para los primeros días posparto. Si le regalas flores, luego no sabrá cuál era tu ramo y, en cambio, un detalle personal perdurará en su memoria y la sorprenderá agradablemente. Recuerda también que habrá recibido y recibirá tantas cosas para el bebé que cualquier regalo que sea para ella lo valorará mucho. Y si tú también eres madre, sabrá que lo has hecho porque entiendes perfectamente cómo se siente y por lo que acaba de pasar, por feliz que sea el resultado.

Quizá lo que más te cueste encajar durante los primeros días de ser mamá será que ¡el asedio de consejos y opiniones que recibiste durante todo el embarazo no cesa! Si las abuelas son de las que quieren que hagas todo como lo hicieron ellas, piensa que han pasado muchos años desde que ellas tuvieron a sus propios retoños y que la pediatría ha avanzado mucho en ese tiempo. A pesar de que te digan que el niño debe dormir boca abajo, porque así dormisteis tú y tu marido de bebés, y que lo que aconsejan los pediatras ahora son modas o tonterías, tú ponlo a dormir boca arriba o como te lo indique el médico y pide a los demás que por favor hagan lo mismo. Tanto las abuelas como otras madres veteranas tienen algo que no tienes tú, experiencia, y, por ello, y también por respeto, has de escucharlas, pero sin dejarte avasallar. Después de todo, tu pareja y tú estáis aquí gracias a sus cuidados. Sin embargo, recuerda que LA MAMÁ DEL NUEVO BEBÉ ERES TÚ Y SÓLO TÚ. Si estuvieras completamente sola, te las apañarías para saber qué hacer, aun sin clases y sin leer libros... ¿Qué hacen si no las mujeres del tercer mundo que no saben ni leer ni escribir? Me permito aquí darte una sugerencia que puede serte vital en los primeros meses de ser mamá (y más allá): TEN CONFIANZA EN TI MISMA. Aunque no tengas experiencia, tienes *información* a mano y tu propia *intuición*. Si sientes miedo e inseguridad, recuérdate que es normal, pero que eso no te descalifica como madre, ni por ello has de permitir que te bombardeen con todo tipo de opiniones y consejos contradictorios. No hagas nada que vaya en contra de tu naturaleza y, sobre todo, no temas ser asertiva desde el principio. Si tú quieres tener a tu hijo contigo en la habitación la primera noche, hazlo, por mucho que te digan que es mejor que descanses sola. Pero si prefieres que se lo lleven al nido para dormir, no escuches a quien te recrimine por ello. Si te apetece tenerlo en brazos durante toda tu estancia en el hospital, tenlo en los brazos. Tengas o no más hijos más adelante es tu primera experiencia, pero sobre todo es única y ¡debes disfrutarla como TÚ ELIJAS! No permitas que los comentarios de nadie te hagan sentir que lo haces «mal». Eres inexperta pero ¡no incompetente! Fíate de tu *instinto* y del *sentido común*. Si los escuchas, no fallan, y te ayudarán a disfrutar de la maternidad sin pensar que te estás examinando constantemente de una asignatura. Ni siquiera tu hijo te va a juzgar. Mientras le des de comer, le cambies el pañal y le des calor y contacto humano, estará satisfecho y contento.

Prepárate para que tu propio malestar, tanto físico como emocional, cobre un segundo plano. Estarás extenuada, confundida, dolorida y no dormirás más de dos horas seguidas, pero casi nadie te preguntará cómo te encuentras; no te atreverás a quejarte ni a contar tus molestias y tus dudas porque temerás que te llamen floja. Lo mejor es que lo sepas de antemano y que incluso tengas un par de buenas amigas preparadas para escucharte en ese momento. Háblalo antes con tu pareja, para que sepa que vas a necesitar su apoyo más que nunca en los primeros días. No temas quejarte ni pedir ayuda, sobre todo si te han hecho una cesárea, tras la que estarás algo más desvalida físicamente.

Parece que una no se puede quejar de las molestias del posparto porque son naturales. Sin embargo, no dejan de ser molestias. No eres menos mujer ni peor madre si pides cuidados y atención en esos momentos, tenlo presente. Piensa que todas las primerizas nos sentimos así (e incluso las veteranas, sólo que, como ellas ya han pasado por ello, se pueden consolar con la certeza de que eso es temporal). Nunca habías parido un hijo y nunca habías sufrido el posparto. Piensa que lo que te está pasando ahora, tanto lo bueno como lo desagradable, tuvo un principio y tendrá un fin. Disfruta de lo positivo y procura pensar que todo lo demás PASARÁ. Aunque ya lo sepas, creo que es bueno recordártelo una y otra vez.

¿Qué me ha pasado?

Seguramente te hablaron de los loquios en la preparación al parto, y aun así te sorprenderá el constante chorreo de sangre y otros líquidos que sufrirás sobre todo durante los primeros días después del parto. También te sorprenderá el aspecto flácido e hinchado del abdomen. No te preocupes si todavía pareces estar embarazada de seis meses. Gracias a los entuertos (contracciones uterinas), tu útero y tu abdomen recuperarán su tamaño habitual a lo largo de las próximas semanas, aunque eso tampoco significa que se te vaya a quedar la tripa lisa como una tabla en el mismo espacio de tiempo. No te resignes a perder la figura para siempre, pero piensa que recuperarla es a menudo un proceso más largo y pesado de lo que te gustaría. La realidad es que, por lo general, las que no somos ricas ni famosas (la gran mayoría), tardamos un mínimo de un año (o incluso más) en recuperar la línea.

Cuando me levanté de la cama por primera vez, ya retirados el catéter del brazo y la sonda y pasado el efecto de la anestesia, me sorprendió la total debilidad de mis estirados músculos abdominales. Comprobé que durante un tiempo debería seguir levantándome de lado y apoyándome sobre los brazos. A cada breve paso que daba, sentía que se me saldrían los intestinos ¡y estaba segura de que tenía el ano partido! Incluso me dolía más que la vagina, por efecto de las almorranas. No quería tocarme ni mirarme la zona, ni mucho menos que otra persona me lo viera. No era por pudor, ¡sino porque no quería ni imaginarme su aspecto! Pensé que debía de haberme pasado algo grave en mis partes y tenía serias dudas de que se me quitara alguna vez tan penosa sensación. Afortunadamente, y como suele ocurrir, me recuperé por completo. Tengo amigas que afirman que ellas no sufrieron tanto en el posparto. Mi obstetra me aseguró que hay quien pare y se pasea por toda la planta dos horas más tarde, sin problemas, y quien, como yo, siente dolores durante muchos días. Si te avisan de que te puede ocurrir y luego no es así, eso que tienes ganado, pero si efectivamente te encuentras en esa situación, al menos te puedes mentalizar y saber que no te pasa nada raro y que no eres la única. Te ha salido un ser humano de unos tres o incluso cuatro kilos (gramo más o menos) de entre las piernas... Piensa que tras cualquier intervención quirúrgica se requiere reposo y recuperación y, por natural que sea, después de parir, tú necesitas lo mismo. Es bueno que te pongas de pie en cuanto el médico te lo indique, te apetezca o no, y que te muevas por el hospital para mejorar la circulación y ayudar a eliminar líquidos. Seguramente te encuentres hinchada (por eso es mejor que te dejes los anillos en casa) y con mucha sed. Bebe mucho y procura no darle importancia, porque esa hinchazón también se pasa.

Tanto las almorranas como la aprensión hacen que una tema hacer de vientre, pero hay que intentarlo. Recuerdo que sólo pensar que tenía que hacer fuerza otra vez me hacía sudar del miedo.

Tranquila, que eso también es pasajero. Pronto conseguirás orinar y defecar ¡incluso sin dolor! Entre tanto, el médico te puede recetar fibra y una crema para las hemorroides. Ten paciencia y no pierdas el humor. Lo sé, es más fácil decirlo que hacerlo...

Te has pasado el último mes sintiendo que te faltaba la respiración y durante un tiempo todavía notarás la respiración rara. De cuando en cuando suspirarás y tendrás todavía alguna que otra taquicardia, pero es normal.

Si decides dar el pecho, estarás pendiente de la subida de la leche. Es posible (tanto si te «preparaste» los pezones de antemano como si no) que te salgan grietas, y, aunque se me saltaban las lágrimas cuando mi hija mamaba al principio, te aseguro que se puede seguir dando el pecho a pesar de ellas. Hay muchas soluciones, desde cremas hasta pezoneras de silicona. Aunque a mí no me sirvieron de mucho (a mi hija no le gustaban) hay a quien le han suavizado el inicio de la lactancia.

Te recomiendo que, en cuanto puedas levantarte de la cama, te duches o te laves por partes (lo que te permita el médico) y que te arregles el pelo y la cara. Es importante para tu autoestima no descuidar tu aspecto, sobre todo cuando tu cuerpo está tan cambiado que quizá no lo reconozcas ni lo sientas como propio. Te sorprenderá comprobar que en semejante situación, incluso un poco de color en los labios puede ser suficiente para subirte el ánimo.

Operación lactancia

Hay libros enteros que cubren este importante aspecto de la maternidad. No lo pienses y *cómprate uno lo antes posible.* Para empezar te diría lo que sugiere Amelia, madre de una niña de ocho meses: «No te angusties por tener que dar de mamar ni por los problemas que te puedas encontrar. Pruébalo a ver si te convence, y si no encuentras beneficios o no sale bien, no pasa nada. Cambia tranquilamente a la leche de fórmula, porque lo importante es sentirse a gusto. Además, recuerda que por poco que mamen, todo eso que se llevan. La idea de esclavitud (porque depende exclusivamente de ti), junto con la de obligación (es tan bueno que hay que hacerlo), a mí me sofocaba. Pensar que probaría a ver qué tal iba me serenaba y así pude seguir adelante.»

Tú eliges, ya que lo más importante, tanto para ti como para el bebé, es que lo alimentes con naturalidad, con amor y sobre todo con confianza en ti misma y en tu elección. Si decides darle el biberón desde el principio, no te sientas culpable ni «mala madre» y procura disfrutar de los beneficios de este tipo de lactancia que son, entre otros, compartir las tomas con el padre y dormir más por las noches. Tampoco tendrás que preocuparte de si el analgésico que necesitas para el dolor de la episiotomía o la cesárea afectará al bebé, y podrás beber sin pensarlo una o más copas de tu vino preferido. El hecho de que estés más descansada físicamente y más relajada a nivel anímico, sin duda beneficiará al bebé. En el caso de que te decantes por la lactancia materna, entonces tendrás que armarte de determinación para salvar las dificultades más frecuentes. Y, sobre todo, no culpabilizarte ni sentirte fracasada si por algún motivo has de pasarte a la leche de fórmula.

Se supone que la lactancia materna es algo natural (que lo es) y, aunque muchas mujeres optan por esta forma de alimentar a sus bebés, porque conocen sus beneficios, la realidad es que pocas logramos abordar el proceso sin toparnos con alguna dificultad. Muchas mujeres tenemos problemas al dar el pecho porque tememos «hacerlo mal» o que «la leche no sea buena» o porque alguien nos ha dicho que hay que imponerle un horario rígido al bebé que quiere mamar más de «lo normal». Las veteranas te preguntarán cada cuánto das la teta. Si les dices que lo haces a demanda, te responderán, tajantes, que al niño hay que ponerle un horario. Si les cuentas que come cada cuatro horas, argüirán que te falta leche y te sugerirán que le des una «ayudita» (así se llama en algunos sitios al biberón ocasional). Yo misma atravesé este tipo de crisis, que superé con mucha fuerza de voluntad para ignorar esos comentarios.

Al principio una no sabe bien por qué llora el bebé. Suele interpretar que es por hambre y se lo pone al pecho como primera medida. Eso es frustrante, porque te puedes pasar las veinticuatro horas dando la teta y tampoco es bueno para ninguno de los dos. Van pasando los días y si observas a tu hijo y miras el reloj para comprobar cuánto tiempo ha pasado desde la última toma, aprenderás a discernir cuándo llora por hambre, cuándo lo hace porque necesita consuelo y cuándo porque tiene sueño o el pañal sucio, por ejemplo. No hay dos bebés iguales, y tú terminarás por conocer al tuyo mejor que nadie.

Yo conseguí alimentar a mi hija sólo de leche materna hasta los seis meses (cuando me había propuesto inicialmente hacerlo hasta los cuatro) y continué dándole el pecho hasta los diez, cuando ella misma lo dejó, a pesar de que hubo quien me dijo que tenía que habérselo «quitado» de golpe mucho antes y también quien me dijo que debía continuar hasta el año o más. Sin embargo, varias veces me preparé para la posibilidad de tener que cambiar a la leche de fórmula (cosa que habría hecho sin pensar en el caso de que ella no hubiera aumentado de peso adecuadamente o yo no hubiera superado alguna de las crisis de leche), sin remordimientos ni sensación de fracaso. En estos casos, lo mejor es hablar con otras madres que hayan pasado por algo similar y preguntarles cómo superaron esos sentimientos.

La lactancia materna es una experiencia íntima y personal, que va más allá de las necesidades nutricionales del niño. Es un vínculo afectivo muy fuerte, y debe ser la madre la que decida cómo llevarla a cabo si elige este camino. Y si por cualquier motivo ha de utilizar, o lo prefiere, la lactancia artificial, ha de hacerlo con la confianza de que si el niño recibe el biberón con amor, estará igualmente bien alimentado. La mejor señal de que el bebé está nutrido es que aumenta de peso todas las semanas (más adelante lo pesarás cada quince días y luego todos los meses). Una no debe compararse, aunque se tiende a hacerlo: hay quien tiene leche suficiente para amamantar a su propio hijo y a otro más, y mujeres que tenemos la leche justita y que, sin embargo, somos perfectamente capaces de sacar adelante a nuestros bebés.

Mis mejores aliados durante la época en la que di el pecho a mi hija, sobre todo al principio, fueron la información, la voluntad y la confianza (más aún, la fe) en que sería capaz de hacerlo. Mis peores enemigos fueron los consejos y comentarios sobre la manera y frecuencia con la que debía dar el pecho (¡a veces dados por mujeres que no habían conseguido dar el pecho más de unos pocos días!). Esos comentarios generan inseguridad y ansiedad, lo que repercute en una menor producción de leche. Al menos dos veces temí que se me estuviera retirando, pero lo superé apartándome de la compañía de quienes me querían decir cada cuánto dar la teta y resistiendo la tentación de dar biberones por miedo a que mi hija no estuviera comiendo lo suficiente. No tenía experiencia previa, pero contaba con documentación y, si la escuchaba, con mi propia intuición. En vista de las opciones que existen, yo me decanté por la lactancia a demanda, pero con sentido común y espaciando las tomas al menos dos o tres horas. Aprovechaba, y disfrutaba, las tomas para leer o descansar y eso me ayudó a desarrollar la paciencia, porque a menudo tenía que dejar lo que estaba haciendo para dar de comer al bebé.

Las crisis de leche se suelen superar con descanso y dando de mamar todo el tiempo que sea necesario, hasta que una vuelva a producir leche suficiente (cuanto más des de mamar, más leche producirás), y si sabes de antemano que esto sucederá, puedes atravesarlas con éxito. Además, están las etapas de crecimiento rápido, en las que la demanda del niño aumenta de un día para otro y tu pecho tarda en adaptarse. Así pasarás un par de días difíciles, en los que el bebé llorará más de lo habitual, porque se quedará con hambre, y tú te preocuparás de que pueda estar desnutrido. Llegarás a llorar incluso más que el niño al pensar que no lo dejas satisfecho. Pero si perseveras, tu flujo de leche aumentará y ambos os sentiréis bien de nuevo. El problema es que en cuanto el niño llora un poco más de lo normal, si cambia sus horarios o alguien te sugiere que no tienes suficiente leche, tiendes a desconfiar de tu capacidad de alimentar al niño, y esa ansiedad hace que produzcas menos. En cambio si te mentalizas de antemano y reconoces que es normal durante la lactancia tener períodos fáciles y otros que no lo son tanto, estos últimos los afrontarás con calma y tendrás muchas probabilidades de superarlos.

Lo que no puede ser es que dar el pecho se convierta en algo que la madre llegue a temer, porque entonces es mejor dejarlo. Hay quien se siente encadenada al niño y vive la lactancia como una esclavitud que simplemente le roba horas de sueño (lo cierto es que en este caso no puedes compartir la alimentación del niño con el padre y te pasas varios meses durmiendo poquísimo). Si es así, déjalo. Sin embargo, nunca se sabe lo que una va a sentir al dar el pecho a su hijo hasta que se pone a ello. Quizá te propongas dárselo durante unos pocos días y luego te encuentres con que en la práctica eres incapaz de dejarlo tan pronto. Y, por el contrario, es posible que te propusieras dar el pecho por encima de todo, pero que en la realidad te resulte menos gratificante de lo que pensabas. En cualquier caso, lo mejor es hacer aquello que te haga sentir relajada y satisfecha, así le transmitirás bienestar a tu hijo.

Es importante estar prevenida de varias cosas: que la subida de leche no se produce nada más nacer el niño y que los primeros días puede llorar más de lo que tú eres capaz de soportar sin ponerte nerviosa, y que, además, mucha gente te dirá que es por hambre. No temas, porque los bebés nacen preparados para alimentarse sólo del calostro en los primeros días. Por otro lado, puedes notar molestias en los pezones, incluso dolor, y se te pueden agrietar, te los hayas preparado de antemano o no. Nadie nace sabiendo, y el bebé habrá de aprender a succionar correctamente y tú puedes ayudarlo. Acaríciale la mejilla con el pezón, y volverá la carita hacia éste con la boca abierta, como jadeando. Entonces debes apretar el pecho para extraer el pezón al máximo e introducírselo en la boca, procurando que succione también el máximo posible de la areola. No se va a atragantar, tranquila. Que no te chupe sólo la punta del pezón, porque entonces no podrá succionar. Para extraer el pezón debes introducir un dedo limpio en su boquita para interrumpir la succión. No lo hagas nunca echándote tú hacia atrás ni tirando de su cabecita, porque los dos os haréis daño y el crío se llevará un susto. Procura no ponerle chupete hasta que se haya hecho con la teta y dale otros líquidos sólo si lo aconseja el pediatra. Normalmente, la leche materna suele ser suficiente. En cambio si le das biberón, debes suplementarlo con agua, porque el alimento está más concentrado. Recuerda que los niños amamantados ganan peso más lentamente, no te desesperes ni te preocupes si la primera semana incluso pierde unos gramos, porque es lo habitual. Por cierto, el tamaño de tus pechos no tiene nada que ver con la cantidad de leche que tengas en ellos. Aunque seas casi plana, puedes dar de mamar a tu hijo perfectamente.

Y, por último, prepárate para dar de mamar en cualquier sitio. Antes de ser madre, me decía que yo nunca haría eso. Iba en topless en las playas, pero me parecía descarado lo de enseñar el pecho en la calle, donde la desnudez no es lo normal. Terminé siendo de las que daba la teta donde y como hiciera falta. La niña era lo primero. Llevaba siempre en la mochila un pañuelo grande para pasar desapercibida y evitar que la niña se distrajese mirando el tendido. La realidad es que dar el pecho en público no es fácil. Las pocas salas de lactancia que hay en algunos centros comerciales suelen estar situadas en la planta del sótano. En algunos comercios te dejan sentarte en la sección de ropa infantil y, en el resto, o te metes en un baño público, cuya higiene es dudosa o inexistente, o bien aprendes a pasar de todo y te sientas en el primer banco libre en plena calle.

Pero tampoco es fácil dar el biberón, porque tienes que andar con un termo a cuestas, biberones esterilizados y la fórmula en polvo aparte, y buscar un sitio adecuado para mezclarlo todo.

Procura recibir con regularidad masajes en la espalda y en el cuello, porque las posturas que se adoptan para alimentar al bebé a veces ocasionan dolorosas contracturas musculares. Es importante que ejercites y fortalezcas estas zonas en cuanto el médico te diga que puedes, y si ya lo hacías durante el embarazo, ahora lo agradecerás. Si no te puedes permitir un masaje profesional, pide a tu pareja que te aplique una crema antiinflamatoria (si tu ginecólogo te dice que puedes usarla) y procura no tener al bebé en brazos todo el tiempo.

En resumen, elijas lo que elijas, ármate de paciencia y de humor. A todas ¡buena suerte!

Lo que menos me gustó de la lactancia materna

- Que al principio me salieron grietas y se me saltaban las lágrimas de dolor cuando me ponía a la niña al pecho.
- Que invitaba a críticas y sugerencias en cuanto a horarios y duración de las tomas, y eso genera inseguridad.
- Las crisis de leche: épocas en las que el bebé parece no tener suficiente, bien porque está en un momento de crecimiento rápido o porque tú tienes ansiedad (a veces a resultas de que alguien cuestiona tu producción de leche).
- Que no dormía más de dos horas seguidas al principio.
- Que tenía mucha sed y que sudaba más de lo habitual.
- Que tenía que seguir vigilando lo que tomaba respecto a medicamentos, alcohol y ciertas comidas.

- El destete. Sentí que se terminaba una etapa decisiva y que no había vuelta atrás.

Lo que más me gustó de la lactancia materna

- Lo cómodo que era: no tenía que lavar, preparar y calentar biberones.
- La sensación de paz y felicidad que me invadía cuando daba el pecho.
- Que podía comer un poco más sin temor a engordar.
- La satisfacción de ver crecer a mi hija gracias a mi propia leche.
- El destete. Con él recuperé cierta libertad de movimientos.

Lo que más me ayudó durante la lactancia materna

- Estar bien INFORMADA mediante libros especializados, la matrona y amigas que dan o han dado el pecho, ANTES de que naciera la niña.
- Saber que la subida de leche no se produciría en seguida. Tras un parto vaginal suele producirse a los dos o tres días (normalmente cuando ya estás en casa). Tras la cesárea, se tarda algo más, unos cinco o seis días.
- Saber que podía dar el pecho aunque tuviera grietas y me doliera (y, sobre todo, que era algo temporal).
- Ser persistente y confiar en que superaría las crisis de leche.
- Procurar tomármelo con calma y con naturalidad.
- Asumirlo como algo propio y no dejar que interfiriera nadie en la forma, el horario o el tiempo que dedicaba a las tomas. Lo conseguí incluso a costa de apartarme físicamente de quienes se entrometían (aunque lo hicieran con buena voluntad).
- Mentalizarme previamente para el destete.

Lo que más me sorprendió de la lactancia materna

- Que la leche salía en varios chorritos (y no en uno solo, por el centro).
- Que mis pechos parecían tener vida propia: cambiaban de tamaño al llenarse y vaciarse, y sólo eso era increíble de ver. Cuando me subía la leche, sentía una especie de hormigueo y el deseo de que fueran succionados.
- A veces sólo de pensar en mi hija se me salía la leche.

El sacaleches

Durante el embarazo compré el sacaleches más económico y rudimentario del mercado. A mi pareja le parecía una barbaridad gastar dinero en otro cachivache más y me dijo que el mismo efecto me haría uno manual que otro, más caro, eléctrico. Pues bien, al poco de nacer nuestra hija, yo estaba una tarde ocupada con el invento en el salón. Él se asomó para comprobar qué era el irritante ñiki, ñiki que hacía el aparato. Me encontró sentada en el sofá, bombeándome un pecho con aquel cacharro que parecía una jeringuilla gigante. Vio cómo se me estiraba el pezón hasta límites insospechados para extraerme la leche ¡al ritmo de dos o tres gotitas por bombeo! No pudo contener la risa. Yo no sabía si reírme con él o llorar de la humillación. Cada vez que utilizaba lo que parecía un instrumento de tortura, tardaba media hora en llenar medio biberón con los dos pechos y terminaba con los brazos doloridos. Con suerte, a veces salía un chorrito un poco más fuerte, pero el proceso era realmente difícil y molesto.

La próxima vez compraré un extractor eléctrico, cueste lo que cueste. El sacaleches es un elemento muy útil durante la lactancia materna, y si el modelo es eficaz y aprendes a utilizarlo, te ayudará de muchas maneras:

— Sirve para aumentar el flujo de leche, porque la succión actúa igual que la del bebé. Cuanta más te saques, más producirás.

— Sirve para tener leche materna congelada y que otra persona pueda darle una toma en algún momento en que tú necesites estar fuera de casa más de un par de horas o, simplemente, para que duermas un poco más alguna noche. Incluso sirve para evitar sacarte el pecho en algún lugar público donde no te apetezca hacerlo (no todos los niños aceptan el biberón, sin embargo).

— Sirve para descargar el pecho cuando te duele porque tienes obstruido algún conducto, y el bebé todavía no tiene hambre o está dormido.

Cuando le recriminé a mi pareja el haberme desaconsejado la compra de un sacaleches más eficaz, me dijo que pensaba que la leche me saldría a chorros. La verdad es que yo tampoco lo tenía muy claro y, además, cada mujer es diferente.

Lo mejor sería que una amiga te prestara uno para que lo probases. Hay que cogerles el truco, pero si yo fui capaz de dominar un aparato que parecía una jeringuilla enorme y llenar más de un biberón, con uno más sofisticado tiene que ser facilísimo. No te recomiendo que lo compres antes de comprobar si, por el motivo que sea, vas a poder dar el pecho o no. A mí me resultó muy práctico, pero sé de mamás que han preferido no utilizarlo o bien no lo han necesitado.

La vuelta a casa

Si todo va bien, lo normal es pasar una o dos noches en el hospital, pero personalmente TE RECOMIENDO QUE TE QUEDES TODO EL TIEMPO QUE TE DEJEN, porque es un importante período de transición (y de recuperación). En el hospital sólo tendrás que preocuparte de ir al cuarto de baño, de cambiar el pañal del bebé y de darle de comer. Las matronas lo bañarán y lo cambiarán de ropa, y lo visitará un pediatra una vez al día. A ti te harán las curas y no tendrás que cocinar. Hay quien prefiere que le den el alta en seguida, pero yo elegí alargar al máximo ese período de gracia, y no me arrepiento. La vuelta a casa es emocionante, sin duda, pero también es el momento en que realmente te das cuenta de que TU VIDA HA CAMBIADO PARA SIEMPRE. El retorno al hogar a menudo va acompañado de la presencia de abuelos y otros familiares, que, sin pretenderlo, proporcionan un estrés añadido, cuando lo que tú quieres y necesitas es estar sola con tu marido y tu niño. Si así es, lo mejor es que lo avises de antemano, con tacto. Y si prefieres que estén contigo para echarte una mano, asegúrate de que realmente te ayudan y de que no tienes que estar pendiente de cocinar, limpiar y entretenerlos tú a ellos. Si no quieres que te asedien a consejos, dilo de una manera diplomática. Si por el contrario necesitas que te expliquen cosas, no tendrás ningún problema, te darán muchas lecciones de cómo cuidar al bebé. En todo caso, procura confiar en ti misma y saber que, aunque a ratos lo dudes, serás una buena madre. ¡YA LO ERES!

Igual que apenas recuerdo el viaje de casa al hospital para parir, no se me olvidará nunca el trayecto de vuelta a casa. Al salir a la calle, parecía que alguien hubiera subido el volumen de los ruidos de la ciudad y que el aire fuera irrespirable debido a la contaminación. Con el bebé en brazos, el mundo me pareció un lugar mucho más agresivo que un par de días antes. Mi pareja, un amante de la velocidad, condujo tan despacio que incluso a mí me pareció exagerado. Estaba claro, ya no éramos los mismos. Veíamos el mundo en función de nuestra responsabilidad hacia ese pequeño ser humano, y nuestra actitud ante la vida había cambiado para siempre.

Lo que caracteriza la vuelta a casa es, sobre todo, la *incertidumbre y la inseguridad*. Si nunca antes habías curado un ombligo, cambiado un pañal o bañado a un recién nacido, las primeras veces lo harás con cierto desasosiego. «¿Y si lo hago mal?», te preguntarás en silencio. Pues si lo haces «mal», no pasa nada. La próxima vez lo harás mejor. Incluso los que ya han tenido hijos se sorprenden de la aparente fragilidad de un recién nacido y tienen que volver a aprender a hacer todas estas cosas cuando llega el hermanito. Consuélate pensando que no eres la primera ni serás la última en sentirte así y, sobre todo, que con la práctica irás ganando confianza y destreza. Pide a tu mejor amiga o hermana (si son mamás), que te ayuden los primeros días, pero evita tener público en cada cambio de pañal o durante el baño, para no fomentar las críticas encontradas sobre tu forma de proceder con el niño. Lo mejor es que aprendas tú sola a manejarte con él, porque únicamente así ganarás la confianza que te falta al principio. Pide consejo o ayuda puntualmente cuando sea realmente necesario.

Los primeros días

Aunque hay quien dice que después del parto reanuda su vida normal como si nada, lo habitual es que durante unos días, o incluso semanas, tengas molestias. No te compares con otras mujeres, y si te encuentras realmente fatigada o dolorida, no te acomplejes. Es normal. Después de todo, tu cuerpo ha realizado un esfuerzo traumático, duermes poco y encima tienes que cuidar de un pequeñín, sin tener experiencia. Hazte cargo de que durante un tiempo vas a estar muy cansada. La mejor sugerencia que te puedo dar es ésta: ¡DUERME SIEMPRE QUE DUERMA TU HIJO! Es difícil, pero si quieres recuperarte pronto, procura no mirar el polvo sin quitar ni la ropa sin planchar. No sucumbas a la tentación de enterarte de lo que pasa en la oficina, ni de ponerte al teléfono con todo el que te llame los primeros días. Si no le das el pecho, procura compartir las tomas con tu pareja para recuperar sueño. Y si lo das, entonces es vital que duermas durante las siestas de tu bebé, porque no tendrás más oportunidad que ésa. Al principio te puede parecer que no vas a resistir la falta de sueño, pero consuélate pensando que el cuerpo se aclimata a casi todo, y que te adaptarás a dormir menos durante una temporada. Ahora duermes más ligeramente porque tu cuerpo y tu mente están pendientes de que se despierte el bebé, y quizá te cueste conciliar el sueño, sabiendo que puede verse interrumpido en cualquier momento. Que sepas que volverás a dormir a pierna suelta, quizá no tan pronto como tú quisieras, pero un día ocurrirá. Según vaya creciendo tu hijo, dormirá cada vez más horas seguidas, y tú también. Las ojeras que tienes ahora ¡no son para siempre! En esta etapa, si otra persona se ocupa de alimentaros a tu pareja y a ti, mucho mejor. Si tu madre o tu suegra son buenas cocineras y te apetece tenerlas contigo (¡siempre que tu pareja esté de acuerdo!), deja que sean ellas quienes se ocupen. Y si no, compra comida preparada. No intentes hacer más de lo que eres capaz de abarcar, porque *no tienes que demostrar nada a nadie*, ni tan siquiera a ti misma. Si se trata de tu primer y único hijo, recuérdate que esta época pasa de prisa. Y si en el futuro tienes más, piensa que nunca habrá tantas oportunidades como ahora para tomártelo con calma, ya que al cuidado del segundo bebé se sumará el de tu primer hijo.

Otra sugerencia útil es que ¡no dejes todo (y menos aún a tu bebé) para contestar el teléfono! Para eso está el contestador. Cuando nació mi hija, dejé de contestar el teléfono durante las tomas, la siesta y el baño, por ejemplo. Un par de veces, por costumbre, corrí a cogerlo y una de ellas me resbalé con la niña en brazos, aunque, afortunadamente, no llegué a caerme. Ahora soy tajante y, si estoy ocupada, no contesto. Ser madre me ha ayudado a ser consecuente con mis prioridades.

El llanto de un niño es capaz de minar el ánimo de la más fuerte y si eres primeriza y todavía no has aprendido a discernir por qué llora (tranquila, con la práctica lo conseguirás), es posible que no te separes ni un instante del bebé y que ni te duches, para evitarlo. Sin embargo, si haces eso, no volverás a tener ni cinco minutos para ti. Ése es el camino más rápido hacia una depresión posparto y debes evitarlo a toda costa. Como dice Pilar, madre de dos niñas: «Si el bebé ha comido, ha expulsado el aire y no tiene fiebre, pues entonces ¡tranquila! Si llora, es sólo para reclamar tu atención, así que date esa ducha que tanto necesitas, hazte ese café o desayuna tranquilamente, procurando que el llanto no te desasosiegue. Lo digo por experiencia propia. Cuando nació mi primera hija, yo estaba sola en casa y ella lloraba continuamente. Entonces yo me sentaba a llorar en el suelo de la cocina con la niña en brazos, hasta que, el segundo día, la vecina, que es madre de dos hijos y médica además, llamó a mi puerta para saber qué me pasaba. Me tranquilizó, asegurándome que debía cuidarme también yo porque a mi hija no le pasaba nada. De eso aprendí y, con mi segunda hija, la vuelta a casa fue mejor para ambas porque yo tenía más seguridad en mí misma.»

Piensa que no eres mala madre por hacer cosas para ti, aunque signifique que el niño llore cinco o diez minutos porque quiere estar en tus brazos. Otra cosa sería no hacerle caso nunca y que llorara por eso. Cuidar de ti misma, aunque se trate de pequeños detalles como peinarte u hojear una revista, te ayudará a estar de mejor humor, cosa que repercutirá también en el ánimo del bebé. No dejes de hacerte tus curas, de tomar los medicamentos que necesites o visitar a tu médico si es preciso. Pide ayuda, y procura que tu pareja contribuya a filtrar llamadas y visitas cuando esté en casa (aunque en España, por desgracia, los hombres sólo tienen un par de días de permiso cuando nace su hijo). A mí me resultó útil proponerme pequeñas metas cada día, por ejemplo darme una ducha o leer tres páginas de un libro.

El pediatra te aconsejará que saques al bebé a la calle todos los días, si el tiempo y tus ganas te lo permiten. Si no te encuentras bien (a mí se me inflamaron los puntos y tuve que hacer reposo durante quince días), no te obligues, y pídele a tu pareja, a una abuela o a tu mejor amiga que saque al bebé a que le dé el aire. Aprovecha esos momentos para dormir o hacer cualquier cosa que te apetezca. La primera vez que salí a la calle con el bebé entendí por qué muchas recién paridas caminan con las piernas igual de separadas o más que cuando estaban a punto de caramelo. Si tienes molestias, no salgas sola, y procura hacer paseos lentos y cortos. Poco a poco te irás sintiendo más fuerte y recuperarás la energía. En cuanto puedas, busca una canguro de confianza (aunque al principio te costará dejarlo incluso con tu propia madre) y sal a cenar con tu pareja y sin el bebé, aunque sea una cena rápida en el restaurante de la esquina. Intenta no pasar la velada preguntándote si el niño estará llorando desconsoladamente (aunque eso es difícil) y procura disfrutar del tiempo a solas con tu pareja. Es NORMAL sentirse preocupada o culpable al intentar compatibilizar la maternidad con cualquier otra cosa, ya se trate de la vida en pareja o de la profesión. Nos pasa a la gran mayoría, así que bienvenida al club, y ¡mejor que te vayas acostumbrando cuanto antes! Lo que no debes hacer es que ese sentimiento rija tu vida.

¿Dónde, cuándo y cuánto debe dormir el bebé?

Cada libro, cada pediatra, cada padre o madre te dirán algo diferente. En mi opinión, lo mejor es que te informes bien acerca de los pros y los contras de todas las alternativas, y que luego hagas lo que te dicte tu intuición. Algunos papás prefieren que el bebé duerma en su propia habitación desde el primer día, para que se acostumbre a dormir solo. Las mamás, que solemos ser las encargadas de las tomas nocturnas, al menos si damos el pecho, preferimos que duerma en nuestra habitación y a veces, incluso, en nuestra cama con nosotras. ¡Cualquier cosa que nos permita dormir un poquito más! El primer par de meses el bebé se despertará cada dos o tres horas. Valora si te compensa levantarte de la cama y acudir a otra habitación para alimentarlo sentada en una mecedora o en un sillón, y luego esperar a que se duerma para volver tranquilamente a tu cama, donde permanecerás lo justo para coger el sueño y volverte a despertar.

Para mí fue más fácil y cómodo tener a mi hija en un moisés junto a nuestra cama. Aprendí a darle el pecho tumbada y así era capaz incluso de amodorrarme mientras ella comía. Cuando terminaba de mamar, ella también se dormía. Si yo me despertaba antes que ella, la pasaba a su cuna, y si no, descansábamos juntas hasta la siguiente toma.

Conozco parejas que han decidido que la mamá y el bebé duerman en otro cuarto mientras dure la lactancia materna. Así, el papá, que tiene que ir a trabajar al día siguiente, descansa sin interrupción, por mucho que llore el bebé o que la mamá haga ruido cada vez que se levanta. Algunos papás que comparten los biberones nocturnos también se intercambian: cada noche duerme uno con el bebé (al que le toque ocuparse de las tomas esa noche) y el otro descansa tranquilamente.

Si prefieres dar el pecho en la cama pero temes aplastar al bebé o que se te caiga de los brazos, descuida. Durante un largo tiempo tendrás un sueño más superficial y serás hiperconsciente de que tienes al bebé contigo en la cama. Lo importante es que tu pareja y tú estéis de acuerdo con el sistema que hayáis elegido.

En cuanto a las horas de sueño, a pesar de que alguien intente convencerte de que has de imponerle un horario desde el principio, pronto te darás cuenta de que no es así. Los recién nacidos tienen su propio reloj interno, que les dictará cuándo y cuánto deben dormir, y lo mejor que puedes hacer es dejarte llevar por su ritmo. Según crezca, entonces es aconsejable establecer rutinas, más que horarios, para que el bebé se acostumbre a que después del baño viene la cena y luego el momento de ir a la cuna, por ejemplo, y se sienta seguro.

Cuando tenga unos pocos meses, procura entonces establecer un horario de siestas, tomas (y luego comidas), baño y sueño nocturno que se adapte a ti y a tu estilo de vida, y no al de tu mejor amiga o al de tu suegra. Yo cometí el error de hacer caso de quienes me decían que debía acostar a mi hija de medio año a las ocho de la tarde, y, naturalmente, a las cinco o seis de la mañana ella estaba totalmente despejada y con ganas de juerga. En cambio yo, que soy persona nocturna y de poco madrugar, me había dormido a las dos de la mañana y, por lo tanto, a las seis tenía ganas de cualquier cosa menos de levantarme. Al día siguiente, sin haber dormido apenas, no tenía fuerzas ni para pensar, y así me pasé unos cuantos meses hasta que decidí que debía adaptar el horario de sueño de la niña al mío, y gracias a eso recuperé la cordura. Naturalmente, no la acostaba a las dos de la mañana, sino a las diez (incluso a las once en verano), pero hay que pensar que estábamos en Sevilla, ciudad donde el clima permite e incluso exige trasnochar para evitar el calor. Entonces las dos nos levantábamos con las mismas ganas, sobre las nueve e incluso las diez. Hoy, a sus casi tres años conservamos un horario parecido y no me arrepiento. Gracias a que ahora duermo más y mejor ¡he podido escribir este libro! Lo que quiero decir es que, pasados los primeros meses, elijas unos horarios que te convengan a ti y no los que le parezcan bien a otra persona.

El síndrome de muerte súbita del lactante

Si durante los primeros meses de embarazo una vive pendiente del fantasma del aborto espontáneo, durante los primeros meses de vida del niño, es el síndrome de muerte súbita lo que más te asusta. Se habla y se escribe tanto sobre ello que temes que le pase a tu hijo. En cambio, se dice tan poco realmente (porque poco se sabe) que tu temor se basa precisamente en el miedo a lo desconocido. Para tranquilizarte, piensa en la siguiente estadística.[1] En España sólo afecta a uno de cada 3 000 bebés. Lo único que puedes y debes hacer es seguir estrictamente las pautas que te dé el pediatra: que hasta los seis meses (entonces lo hará como quiera) duerma siempre boca arriba o de

1. José Luis Romero, *Mis primeros cien días*, Editorial Juventud.

costado, y que no se fume en su habitación o, mejor aún, tampoco en el resto de la casa. Procura que no esté demasiado abrigado y, sobre todo, NO TE OBSESIONES con el tema para evitar angustiarte. No tiene por qué pasarle a tu bebé. Punto y final del tema.

Hablan las madres

Lola, treinta y cinco años, madre de una niña de tres semanas

No dispongo de mucho tiempo para extenderme, ya que ¡las tomas de mi hija dirigen mi vida en estos días! En cuanto a lo mejor de la llegada a casa fue precisamente eso: la entrada a nuestro nido con la familia fue para mí un enorme orgullo. Desde ese día sigo en una nube, admirada por el resultado. ¿De verdad que hemos hecho esto nosotros? También ha sido sobrecogedor y sorprendente la cantidad de cariño que rebosas. Yo me paso el día dando besos a mi marido y a la niña. Me siento feliz de tenerlos y tengo una ilusión renovada por vivir.

No veo partes muy negativas en esta situación si es que estás mentalizada de que por una buena temporada tu mente y tu cuerpo estarán a disposición del pequeño angelito, aunque la falta de vida sexual empieza a impacientarme. Quiero sentir algo de placer para variar, ¡en lugar de molestias y dolores!

Las visitas familiares también me han resultado incómodas, porque se las toman por derecho y tienden a instalarse. Para mí han sido un inconveniente, ya que no respetan mi forma de entender ciertos momentos íntimos, en los que, en lugar de dejarme sola, encienden el televisor a todo volumen.

El cansancio es sin duda negativo. Afrontar mil hábitos totalmente nuevos y de los cuales depende el angelito desvalido no es muy agradable. Sugiero intentar acomodarse al horario del bebé.

Es pesado tener que enseñar a tu pareja los hábitos que tú misma no conoces, pero que el instinto te dicta. Se te acumula el trabajo, pero sugiero paciencia, aunque la verdad, ya podrían ellos informarse un poco sobre los cuidados del niño, como hacemos nosotras.

Para finalizar con la lista de aspectos negativos, mencionaría el aprendizaje en el uso de los mil y un artefactos necesarios para movilizar al bebé. No es nada evidente cómo se abre o cierra un cochecito prestado, del que no tienes las instrucciones. Te vuelves loca intentando manejarlo y pueden con tu paciencia. Luego una vez desplegado ¡recomiendo no volverlo a plegar en la vida! Y buena suerte para llevar todos los elementos nuevos por la calle mientras empujas el cochecito... ¡para matarse!

7. La euforia inicial y la melancolía posparto

La mamá más feliz

De pronto y sin previo aviso, cuando se te haya pasado el susto de ver a tu bebé nada más salir del útero, te parecerá la criatura más hermosa que hayas visto jamás y te sentirás embriagada de felicidad. Seguramente te ocurrirá en cuanto te recuperes del agotamiento del parto y de la anestesia si te la administraron. Te maravillarás una y otra vez de que tu pareja y tú hayáis sido capaces de crear esa forma de vida tan perfecta. Serás capaz de pasar horas contemplando sus deditos y escuchando su respiración. Gozarás cuando se tire peditos y saltarás de alegría cuando eructe. El miedo a que le ocurra algo hará que te levantes varias veces en mitad de la noche para comprobar que respira. ¡Algunos padres incluso le ponen un espejito delante de la nariz para ver si lo empaña con su aliento! Por duro que fuera el parto y por mal que te encuentres físicamente, el mero hecho de sentir cerca a tu retoño te hará sentir FELIZ con mayúsculas y estarás orgullosa cada vez que alguien te comente lo guapo que es tu bebé. Si te dicen que se parece a ti, ya ni te cuento...

Compararás a tu bebé con los demás y siempre saldrá mejor parado el tuyo. Si tu bebé es gordito, los bebés más delgados te parecerán escuálidos y enfermizos, y si es más bien finito, los otros te parecerán gordos y feos. ¡El tuyo siempre te parecerá que es el patrón que marca cómo debe ser un bebé!

Relatarás con detalle sus cambios de pañal y describirás el color y la consistencia de su caquita y, además, lo harás con gusto. Por supuesto, no te darán asco sus moquitos, sus pises, sus cacas ni sus vómitos. La madre naturaleza hace que así sea, para asegurarse de que los bebés están bien atendidos por sus mamás. En cambio, más de un papá intenta librarse de cambiar pañales porque arguye que le produce arcadas. Por mucho que seas inmune a los malos olores de tu pequeñín, no creas que eso se aplica a otros bebés: supongo que es lo mismo que oler las emisiones propias y las ajenas, ¡siempre te huelen peor las de los demás!

Olvidarás que te quejabas de que tus amigas con hijos sólo saben hablar de sus pequeños y ¡harás exactamente lo mismo que ellas! Pero si quieres conservar a tus amistades (sobre todo a las que no tienen hijos), hazles un favor y, cuando te pregunten por tu hijo, *no las aburras contándoles cada detalle de su crecimiento y de las monerías que hace.* Reserva esas largas explicaciones para abuelos y tíos, que comparten la noción de que tu bebé es perfecto y superdotado. Cuando yo no tenía hijos, me fastidiaba que mis amigas que eran mamás me colgaran el teléfono en cuanto el bebé lloraba y que no fueran capaces de concentrarse en lo que yo les contaba. Para evitar caer en lo mismo, decidí que si la niña lloraba, no cogería el teléfono, y sólo hacía llamadas cuando ella estaba dormida o de paseo con su papi. Pero confieso que yo también he tenido que cortar la conversación con un «te tengo que dejar, que la niña llora» más de una vez.

Cuando me preguntan por mi hija, procuro decir «está preciosa, ¿qué voy a decir yo que soy su madre?» y añado su última hazaña (ya habla, le quité el pañal, etcétera). Evito contarles con todo detalle las palabras que ha aprendido o mencionar lo inteligente que creo que es, aunque de cuando en cuando se me escape algún comentario típico de una madre orgullosa, lo cual es inevitable. Lo que no hago es hablar SÓLO de mi hija. Si así fuera, ¡ya no me quedarían amigos! Además, para eso están las abuelas, que se encargan de poner al día a cualquiera que tenga tiempo y ganas de escuchar lo perfecta que es su nieta.

Durante las primeras semanas, todo el mundo, sobre todo las amigas que ya eran mamás, entenderán que el centro de tu universo sea el bebé y que lo demás te resulte accesorio o importante sólo en la medida en la que afecte a tu hijo. ¡Lo que no puedes hacer es permitir que esta fase dure hasta que tu retoño cumpla veinte o treinta años!

Procura no centrarte tanto en el bebé hasta el punto de olvidar que tu pareja también te necesita. Durante la cuarentena no podréis hacer el amor con penetración, pero eso no quiere decir que no le demuestres que lo quieres y que sigue siendo importante para ti. Pregúntale cómo le ha ido el día, aunque lo único que te apetezca sea contarle el tuyo, y procura escucharlo con atención, ¡aunque te cueste concentrarte en lo que dice! Notarás que tu cerebro licuado por el embarazo está todavía más líquido después del parto. ¿Será porque lo tienes lleno de leche? Por muy eficaz y competente que seas en tu profesión, encontrarás que lo de la maternidad no tiene nada que ver con tu trabajo y que necesitas dedicar tus cinco sentidos (que están mermados por el agotamiento y la falta de sueño) a atender a tu hijo. Pero, tranquila, porque aunque seguirás sin encontrar no sólo las llaves dentro del bolso, sino el bolso entero, no te olvidarás de darle las medicinas al niño, si las necesita, ni de las vacunas ni de las citas con el pediatra. Lo cuidarás perfectamente. ¡Lo que tienes que hacer es cuidarte tú también! Es fácil olvidarse de una misma en esta primera etapa.

Permite a tu pareja que participe en los cuidados del bebé desde el principio. La mía hizo el primer cambio de pañal de nuestra hija y terminó bien pringado de meconio (la primera caquita), pero ¡lo consiguió! Aunque nos cueste admitirlo, a muchas nuevas mamás nos parece que, como nosotras, no lo hace nadie. Por mucho que dudemos de nuestra propia capacidad de ser buenas madres, pensamos que al menos hemos ido a clases y nos hemos informado y que, además, ¡él es un hombre! Por lo tanto, si no es capaz de acallar al niño a la primera, se lo quitamos de los brazos para arrullarlo nosotras, y criticamos la ropita que ha elegido para vestirlo porque «no pegan» los patucos azules con el pelele verde. ¡NO LO HAGAS! Deja que se implique, porque si le criticas cada cosa que hace, pronto dejará de intentarlo siquiera y ¡luego te quejarás de que no te ayuda! En el fondo nuestra tendencia a acaparar el cuidado del bebé quizá sea por miedo a que ellos lo hagan mejor o a que el bebé termine por preferir al padre y que no nos necesite tanto a nosotras. La realidad es que mientras crezca, vuestro hijo pasará épocas en las que preferirá a un padre sobre el otro, pero ambos deberéis aprender a aceptarlo con madurez. Además, se trata precisamente de enseñar a los hijos a ser independientes, aunque es importante que sepan desde muy pequeños que pueden contar con vuestra ayuda y apoyo siempre que lo necesiten.

¿Por qué estoy tan triste?

Seguramente has leído ya sobre la depresión posparto. Se suele explicar como melancolía, tristeza y ganas de llorar, que generalmente se produce unos cuantos días después del parto y que no ha de durar más de una semana. Es hormonal y se pasa pronto, te dicen. A pesar de que la gran mayoría, mientras la está atravesando, afirma convencida que no sufre depresión posparto, como hice yo, cuando el niño cumple uno o dos años, haces memoria y, ahora que estás fuera de aquel nubarrón que no te permitía ver más allá del bebé, te das cuenta de que efectivamente estabas mal. Para empezar, necesitamos saber de antemano que *la depresión no siempre se manifiesta con lágrimas o sentimientos de tristeza*, sino que se puede ocultar tras un cansancio infinito, intensos dolores de cabeza o musculares, pensamientos catastrofistas, malestar general, insomnio, falta de concentración, inapetencia sexual y muchos otros síntomas. En segundo lugar, a menudo no identificamos la depresión porque *nos avergonzamos y nos sentimos culpables* de cualquier otro sentimiento que no sea *felicidad* o *alegría* después de tener un hijo. «¿Es que no lo queremos?», «¿es que estamos mal de la cabeza?», nos preguntamos. Nos cuesta admitir que necesitamos ayuda, nos DA MIEDO pensar que podemos tener problemas emocionales o psicológicos, y eso hace que la depresión quede sin tratar y dure más de lo debido. Te contaré un secreto: *¡la mayoría de madres recientes se sienten igual que tú, aunque no lo cuenten!* Indaga un poco y verás cómo es cierto. Para empezar, piensa que la privación del sueño se ha utilizado desde hace siglos como tortura, porque llevada a extremos puede producir psicosis, entre otras cosas. Si a eso le sumas que te estás recuperando de un parto o de una cesárea, que tienes incontinencia urinaria, hemorroides, que todavía no te hallas a la hora de dar el pecho al niño y que además *no tienes ni idea de si lo estás haciendo bien*, porque es tu primer hijo, ¡no me digas que no tienes motivos para encontrarte mal! Si además tienes preocupaciones profesionales, tu pareja te dice que necesita alivio sexual y tu bebé tiene fiebre por vez primera, ya no digamos. Añade a todo este cóctel, capaz de estresar al más fuerte, que tienes que hacer la compra, que te estás contagiando del resfriado del bebé y que hace cinco días que llueve y no has podido salir a la calle, por lo tanto no has visto a ningún adulto, salvo a tu pareja (y eso si no te has dormido antes de que él vuelva del trabajo)... ¡AGHHH!

Y, dime, ¿qué hay de malo en admitir que una siente que lleva el peso del mundo sobre sus hombros? Realmente ¡LO LLEVAS! Al menos, llevas el peso de TU mundo y el de TU BEBÉ, que no es poco, ¡sobre todo considerando tu falta de experiencia!

Cuando mi hija tenía seis meses, yo llevaba un largo tiempo obsesionada con imágenes de catástrofes que le podían ocurrir. Imaginaba desde que un coche se saltara el semáforo y se llevara por delante el cochecito mientras cruzábamos la calle, hasta que se me cayera de los brazos al bajar la escalera. Estos temores son frecuentes y no tienen importancia si se producen de manera aislada, pero, cuando te pasas el día intentando pensar en otra cosa, es que necesitas ayuda. Además, me dolían las articulaciones, me sentía agotada y desconectada de los demás. Me parecía que jamás recuperaría mi energía y vitalidad. El médico me dijo que eran claros síntomas de ansiedad y depresión. Sin embargo, argüí yo, me sentía serena y especialmente FELIZ de ser madre. Pero la depresión posparto no tiene nada que ver con la alegría de la maternidad. Tiene que ver sobre todo con la falta de sueño y con aprender a hacer malabares con tu tiempo y tu energía para cuidar de tu bebé sin abandonarte a ti misma.

Si tuvieras uno solo de esos síntomas, no lo pienses más y pide ayuda. Acude a tu ginecólogo o a un psiquiatra y cuéntales lo que te pasa, lo entenderán perfectamente y te ayudarán a recuperar la energía y el optimismo.

Sobre todo recuerda que ¡NO PASA NADA POR ADMITIR QUE NECESITAS AYUDA! Ten presente que SE TRATA DE UNA CONDICIÓN PASAJERA Y QUE TIENE SOLUCIÓN.

Algunos síntomas de la depresión posparto

No lo pienses y consulta al médico si tienes alguno o varios de estos síntomas, sobre todo si persisten:

- Te sientes sola y aislada, pero no haces nada por abrirte a los demás.
- Te cuesta tomar decisiones, incluso las más sencillas.
- Estás irascible.
- Continuamente te asaltan imágenes de posibles fatalidades que le pueden ocurrir al bebé.
- Tienes jaquecas, dolores musculares, problemas de digestión, náuseas o malestar.

- No te apetece hacer absolutamente nada.
- No crees que esa sensación de agotamiento se vaya a terminar alguna vez.
- Evitas al bebé todo lo posible (te da miedo) o, por el contrario, no te puedes separar de él por temor a que le pase algo en tu ausencia (lo sobreproteges).
- Ignoras a tu pareja e incluso te molestan sus muestras de cariño.
- Temes que alguien sepa que te sientes así.
- Si alguien sugiere que podrías estar deprimida, te ofendes.
- Crees que eres la única que se siente así y temes que se trate de algo serio.

Dónde y cómo pedir ayuda

La ayuda que necesitas puede estar al otro lado del hilo telefónico. El simple hecho de *admitir cómo te sientes* suele producir tal alivio que muchas mujeres se sorprenden al comprobar lo rápidamente que recuperan la confianza en que su tristeza y cansancio tienen solución. Una amiga que haya tenido hijos, tu propia madre o bien otra mamá reciente pueden devolverte a la realidad y hacerte ver que no eres rara ni te pasa nada malo ni irreversible. Ellas también lo han sufrido o lo sufren (en el caso de la otra mamá) y también salieron (o saldrán) adelante. Para empezar a recuperarte, procura DORMIR. Para ello, pide la colaboración de tu pareja, de una abuela o bien contrata a una canguro de confianza (aunque ya he explicado que seguramente te cueste hacerlo), ponte tapones en los oídos, un antifaz y ¡DUERME! Si das el pecho, sácate la leche y que se la dé otra persona, o bien que le ofrezcan a tu hijo un biberón de fórmula. ¡Tu salud mental es lo más importante en estos momentos! La falta de sueño seguramente es el mayor culpable de la depresión posparto, y si lo solucionas, aunque sea parcialmente, te sentirás mejor en seguida.

Cuando hayas dado el primer paso, que es el más importante, *admitirlo*, no te detengas ahí y pide a tus amigas que te llamen o te saquen a tomar algo. Desahógate con ellas. Si has pasado la cuarentena, sal a dar largos paseos empujando el cochecito o apúntate a natación. El ejercicio físico libera endorfinas, que contribuyen a subir el ánimo. Además, te ayudará a perder los kilos del embarazo que aún te sobran. Sal a caminar sola a paso ligero mientras tu pareja cuida del bebé. O vete a mirar escaparates y si te lo puedes permitir, cómprate un par de zapatos o un pañuelo para el cuello (pero no te acostumbres a usar las compras como única válvula de escape: ¡son adictivas!). Evita castigarte y *¡no te peses a menudo ni te pruebes la ropa de antes del embarazo!*

Pide cita con tu obstetra y cuéntale lo que te pasa. No temas, lo entenderá (o debería; de lo contrario, te sugiero que cambies de médico cuanto antes) y te dará sugerencias útiles o te remitirá al profesional que considere oportuno. Si vas por la sanidad pública, entérate de cómo has de hacer para que te vean en el centro de salud mental (¡y no te dejes asustar por este apelativo!). Y si tienes un seguro privado, pide cita con un psiquiatra. Si éste piensa que has de tomar medicamentos, la elección final será tuya, pero has de valorar qué es más importante, si tu aversión a tomar psicofármacos o tu bienestar y el de tu familia. Si decides tomarlos, deberás abandonar la lactancia materna, si es la que utilizas, pero a cambio ganarás en descanso y equilibrio emocional (aunque ya sabrás que la lactancia materna fomenta la producción de hormonas que contribuyen a la relajación). La psicoterapia puede ser eficaz en este caso, pero es costosa y conlleva tiempo, cosa que a la nueva madre no le sobra precisamente.

Sobre todo, EVITA AISLARTE y busca maneras de relacionarte con los demás. Si hace mal tiempo, organiza una merienda en casa. Pide a tu madre que pase unos días contigo para ayudarte. Si nada de lo anterior es posible, procura mantener el contacto por teléfono, incluso por correo electrónico. No dejes fuera a tu pareja. *Y no te avergüences de lo que te pasa.* No es preciso que publiques un comunicado en un periódico, ni que lo cuentes a quien no te apetece, por ejemplo a tu jefe o a tus colegas de trabajo. Después de todo, hay muchas otras cosas de las que no les haces partícipes, y todos tenemos derecho a nuestra intimidad. Lo importante es que te sinceres con alguien de tu confianza y que sientas que estás poniendo de tu parte para estar mejor.

El cólico del lactante

Todos los libros sobre bebés hablan de ello, pero ninguno te aclarará de qué se trata realmente, porque todavía ni los médicos lo saben. Te dicen que pueden ser gases o bien que le sienta mal la leche materna, pero no está claro. En la práctica, consiste en que algunos bebés se pasan los tres o cuatro primeros meses de vida llorando durante horas, sin motivo aparente. Incluso cuando han comido, con el pañal recién cambiado, tapaditos y sin enfermedad alguna que lo justifique, son inconsolables. Y lo peor de todo es que esta situación ¡puede terminar de rematar a una madre ya de por sí cansada y deprimida! Incluso puede ser causa de separación de los padres, ya que no es fácil ser paciente y comprensivo cuando nadie duerme porque el bebé no para de llorar. ¡Por eso lo incluyo en el capítulo sobre la depresión!

No tiene por qué pasarte a ti, pero si te encontraras en esta situación, lo primero que debes hacer es visitar al pediatra para descartar cualquier afección física como motivo del llanto. Recuerda que, sea cual sea la causa, el cólico del lactante ¡no dura para siempre! Un buen día se terminará y volverá la paz a tu hogar. Tampoco creas que es culpa tuya. Si sus necesidades están satisfechas y tu bebé no está enfermo, no llora porque seas mala madre, ni porque no sepas consolarlo, ni porque «tu leche sea mala» (¡la mala leche en todo caso la tiene quien te sugiera eso!).

En segundo lugar, debes cuidarte al máximo, ¡para no caer en una depresión crónica y para conservar unida a tu familia! Procura no desesperarte por el llanto del bebé (más fácil de decir que de hacer, desde luego), y que él no note que te alteras. Cógelo en brazos si te apetece o, por el contrario, déjalo llorar un rato en la cuna si lo prefieres. Tienes pleno derecho a descansar, después de asegurarte de que no le pasa nada malo. En los momentos críticos, ponte unos auriculares y escucha música o tápate los oídos con tapones. Busca alguien de confianza (y que tenga mucho temple y buen humor) con quien dejar al bebé que llora. Durante esa hora o dos, visita a tu masajista, haz ejercicio, vete a la peluquería o sal a cenar con tu pareja. A veces el único remedio es evadirte de la situación temporalmente, para luego abordarla con fuerzas renovadas. Pide una segunda opinión si la del primer pediatra no te convence y, sobre todo, recuérdate una y otra vez que SE TRATA DE ALGO PASAJERO.

Se levanta la veda

«Entonces, ¿ya puedo tener relaciones sexuales?», pregunté a mi ginecóloga en la revisión posterior a la cuarentena. «Sí», me respondió distraída mientras extendía una receta para unas vitaminas, porque me encontraba muy cansada, como toda nueva madre. Debí de adoptar tal gesto de preocupación que la doctora se compadeció de mí. No dudo que haya mujeres (de hecho, conozco alguna) que recuperen la libido incluso antes de que se termine este período (¡que yo alargaría otros cuarenta días!), pero desde luego a mí no me pasó. Me sorprendió que, al darme el alta en el hospital después de parir, el médico me avisara de que no hiciera el amor durante la cuarentena. «Pero ¿usted cree que tengo ganas después de lo que acabo de pasar?», le pregunté, incrédula. Me dijo que más de una acudía a urgencias tan sólo días después del parto, con una hemorragia producida por la penetración de una pareja impaciente. Y ¡hay quien se queda embarazada del siguiente hijo durante la cuarentena o inmediatamente después! Personalmente no lo entiendo, pero son cosas que pasan.

A pesar de esas excepciones, te contaré lo que yo creo firmemente: la mayoría de las parejas hacen el amor mucho, pero mucho menos de lo que confiesan. Recuerda que no he dicho todas, sino la *mayoría*. Si reanudas tu vida sexual sin problemas, ¡felicidades! Vuelves a entrar en la categoría de las mujeres más envidiadas del mundo. Pero si eres como la mayoría de nosotras, tras un parto vaginal seguramente te cueste imaginar siquiera que te van a volver a introducir algo por el mismo sitio (que no quieres ni pensar en qué condiciones está) por el que salió tu hijo. Después de la cuarentena, te habrán hecho una ecografía y una citología ¡y por ahora ya son suficientes penetraciones! Lo bueno de la etapa posparto es que, aunque no tengas ganas de hacer el amor, no te sientes culpable, porque tu pareja entiende (o debería entender) que se trata de una prohibición médica. Pero cuando te dicen que se levanta la veda, y además se lo cuentas a tu pareja, si lo rechazas, te sientes CULPABLE y él se siente, pues eso, rechazado. Para evitar estas situaciones incómodas para los dos, ponlo sobre aviso y dile que todavía no te sientes preparada. No recuerdo cuánto tardé en volver a hacer el amor después de la cuarentena, pero sé que no fue ese mismo día, ni tampoco esa misma semana, ¡quizá ni siquiera ese mismo mes! Aunque el médico me dijera que ya podía practicar deporte y hacer el amor, todavía se me escapaba el pis y tenía la sensación de que algo andaba suelto por ahí abajo. Además estaba AGOTADA y, cuando me metía en la cama, lo único que quería era ¡DORMIR! Por otro lado, como daba el pecho, me costaba asumir que esos dos cántaros que alimentaban a mi hija fueran tocados sexualmente por mi pareja. Era muy difícil para mí cambiar de papel y pasar de ser una acogedora mamá vaca a convertirme minutos más tarde en la mujer sensual de la que mi pareja se enamoró algunos años atrás. Temía que la niña pudiera despertarse en cualquier momento, y si teníamos invitados en casa, era peor todavía, porque entonces había que recurrir al cuarto de baño, ya que entonces la niña dormía con nosotros. Si una todavía no está contenta con su cuerpo, ¡se niega a dejar las luces encendidas mientras hace el amor! Sólo de pensarlo me entraban sudores fríos.

Por otro lado, el bebé satisface las necesidades emocionales de la madre, y la lactancia materna generalmente es tan placentera que, mientras dura, la mujer no necesita imperiosamente otra vía de placer físico, como le puede pasar al hombre. Pero eso no es excusa para ignorar totalmente a la pareja. Como dicen las que tienen hijos ya adolescentes o adultos, «cuida a tu pareja, porque a la larga los hijos se irán de tu lado y al final volveréis a ser sólo los dos» (aunque algunos hombres también se van de tu lado, pero de eso no vamos a hablar ahora, para no deprimirnos antes de tiempo). Si no te apetece hacer el amor todavía, al menos procura acariciar a tu pareja, abrazarla y compartir momentos de intimidad. Recuerda, además, que hay más formas de tener relaciones sexuales que no necesariamente implican la penetración.

Yo te diría que *no reanudes el sexo hasta que te sientas preparada física y psicológicamente*, aunque él tenga que seguir abonado al canal X durante un par de meses más. Por otro lado, tampoco todos los hombres tienen deseos de abalanzarse sobre su pareja después de haberla visto dar a luz. Primero se han de recuperar del trauma de convertirse en padres. Ahora ellos también han de combinar (aunque a menor escala que nosotras) su trabajo profesional y su labor de padre.

¿Qué sentirás la primera vez? Una amiga mía afirma que el sexo después de la cuarentena es como si te desvirgaran. Estoy de acuerdo salvo en un detalle. La primera vez que haces el amor tienes la vagina bien prieta. La primera vez que lo haces después de tener un hijo, la tienes dada de sí y además te falta lubricación.

Como ya sabrás, lo peor que puede hacer tu pareja es intentar seducirte con expresiones vulgares como: «¡Ay, cuando te coja por banda...!» o «pero ¡qué buenorra que estás!». En su desesperada situación de abstinencia, incluso al más educado y romántico le costará evitar este tipo de comentarios. Confiésale que no te excitan y adviértele de que no crees poder hacer sexo duro hasta haber pasado una etapa de hacer el amor como si fuerais Romeo y Julieta y no los protagonistas de un vídeo porno. Algunas mujeres me han dicho que después de haber tenido a su primer hijo evitaban desvestirse delante de sus maridos porque temían que ellos se excitaran, cuando las pobres no podían ni pensar en el sexo. Probablemente muchas nuevas mamás no quieran demostrar cariño a su pareja por temor a que sus caricias den paso a un acto sexual en plan salvaje, que no les apetece nada en absoluto. ¡Ellas sueñan con dormir!

Lo que no hay que hacer es permitir que esta fase natural de desgana y temor hacia el sexo se prolongue más de lo necesario, y debes poner todo de tu parte para que eso no ocurra. A la nueva mamá, más que nada ¡EL SEXO LE DA PEREZA!, lo confiese o no. Y tiene que aprender a vencer esa inapetencia para reanudar esa importante parte de la relación. El sexo, cuando va bien, no lo es todo, pero, cuando es inexistente, puede terminar incluso con la pareja más fuerte.

Para abordar vuestro primer encuentro sexual con penetración, cuando te encuentres con ánimos de intentarlo, te sugiero que preparéis el terreno. No os pongáis el listón muy alto, porque os sentiréis fracasados si no es tan gratificante como lo habías imaginado. Tú vas a necesitar un buen rato para meterte en situación, como hacen los actores. Si podéis salir a cenar solos, mejor, y si tenéis que cenar en casa, procurad vestiros para la ocasión y ¡no habléis del niño! No hay como la tierna imagen de un bebé para bajar la libido de cualquier madre. Lo mejor sería que el bebé estuviera al cuidado de otra persona, pero si no es posible, iniciad la cena en cuanto se haya dormido (habrá menos probabilidades de que se despierte pronto). Un buen vino os relajará a los dos (aunque los expertos recomiendan no beber nada de alcohol si se quiere disfrutar de buen sexo). Y recuerda sobre todo que has de LUBRICARTE bien cuando llegue el momento. Las fantasías sexuales ayudan a excitarse y a olvidarse de que una es la mamá de un ser indefenso... Simplemente ver juntos un vídeo erótico, o incluso porno, os puede estimular más de lo que imaginas. Lo más probable es que una vez te hayas lanzado, te alegres, y mucho, de haber redescubierto el sexo.

No os pongáis metas imposibles, como reanudar el ritmo que teníais antes de ser padres, pero procurad no dejar pasar semanas o meses sin hacer el amor. Somos animales de costumbres, y es fácil dejarse atrapar por el cansancio o la rutina y relegar el sexo al último puesto de prioridades. Si NUNCA tienes ganas de hacer el amor e incluso te llega a dar asco, consulta con un profesional, porque puede ser un síntoma de depresión o de algún conflicto sin resolver con tu pareja.

Recuerda que no hay una norma sobre cuánto hay que hacer el amor. Lo «normal» debe ser lo que os satisfaga a ambos. Y no te dejes acomplejar porque otras parejas digan que lo hacen tres veces por semana cuando vosotros a duras penas conseguís hacerlo cada quince días. Lo importante es que consigáis alcanzar la calidad y frecuencia de sexo que os convenga a vosotros.

¡Suerte, y a disfrutar!

Ahora somos una familia

Aunque también es estupendo vivir solo o en pareja pero sin descendencia (yo he hecho ambas cosas y las he disfrutado mucho), cuando tienes a tu primer hijo te maravillas de que ahora seáis ¡una familia! Esa sensación es sobrecogedora y además no sólo os afecta a vosotros como pareja, sino a todos vuestros parientes e incluso amigos. A partir de ahora, tus amigos con hijos te verán con ojos más amables y te incluirán en sus planes de fin de semana. Tus amigas solteras y libres como el viento seguramente se sentirán alejadas de ti, al menos durante una época, y viceversa. Estáis en otra onda; es normal y perfectamente comprensible. Por fin entenderás por qué las nuevas mamás no tienen tiempo de llamar por teléfono a sus amigas y menos aún de quedar con ellas. Pero ¡si algunos días no tienes tiempo ni de mirarte al espejo! Comprobarás que el bienestar de tu familia es lo primero y rehuirás cualquier compromiso social que creas que suponga algún trastorno para el bebé. Eso será al principio, claro, y con tu primer bebé, porque según vayas ganando en experiencia, te darás cuenta de que la gente con hijos también sale a cenar, va al cine o a bailar y que incluso hace viajes, y que los niños terminan por adaptarse mejor que nosotros al ajetreo.

Durante los primeros días, e incluso durante el primer año, te maravillarás de que tu marido también es padre y a él le enternecerá ver que tú no eres sólo su mujer, sino que además eres madre. Es una sensación embriagadora, que te quita la respiración. Una no se acaba de creer que ha sido capaz, junto a su pareja, de crear una familia...

Pero ser una familia conlleva adaptarse al hecho de que no sólo tendréis que responder el uno ante el otro como individuos, sino como padres. Más de una vez discreparéis acerca de cómo conseguir que el bebé se duerma, cuántas capas de ropa ha de llevar para salir a la calle y si es mejor dejarlo llorar un poco en la cuna o cogerlo en brazos en seguida. Según el niño vaya creciendo, discutiréis porque se dio un golpe cuando salió al parque con su papi o porque, según él, le consientes demasiado... Es importante que lo sepáis de antemano: No siempre vais a estar de acuerdo, pero tendréis que aprender a hacer concesiones y a no discutir siempre delante del niño sobre cuál de vosotros tiene razón.

Ahora es la madre quien tiene más derecho al permiso de maternidad, y si además da el pecho, durante los primeros cuatro meses al menos, será la principal cuidadora del bebé. Aunque una esté al borde del colapso por la falta de sueño y el desajuste de horarios en esa temporada, aunque se queje de que necesita más ayuda, a menudo acapara los cuidados del bebé sin darse cuenta. No es capaz de echarse tranquilamente la siesta durante el fin de semana, preguntándose durante ésta si su pareja se percatará de que el bebé necesita un cambio de pañal. En el remoto caso de que durante el primer mes el padre saque al bebé a la calle sin la supervisión directa de la madre, ésta le dará una retahíla de instrucciones junto con una bolsa repleta de (demasiadas) cosas para cubrir posibles cambios de tiempo, subidas de fiebre y ataques de llanto incontrolado. Además, lo llamará varias veces al móvil para comprobar que no se ha llevado el niño al bar en vez de al parque.

Una tiende a olvidarse de que el bebé es de los dos y, sobre todo, de que él es ¡EL PADRE! Una debe aprender a relajarse y dejar que él sepa de primera mano lo que se siente al tener a su cargo a un pequeñín que depende de él para todo. Si siempre le estás recordando lo que ha de hacer y lo que no, y le diriges todas y cada una de sus acciones, nunca tomará la iniciativa. Le estás llamando incompetente y le estás diciendo que ¡NO TE FÍAS DE ÉL! Yo misma he pecado de eso, y, aunque a mi pareja alguna vez se le ha pasado llevar pañales suficientes o el biberón del agua, es un hombre de recursos y la verdad es que ha salido siempre del paso.

Recuerda que es normal e incluso saludable que cada uno de vosotros tengáis una forma distinta de atender y de interactuar con vuestros hijos, y que ninguno de los dos lo hace «mejor» que el otro, sino simplemente de manera diferente. Que tu pareja caliente el biberón en el microondas en lugar de hacerlo al baño María, como haces tú, no significa que su método sea peor. Déjale que haga las cosas a su modo, siempre y cuando el resultado sea positivo. También pídele que respete tu manera de proceder si crees que es correcta, pero escúchalo: los papás, que no están sometidos al trauma físico del posparto, ni al mismo nivel de agotamiento que las mamás recientes, a veces guardan la solución de lo que para nosotras parece un problema insuperable, desde acallar el llanto del bebé hasta conseguir que se duerma. Piensa además que el bebé no es sólo cosa tuya, sino de los dos, precisamente porque ahora SOIS UNA FAMILIA.

Tus suegros y tus padres = los abuelos del niño

—¿Con quién vamos a pasar el día de Reyes?

—No sé... Mi madre me ha sugerido que como el año pasado lo pasamos con tus padres y...

—¡Ya! Pues es que mis padres ya han comprado los regalos y están muy ilusionados con el primer día de Reyes del niño. ¿No me digas que no lo sabías?

—Pero si me has preguntado tú.

Esto de tener hijos cambiará vuestra relación con vuestros parientes. Si antes ya discutías con tus padres, y tu pareja con los suyos acerca de dónde pasaríais la Nochebuena y el día de Navidad, por ejemplo, ahora será mucho peor. Aunque no discutáis abiertamente, ambas familias os echarán indirectas sobre lo triste que es pasar las fiestas sin el bebé y de cómo entienden que tengáis más obligaciones con la familia política (aunque en realidad NO lo entiendan), y terminaréis por sentiros culpables sin importar la decisión que hayáis tomado. Lo importante es que eso no os lleve a discutir entre vosotros. Personalmente, desde que somos padres, hemos optado por quedarnos en nuestra casa e invitar a los abuelos y tíos a que vengan ellos a pasar las fiestas si así lo desean. Así nadie se ofende y además empezamos a crear nuestros propios rituales navideños (o de la fiesta que sea). Nuestras familias están dispersadas por el globo, pero conseguimos reunirnos para las ocasiones especiales. También hemos pasado alguna Navidad los tres solos, y ha sido una experiencia enriquecedora. Recuerda que el núcleo principal de vuestra familia sois los tres, y si luego vienen más hijos, los cuatro o los que seáis, y que tenéis todo el derecho de marcar vosotros las pautas de cualquier celebración, así como de vuestras vacaciones, que para eso son vuestras.

Por otro lado, cuando eres madre, tus suegros ya no son sólo tus suegros ni tus padres sólo tus padres. Ahora son los abuelos de tu hijo. Tus cuñadas son sus tías, y así con toda tu familia y tu familia política. Independientemente de cómo os llevéis tu pareja y tú con ellos, su relación con vuestro hijo es vital. Por mal que soportéis a vuestra familia política, no dejéis que eso impida que vuestro hijo disfrute de sus abuelos, tíos o primos, porque le ofrecerán una sensación de seguridad y una experiencia de vida que vosotros como padres, por definición, no le podéis ofrecer. Prepárate, eso sí, para mantenerte firme cuando tus familiares opinen sobre tu manera de proceder con el bebé (y más tarde con el niño y con el adolescente) y para hacerlo con diplomacia y sin ofender, pero sin permitir que te pisen el terreno. Ten presente que los tíos y los abuelos están «diseñados» para malcriar al niño y para cuestionar tu forma de educarlo, pero piensa también que serás tú la que tengas que enfrentarte a las diarreas producidas por los helados que le compró la abuela, o a una niña que sigue despierta a la una de la mañana porque su tía le dejó dormirse la siesta a las siete de la tarde.

Por otro lado, si alguno de tus familiares participa del cuidado de tu hijo por su proximidad o porque no puedes permitirte un jardín de infancia y has de volver al trabajo, entonces deberás sentarte a hablar con él o (normalmente) ella, sobre cómo cuidará del niño. Cuando pagas a una persona para que se ocupe de tu hijo, te sientes con todo el derecho a decirle lo que quieres que haga y que no haga (aunque nunca sabrás si lo cumple al ciento por ciento). Pero, cuando se trata de una de las abuelas, en el fondo sabes que, aunque con mucho más cariño que una tata, porque es su nieto, harán lo que les apetezca en cuanto te des la vuelta y que luego te lo contarán... o no. Además, si se trata de tu suegra, posiblemente tome por costumbre contradecirte en todo, y seguramente tu pareja la apoyará a ella, porque al fin y al cabo a él lo crió perfectamente. Y si es tu propia madre, quizá a tu marido le fastidie que sea tan dominante y metomentodo. Si tienes las ideas claras acerca del cuidado y la educación de tu hijo es para pensarse lo de dejar que esa responsabilidad la asuman las abuelas. Pero si en cambio prefieres que ellas tomen las decisiones por ti, ¡no tendrás problemas! Es un tema complejo y muy personal, pero si tienes presente que elijas lo que elijas, el núcleo familiar sois tu pareja y tú y vuestros hijos, y te dejas guiar por el sentido común, estarás en el buen camino.

Y, por último, pero no por eso menos importante, cuando pasáis a ser una familia, es vital que hagáis planes en previsión de (el remoto caso, ¡por supuesto!) que vosotros faltarais. Mi pareja no quería ni oír hablar de ello, pero a los pocos meses de nacer nuestra primera hija, hicimos testamento y designamos un tutor para ella y los hijos sucesivos. También contratamos seguros de vida y planes de jubilación. Hasta ese momento siempre habíamos vivido al día y nunca habíamos hecho previsiones de futuro en ese sentido, pero ya no somos sólo nosotros. No tiene por qué pasar nada... pero si ocurriese, tenemos la tranquilidad de que está todo previsto.

Hablan las madres

Ángela, treinta años, mamá de una niña de once meses

No recuerdo la depre posparto como melancolía. Me sentí superada, con flojera, incapaz de hacer frente a la nueva situación y salir adelante con todo, por mucho que me hube mentalizado y organizado previamente. Lloraba a menudo y con facilidad, sin sentirme especialmente triste. Todo el mundo me decía: «No te preocupes, podrás con todo, date tiempo...» Qué palabras tan poco consoladoras en aquel momento, pero qué ciertas, vistas con perspectiva. Espero que si ten-

go más hijos y me vuelvo a ver en la misma situación, sea capaz de recordarlo y sobre todo CREERME esas afirmaciones. Aquello lo superé procurando quitarme de encima el complejo de superwoman *y aprendiendo que delegar, para la nueva madre, implica mejorar su calidad de vida. Una realmente no puede ni tiene por qué poder con todo, sobre todo si además de ser madre tiene una profesión.*

En cuanto al sexo, quien haya dicho que después de la cuarentena todo vuelve a ser como antes debe de estar en las nubes. Se levantará la veda, pero el deseo se quedó dormido en algún punto recóndito del cerebro. Yo no estaba, ni quería estar, por la labor. No me sentía cómoda con mi cuerpo y sentía rechazo por éste y por el sexo. Tengo que agradecer a mi pareja que tuviera tanta paciencia conmigo. No creo que todos los hombres entiendan nuestra situación y además sean capaces de no sentirse rechazados o molestos por nuestra falta de ganas. Cuando por fin me decidí a probar de nuevo, las sensaciones no eran iguales que antes. Me di cuenta de que tenía que fortalecer el periné. Aquello lo sentía como una cueva inmensa. Mis pechos ya no eran los mismos, tenían otra forma, otra turgencia, otra sensibilidad. Fue como volver a aprender, recuperar antiguas sensaciones y a la vez explorar nuevos aspectos de la sexualidad, alternativas más cómodas para mí. Creo que en nuestro caso lo que mejor nos vino fue plantearnos constantemente el acto sexual como un «a ver qué descubrimos hoy o con qué nos sorprende esta vez el cuerpo».

El hecho de que ya no seamos sólo una pareja, sino también una familia, lo noto más ahora que la niña tiene casi el año. Naturalmente, todo fluye mejor que inmediatamente después del parto. Antes me encantaba irme de vacaciones, porque significaba desconectar de TODO, totalmente, pero ahora es diferente. Una tiene la sensación de que nunca puede desconectar de su papel de madre de familia, de que no queda espacio ni tiempo para el individuo. Hay que pedir favores si se quiere disfrutar de algunas horas de paz y calma... No es que no se pueda hacer, pero es difícil y ¡siempre sabe a poco!

8. Pareja y ahora también padre

¿Y yo qué pinto en todo esto?[1]

Para empezar, eres el que ha dejado embarazada a tu pareja (o eso esperas, ¡porque algunos hombres sienten un inconfesable temor a que el hijo no sea suyo!). Afortunadamente, tanto para tu pareja como para ti, eres un hombre moderno, que no aguardará a que llegue el día del parto, fumando cigarro tras cigarro en la sala de espera, para sentirse padre, como les pasaba a las generaciones anteriores. Sin embargo, por el mero hecho de que no seas tú el que lleva dentro el niño y por impotente que te sientas en ese sentido, no creas que no tienes nada que hacer hasta que venga al mundo. Ya durante el embarazo, tu pareja te necesita, Y MUCHO, incluso aunque no te lo diga. Si te parece que a veces está insoportable y te frustra que no sea la de siempre, recuerda que a ella también la molesta ¡y que no lo hace para fastidiarte! Quizá incluso se sienta peor que tú, porque al menos tú puedes evadirte con el trabajo o con tus amigos, o simplemente ir al gimnasio para perderla de vista un rato. En cambio ella ¡no puede evadirse de sí misma y de su condición! Desde el principio del embarazo sufre los efectos de los brutales cambios hormonales, a pesar de que, por orgullo, te pueda decir lo contrario. Se sentirá más cansada de lo habitual y, duran-

1. Es *vital* que él lea este capítulo, ¡sobre todo si no has conseguido que lea ningún otro! *(N. de la a.)*

te un tiempo, es posible que no quiera hacer el amor como antes. Pero ¡NO TE ESTÁ RECHAZANDO A TI! Además se trata de algo temporal, no lo dudes. Te lo digo en mi nombre y en el de muchas otras mamás.

El propósito de este capítulo es que logres entender un poco mejor por lo que está pasando tu pareja y, como sé que cuesta meterse en la piel del otro, sobre todo si es del sexo contrario, te propongo un ejercicio de visualización. Relájate, respira profundamente y... trata de recordar algún momento en el que estuviste enfermo, por ejemplo con gastroenteritis, incapaz de retener alimento alguno en el estómago. ¿Cómo te sentías? ¿Fuiste a trabajar? ¿Te apeteció hacer el amor en esas condiciones? Pues así es como se siente ella en el primer trimestre y, encima, en lugar de pasarse los tres meses en la cama descansando (su mayor fantasía), sigue yendo a la oficina, haciendo la compra y cocinando, igual que tú, sólo que al borde de la náusea la mayor parte del tiempo. Quizá se permita descansar un día o dos de cuando en cuando, pero nada más. No está bien visto que la mujer falte al trabajo porque tenga dolores menstruales o náuseas matutinas. Ella tiene que demostrar que, aunque esté embarazada, es capaz de rendir igual que siempre. En cambio tú tendrás libertad para contar a tus jefes y colegas de trabajo que vas a ser padre, porque ellos te felicitarán por tu hombría, y nadie se preguntará si tu paternidad se traducirá en absentismo laboral. Incluso les podrás confiar tus miedos y se solidarizarán contigo. Ella sólo puede sincerarse con sus amigas, porque aunque su jefe sea mujer, sobre todo es su jefa, y estará más preocupada por su rendimiento profesional que por su condición de embarazada. Incluso algunas mamás me aseguran que eso empeora en el caso de que tenga una jefa y a pesar de que ella misma sea madre.

Sigamos...

Ahora imagínate que, además de tener la gastroenteritis que ya has recordado antes, durante los próximos meses tuvieran que hacerte exploraciones anales (digo anales porque los hombres no tenéis otro orificio similar al nuestro) y sacarte sangre cada pocas semanas. Imagina que una de las pruebas, si eres mayor de treinta y cinco años, fuera que te traspasaran el abdomen, que además se te ha hinchado como a un bebedor de cerveza alemán, con una aguja larguísima y pasarte luego dos días en la cama preguntándote si esa exploración tendrá alguna consecuencia nefasta. ¿No es para desmayarse sólo de pensarlo? Piensa que otra prueba conlleva tomarte por todo desayuno un brebaje similar al sirope para las tortitas y esperar sentado una hora en el laboratorio para que te saquen sangre ¡otra vez!, tras lo cual tendrás que ir al trabajo y fingir que estás estupendamente. Añade a todo esto la incertidumbre mientras esperas los resultados de las pruebas y algunas molestias típicas, como puede ser que se te hinchen las piernas y que no te quepan los zapatos (y que tengas que calzarte unos zuecos para ir a la oficina), que regurgites la comida durante una reunión con una clienta (sí, he dicho *una*, porque entre hombres los gases y los eructos no escandalizan tanto o, al menos, ¡eso nos parece a nosotras!) y que por la noche no puedas darte la vuelta en la cama porque te sobresalga la barriga de tal manera que seas prácticamente incapaz de moverte.

Respira profundamente de nuevo, porque todavía no hemos terminado. Mientras te ocurre todo esto, cuando sales a la calle con tu mujer (que, por cierto, está guapísima), ella se da la vuelta para mirar a los chavales de veinte años que salen del gimnasio y arquea las cejas mientras suspira. Tú te sientes inseguro y celoso, pero ella te dice que son imaginaciones tuyas. No puedes emborracharte para olvidar que te sientes gordo y feo, y si eres fumador, debes dejarlo de un día para otro y pasarte los próximos meses temblando de los nervios o bien pasar el suplicio de recortar el número de cigarrillos diarios. Entre tanto, tu mujer sigue fumando y tomando sus cervecitas delante de ti. El final de esta etapa llega cuando por fin vas al hospital con tu panza enorme y pesada, ya insomne y sin aliento, orinándote encima, mientras tu pareja bosteza porque pasó la noche anterior de juerga en una despedida de soltera (ya, ya sé que tú nunca harías eso, pero se trata de una situación hipotética y, además, tampoco es imposible). Entras a la sala de partos, lo más parecido a un quirófano, temiendo el hecho de que el orificio ya mencionado tendrá que dilatarse lo suficiente para que por él salga un bebé de al menos tres kilos. Discúlpame la ordinariez, pero intenta imaginar lo que sentirías al evacuar un balón de fútbol (o mejor de rugby, que por lo menos es más aerodinámico), para que te hagas una idea de lo que es el parto... Piensa que, además, te tendrán que hacer un «cortecito de nada» en el ano para que el «balón» salga con más rapidez, y que ¡no tienes ni idea de cuánto te va a doler, ni cuánto tiempo va a tardar en salir! Una vez en la habitación del hospital, estarás dolorido y agotado, pero tendrás que dar de mamar al bebé (recuerda que el tamaño de los pechos no tiene nada que ver con tu capacidad de alimentar al niño), cosa que nunca has hecho y que no sabes si podrás hacer, mientras tu mujer está fuera fumando puros con sus amigas y compañeras de trabajo (¡te sorprendería saber lo que podemos llegar a hacer cuando nos juntamos unas cuantas!). Ella compartirá contigo los primeros dos días en el hospital, pero en cuanto llegues a casa, muy a su pesar, tendrá que volver a la oficina, mientras tú te sientes como si te hubieran partido por la mitad y sin poder hacer de vientre gracias a unas enormes e incómodas hemorroides. Además sangras sin parar, y te sientes agotado y falto de sueño. Pero debes ocuparte tú solo del bebé, que no deja de llorar, mientras tu mamá política te llama por teléfono cada dos horas para preguntarte cómo va todo. O, peor aún, te visita para ayudarte y se pasa el día criticando cómo haces las cosas... y tú no tienes tiempo ni de afeitarte. Ansías que vuelva tu pareja del trabajo para echarte una mano, pero eso no ocurre hasta la medianoche, porque tuvo que hacer horas extras, ya que un bebé implica un gasto considerable. Para entonces, tú estás en la cama, deshecho en lágrimas de puro cansancio y vas por la segunda toma nocturna, sigues sin haberte duchado y, posiblemente, sin haber cenado más que unas galletas y un vaso de leche. Naturalmente, ella procura consolarte, pero por mucho que lo intente, tú le adviertes de que es imposible que pueda llegar a entender por lo que estás pasando...

Podría continuar, pero creo que con esto ya te haces una idea. Si has conseguido llegar al final del anterior párrafo, entonces has logrado algo importante: sentir empatía, ponerte en su lugar. A partir de eso, piensa en todo lo que crees que a ti te aliviaría en esas condiciones y ponlo en práctica. Si lo haces, habrás empezado a compartir a medias el apasionante e incierto universo de la paternidad. Tu mujer y el resto de las mujeres (que podremos utilizarte de ejemplo con nuestra propia pareja) ¡te lo agradeceremos siempre!

Algunos hombres rebatirán: «Pero es que la naturaleza es así, qué le vamos a hacer... Nosotros no podemos parir aunque queramos.» Claro que no, ni nosotras lo pretendemos, porque, aparte de todas esas incomodidades que he enumerado, la maternidad tiene una parte de gozo que sólo las mujeres tenemos la suerte de conocer (y, creednos, nos encantaría que pudierais compartirla). Además, al poco de pasar por ello se nos olvida todo lo desagradable, por eso deseamos tener más hijos. Pero que los hombres no se puedan embarazar ni parir no impide que se lo hagan lo más llevadero posible a la mujer. Esto implica que no pienses que la paternidad empieza cuando nace el niño y, por el contrario, que estés muy pendiente (como seguramente ya lo haces si estás leyendo este libro) de lo que tu pareja necesita.

Por si tienes dudas, te diré que estoy de tu parte y que en más de una página animo a la mujer a que no acapare inconscientemente los primeros cuidados del bebé y, sobre todo, que *¡no se olvide de ti!* ni durante el embarazo ni después, porque en todo momento de este desconcertante pero apasionante proceso de dar vida, *sois un equipo.*

¡Suerte y al toro!

Inquietudes y angustias del hombre

Bueno, no todo iba a ser fácil para el que supuestamente se lleva la mejor parte. ¡He dicho supuestamente! Naturalmente, el futuro nuevo padre también tiene sus conflictos ya desde el momento en que sabe que su pareja está embarazada. Tras la euforia inicial, la mayoría, como ya he comentado al principio del libro, siente miedo. A lo largo del embarazo estas dos emociones se irán alternando hasta el final. Pero nosotras no queremos que tenga miedo; la mayoría exigimos que él sea la roca sobre la que apoyar nuestros cambios de humor, nuestra indecisión e inseguridad y que, sobre todo, no se hunda con nosotras, aunque no se lo pongamos fácil...

Ahora me gustaría que hiciéramos nosotras un ejercicio de empatía. Solemos afirmar que los hombres no saben estar enfermos y que si fueran ellos los que parieran, se extinguiría la raza humana. Sin embargo, si tuviéramos que soportar algunas de las cosas por las que les hacemos pasar durante el embarazo, seguramente habría *muchos* más divorcios o separaciones de parejas de hecho.

Empecemos pues.

Respira profundamente, mujer, relájate e imagina lo siguiente.

Tu pareja y tú a duras penas llegáis a fin de mes (eso no es tan difícil de imaginar, lo sé), y tú además de trabajar estudias una carrera. Todavía os quedan cosas por hacer y sitios que visitar. Has notado que últimamente él está algo irascible, pero se lo disculpas porque al rato te colma de besos para que le perdones que te dijera que eres igual de pesada que la bruja de tu madre. Una noche, mientras tú miras catálogos de viajes, soñando con iros de vacaciones, él te sorprende con la feliz noticia de que ¡ha decidido adoptar un niño! Ya ha iniciado los trámites, que son *imparables* (recuerda que se trata de una situación imaginaria), y dentro de unos meses lo tendréis en casa (ya sé que en la práctica adoptar un hijo puede ser hasta más complicado que tenerlo una misma. Lo planteo así porque ¡aún es mucho más difícil imaginar a un hombre preñado!). A ti te encantan los niños, pero no estabas preparada para tenerlo ¡YA! «Donde comen dos comen tres», arguye él, y tú piensas que ¡dónde vais a meter a una tercera persona en un apartamento donde apenas cabéis los dos! Entre tanto, a tu pareja le diagnostican una rara enfermedad que hace que no se entere de lo que le dices y le tengas que repetir todo dos veces. Mientras tú haces números, él te habla de sus temores de que algo se tuerza durante el proceso de adopción. Tú empiezas a tener insomnio, preocupada por el dinero y, cuando por fin te duermes a las tantas de la mañana, él se levanta (por tercera vez esa noche) a orinar, porque además le han detectado un problema de próstata, y se golpea contra la cama en la oscuridad, despertándote. Cuando vuelve del baño, te da la impresión de que se tira en bomba sobre la cama. No para de mover el colchón como si fuera una cama de agua, hasta que por fin encuentra la postura, emitiendo un largo y sonoro suspiro. Finalmente se duerme, pero tú ya eres incapaz de conciliar el sueño. Eso ocurre casi todas las noches.

Pasan los meses y él, que debido a los medicamentos para la próstata se ha hinchado, te dice que se siente gordo y que no le apetece hacer el amor. Las primeras tres veces que te rechaza, lo comprendes, pero a la décima te preguntas si es que ya no te quiere como antes. Empiezas a fijarte en los «musculitos» que salen del gimnasio y, cuando él te lo recrimina, te muerdes la lengua. Si te hiciera caso en la cama, no te pasaría eso...

Vive pendiente de recibir noticias sobre el niño y hace tiempo que no te pregunta cómo te fue en la oficina. Le cocinas una tortilla española para cenar y te dice que le da asco la patata, que si no puedes hacerle un huevo duro, pero cuando se lo sirves se queja de que huele de manera extraña... Te pide que no te pongas tu colonia favorita porque le da náuseas y te hace ducharte varias veces porque de repente le molesta tu olor corporal. Ya no discutís por qué película ver cuando vais al cine, sino porque nunca sabe si le apetece ir al cine o no... Te recrimina que salgas con tus amigas, pero cuando estáis viendo juntos la tele, se duerme y no te deja concentrarte con sus ronquidos. Te rompe sin querer tu taza favorita para el desayuno (la que compraste en Praga en un anticuario), porque está algo torpe. Nunca encuentra las llaves del coche ni la cartera, y llegáis tarde a todas partes ya que antes de salir se cambia tres veces porque «no tiene ropa». Te pregunta si el nuevo traje talla XL le sienta bien y, cuando le dices que sí, te grita «¡Eso lo dices para animarme!», y se encierra en el cuarto de baño a llorar durante quince minutos. Lo cierto es que no sabes qué aspecto tiene realmente porque ya no se desnuda delante de ti...

El médico os dice que sus arrebatos son debidos a la ansiedad del proceso de adopción y que tanto eso como sus síntomas físicos remitirán en cuanto llegue el niño, pero tú no estás tan segura, porque no tienes ninguna prueba de que eso sea verdad. Decides preparar la casa, a ver si así tu pareja se calma un poco. Quemas la Visa y llegas cargada con una cuna, ropa y todo lo que ha dicho tu pareja que necesita el niño. Él no ha podido acompañarte porque lleva los últimos dos meses en cama debido a una hemorragia intestinal, y el médico le ha aconsejado reposo. Mientras él se pasa el día leyendo, viendo la tele o charlando con sus amigos o con su madre por teléfono, tú has tenido que seguir trabajando y estudiando durante el día, y haciendo las labores de la casa por la noche. Cuando llegas a última hora, agotada pero segura de que se alegrará con tus compras, te recrimina que la cuna es fea, te dice que no hay suficiente ropita y que la talla no es la correcta, y se pone a llorar ¡otra vez! Pero ¿de dónde saca tantas lágrimas *infundadas*? Si todos los problemas se redujeran a cambiar unos cuantos artículos en una tienda, el mundo no iría tan mal, te dices.

Por fin viene el niño y, tal y como tú temías, tu pareja no te hace ni caso, y todo, absolutamente todo, gira en torno a un pequeño desconocido, al que él no te deja que te acerques sin darte primero órdenes sobre cómo tratarlo...

Bueno, dejémoslo aquí. A que visto así, ¿no lo tienen tan fácil?

Lo cierto es que su mayor temor, que es pasar a un (a veces MUY) segundo plano cuando nazca el niño, no es infundado. No digo que todas, pero sí muchas mujeres nos zambullimos de tal manera en la maternidad que durante un tiempo somos incapaces de verlo a él como lo que es: nuestra pareja, el hombre de quien nos enamoramos, y que nos necesita igual O MÁS que antes. Lo mejor que podemos hacer para calmar sus inquietudes es dejar que nos las cuente y no exigirle que observe, impasible, nuestros síntomas y comportamientos, tanto los racionales como los irracionales, sin quejarse de nada. Y, sobre todo, hacer lo posible por incluirlo en todo, desde el calendario de visitas al médico pasando por la preparación al parto y luego en el cuidado del bebé. Recuerda que sois un EQUIPO, y que el hijo es de los dos. Tú eres la madre, pero él es el PADRE, y pronto seréis una familia.

Algunos temores del futuro padre

Inseguridad económica. ¿Seré capaz de sacar adelante a la familia en el caso de que mi mujer no pueda o no quiera volver a trabajar?

Temor al parto. ¿Me desmayaré durante el parto? ¿Lo soportaré? ¿Sabré apoyar a mi pareja? ¿Qué sentiré al verla sufrir?

Miedo a no ser el padre. ¿Y si me fue infiel? ¿Y si es negro? (o blanco, pero diferente de como es él). Es un temor irracional y a veces cosa de segundos, pero muchos padres lo piensan aunque racionalmente sepan que no es cierto.

Temor a la muerte. ¿Y si muere mi mujer en el parto? ¿Y si me muero yo?, ¿qué les pasará a ellos dos?

Temor a no ser un buen padre. ¿Sabré cambiar pañales? ¿Podré consolar al bebé?
Miedo al abandono. Éste quizá sea el mayor temor. ¿Y si mi pareja «pasa» de mí cuando nazca el bebé? ¿Y si nuestra relación nunca vuelve a ser igual? ¿Me querrá lo mismo que antes?

Ayúdalo a participar

Por muy modernas que seamos, demasiadas veces observo por la calle a parejas con un recién nacido, en las que ella es obviamente la que «corta el bacalao», sin darle a él opción alguna a que tome la iniciativa con el bebé. Habrás escuchado decir (o dicho tú misma, y delante de otras personas) cosas del tipo:

— «Perico, ¡no sujetes así a la niña, que la vas a ahogar!», cuando él la coge en brazos.

— «Anda, quita, que ya le cambio yo el pañal», si él tarda un poco más de lo «normal».

— «No tosas, ¡que lo vas a despertar!», cuando el pobre no lo puede evitar, y además pasean por la calle más transitada de la ciudad, llena de ruido y humos.

— «Dame al niño, que yo sé hacerlo callar», si no consigue consolarlo a los cinco minutos.

Creo que a ratos olvidamos que nuestra forma de hacer las cosas no es la única y a veces tampoco es la mejor. Estar todo el día con el bebé, como te puede pasar a ti durante la baja maternal, tiene la ventaja de que lo llegas a conocer mejor que nadie, pero tiene la desventaja de que te impide ver vuestra situación con perspectiva. En cambio, él, que llega «fresco» de fuera, puede ser más objetivo y verlo todo desde un punto de vista menos emotivo y más racional que tú, que sigues en pijama y envuelta en olores de cacas, pises, leche, moquitos y demás subproductos del bebé. Intenta recordarlo y permite que tu pareja también opine y haga las cosas a su manera, siempre y cuando el resultado sea el deseado por ambos.

No envidio el papel del hombre en esto de tener hijos, porque hoy en día lo tienen más difícil que nunca. Tanto las mujeres como la sociedad los animamos a compartirlo todo con nosotras al 50 por ciento. Sin embargo, se trata de un proceso en el que nosotras, lo queramos o no, cargamos con el peso físico del embarazo y, por ahora, somos las únicas que podemos dar el pecho, si así lo elegimos y si puede ser. Además, de momento, los permisos de maternidad y paternidad no pueden ser compartidos (o lo coge uno o bien el otro, pero es imposible, al menos en España, hacerlo al mismo tiempo para disfrutar juntos de los primeros meses). En vista de esto, ¿qué significa en la práctica compartir a medias el embarazo y la crianza de los hijos? Como dice un padre, el hombre «puede hacer todo lo posible física y emocionalmente para aliviar a su mujer durante el embarazo y en la primera etapa del bebé. Después cada uno toma el rol que le corresponde, el de papá y el de mamá». De hecho, nuestros roles son distintos y complementarios, por mucho que nos empeñemos en alcanzar «la igualdad».

Pienso que tan malo es que sea la mujer la que acapare la responsabilidad del cuidado del niño como pretender hacer todo juntos o repartirse exactamente igual las tareas, en lugar de organizarse en función de las demás responsabilidades de cada uno. Por ejemplo, mientras yo le daba el pecho a mi hija, me parecía absurdo que nos tuviéramos que levantar ambos cada dos horas por la noche. Mi pareja madrugaba y conducía sesenta kilómetros hasta el trabajo. Yo no podía permitir que eso lo hiciera sin dormir, porque, desde mi punto de vista, suponía un riesgo para toda la familia. Los fines de semana prefería que él durmiera sus ocho horas para que durante el día yo pudiera echarme la siesta aunque el bebé estuviera despierto. Cada noche le preguntaba a mi pareja si prefería bañar a la niña o hacer la cena, por ejemplo, o bien asumía yo la tarea que más me apetecía. Cambiábamos los pañales cuando era necesario, sin apuntar cuántas veces lo hacía cada uno, y así con todo. Naturalmente, hay épocas en las que uno piensa que hace más que el otro, pero eso es cuestión de hablarlo y de reorganizar las tareas según crece el niño y van cambiando sus necesidades.

La mejor manera de ayudar a tu pareja a que colabore contigo es procurar ponerte en su lugar y preguntarte cómo te sentaría a ti que él te cuestionara constantemente tu forma de proceder con vuestro hijo y te lo quitara de los brazos cada vez que no fueras capaz de consolarlo a la primera. ¡Miedo me da pensarlo!

Procura no medir sus esfuerzos siempre con los tuyos, porque por naturaleza siempre te va a parecer que tú haces más que él, y que además lo haces mejor. Ellos suelen medirse con sus amigos y compañeros de trabajo o con sus propios padres y casi siempre, en su opinión, salen bien parados. Eso no excusa a los que todavía se escaquean en el hogar, pero tampoco hay que pensar que si no hace exactamente todo lo que tú haces y como tú lo haces, es que es mal padre y peor marido. Y, sobre todo, recuerda que ¡NO PUEDES (Y SEGURAMENTE NO DEBES) CONTROLARLO TODO!

Trátalo como un igual y no le pidas que «te ayude». Recuérdate todas las veces que haga falta que él está perfectamente capacitado para cuidar de vuestro hijo, *igual que tú*. Déjalo ocuparse del bebé sin estar encima de él, dándole órdenes o diciendo constantemente «así no se hace». Por el contrario, alábalo siempre que surja la oportunidad, porque así le ayudarás a sentirse seguro de sí mismo en su papel de padre. Si se equivoca, aprenderá de sus errores, igual que haces tú. Si siempre preparas tú la bolsa del niño o lo dejas todo a punto para la hora del baño, no se acostumbrará a hacerlo él solo. Y si alguna vez sale a la calle con pocos pañales o sin el chupete o el biberón, ¡te garantizo que no le volverá a pasar! Es difícil para una madre primeriza dejar salir por la puerta a su bebé sin haberse asegurado antes de que lleva todo lo necesario para cubrir cualquier contingencia, desde una ventisca hasta un apagón en la ciudad... Pero intenta hacerme caso y ¡procura relajarte y compartir con tu pareja esta y todas las responsabilidades! Y si podéis aprender juntos, todavía mejor. Sé de algunos papás que podrían dar lecciones a más de una mamá sobre el cuidado de los hijos, así que no te cierres a sus sugerencias, porque alguna podría serte vital para tu «supervivencia», sobre todo durante los primeros meses, ¡que son los más difíciles!

Admite ante ti misma y tu pareja que no puedes hacerlo todo sola y dile qué necesitas que haga, porque no es capaz de leerte el pensamiento. En los primeros meses de vida de nuestra hija, mi pareja se ofrecía a realizar las labores de la casa o a hacer la compra para aliviarme. En cambio, yo prefería que se quedara cuidando del bebé, porque en los primeros meses algo tan «mundano» como ir al supermercado sola te da una sensación de LIBERTAD que no podías haber imaginado nunca, ¡incluso si siempre has detestado hacer la compra!

Es importante que las tareas se repartan de manera equitativa, pero también teniendo en cuenta lo que a cada uno le gusta hacer. Si a ti no te importa administrar una medicina y sin embargo no puedes soportar las curas del ombligo (a mí me pasaba), ¿por qué empeñarse en repartirse ambas cosas a medias? Hay que dividir las tareas de manera natural y sin resentimientos. Es bueno intercambiar responsabilidades y roles y, además, que cada uno asuma las que más le gustan o que menos le desagradan. Y si hay algo que os disgusta a ambos, entonces os lo repartís a medias. Si tú te cansas de ser la que siempre lava, dobla y guarda la ropa del bebé, díselo a tu pareja, y viceversa. Lo mejor, creo yo, es lograr el reparto de tareas que MÁS OS CONVENGA A VOSOTROS, aunque a tu amiga Mari Pili le parezca que eres una esclava o a sus amigos, que él es un calzonazos. Si estás contenta con la organización que tienes en casa (sin abusos), ¡no la cambies! En cambio, si te encuentras anhelando más tiempo para ti o envidiando el marido tan dispuesto de tu amiga Paquita, entonces es que tu pareja y tú necesitáis replantearos el reparto de obligaciones.

Recomendaciones de los papás

Pedí a hombres anónimos que dieran alguna advertencia o recomendación a un futuro padre, basándose en su propia experiencia. El resultado es esta selección. No implica que yo esté de acuerdo con ellos, pero yo no soy quién para juzgar sus opiniones y por eso las incluyo de todo tipo:

— «Que aprendan sobre la marcha y que no teman decir que no saben hacer las cosas. Admitir que uno no sabe hacer algo no es señal de ser un mal padre, sino de ser un padre que se implica.»

— «Los bebés vienen al mundo para tocarlos y tocarlos muchas veces. No se rompen, ni se te van a caer de los brazos. Basta tener sentido común a la hora de cuidarlo. Hacerse cargo de un recién nacido en compañía de tu pareja no es un secreto ni una tarea pesada para la cual esté predestinada la mujer. Como padre tienes todo lo que necesitas tener para cuidar de tu hijo.»

— «Ármate de paciencia y resígnate a convertirte en lo menos importante de su vida. Todo gira en torno al niño. Que no deje embarazada a su pareja si no quiere pasar a un último plano.»

— «Que a la hora de dormir, el bebé no se acostumbre a los brazos. A nosotros nos costó un año sin dormir (unas dos horas de sueño por noche).»

— «Que si pueden, que tengan más de uno. El segundo lo disfrutas más que el primero, porque ya pagaste la novatada con el mayor, como es mi caso.»

— «Que hay que tener una paciencia que uno en principio no sabe si tiene, pero que luego se saca sin problemas.»

— «Me gustaría saber por qué cambian de carácter y prioridades las mujeres. ¿Será que después del parto se descubren realmente cómo son?»

— «Que pida a su mujer que no piense sólo en su hijo. Que no permita que él se sienta como un cero a la izquierda. Yo me siento así desde que nacieron mis dos hijos.»

— «Que estén el máximo de tiempo con el bebé, y si la madre trabaja fuera del hogar, que pida la excedencia en el trabajo, pues el cariño que reciben los bebés de su madre se nota cuando son mayores. Se sienten más seguros y son más cariñosos.»

— «Que tenga paciencia infinita.»

— «Ojo con la episiotomía. Según cómo se la hagan, puede suponer una muy larga temporada sin relaciones sexuales. Hay que tomárselo con calma.»

— «Que sean exigentes en la clínica o en el hospital. Parece que uno va a una fábrica y que nacen los bebés en serie. Nos trataron como a ganado.»

— «Que tenga ilusión, que la sonrisa de un hijo recompensa con creces todos los problemas que le pueda suponer.»

— «Que trate de hacer una vida lo más parecida posible a cuando no tenía hijos. He dicho lo más parecida, ¡no igual!»

— «Un hijo da alegría pero quita libertad.»

— «Que mime mucho a su mujer. Ella lo necesita.»

— «Te suelen decir que tu vida va a cambiar totalmente, pero nunca llegas a imaginar que verdaderamente te va a cambiar tanto. ¡A mí tendrían que haberme insistido mucho más!»

— «Que no se preocupe y deje actuar a la naturaleza.»

Hablan los padres

José Ángel, treinta y seis años, padre de un niño de dos años y medio, y pensando en el siguiente

Cuando más cerca me sentí de mi hijo durante el embarazo fue durante las visitas al ginecólogo. No basta con poner la mano sobre la barriga de la madre para comprobar cómo se mueve. El hecho de verlo *en la ecografía me lo hizo más real.*

Cuando llegó el momento del parto, me volví torpe de pronto, a pesar de que llevaba semanas esperando que mi mujer dijera las palabras mágicas «que viene el niño». Me sentía responsable de que todo saliera bien y, aunque me había propuesto transmitir tranquilidad y seguridad, me di cuenta de que ¡ella estaba mucho más serena que yo! Y es que vuestro aplomo ante un dolor que somos incapaces de sentir nosotros nos hace vulnerables.

Uno se pregunta de pronto si será capaz de cambiarle los pañales, le inquieta que pueda tener frío o calor la criaturita y, cuando llora, uno no sabe si tiene hambre o bien le duele algo, y se siente impotente.

Algo que me sorprendió fue la sensación de querer colaborar de alguna manera en la toma de la noche, cuando mi pareja daba el pecho. Parece que si dejas un ojo abierto, vas a ayudar en algo. ¡Qué tontería!

¿Preocupaciones? Pues muchas y grandes. La mayor preocupación es ¡TODO! Lo mejor es llevarla por dentro y no transmitírsela a tu pareja. Pero eso es muy difícil. La salud y la educación del niño creo que son los aspectos más fundamentales y más difíciles de controlar.

Desde el momento en que te conviertes en padre eres susceptible de sufrir inmensas alegrías y grandes penas. De alguna manera, parte de tu felicidad, lo quieras o no, está en manos de tus hijos, y depende de su bienestar.

Y eso es para siempre.

9. Los retos del primer año

¿Cuándo recuperaré la figura?

Mi mayor fantasía en el noveno mes de embarazo era dormir boca abajo de nuevo y ponerme mi ropa de siempre. O mejor aún: volver del hospital y ¡salir corriendo a comprarme todo un nuevo vestuario de mi talla! Afortunadamente, el espejismo de que volvería de la clínica enfundada en mis tejanos favoritos se disipó en cuanto hablé con mis amigas con hijos y así me evité un gran disgusto. Sin embargo, siempre hay alguien que sabe de una prima hermana de una comadre de una sobrina de alguien que cupo perfectamente en sus pantalones más ceñidos a los dos días de dar a luz. No te engañes, eso casi nunca ocurre. Para suavizar la vuelta a casa con un cuerpo irreconocible, poco antes de salir de cuentas me compré pantalones con cinturilla elástica, un par de tallas mayor que la que suelo llevar, y guardé toda la ropa preembarazo en un altillo para no tener tentaciones de probármela en mucho tiempo. Dio resultado.

La realidad es la siguiente: Durante al menos unas semanas (o meses) después del parto seguirás teniendo una tripa considerable, y, te digan lo que te digan, el cuerpo tarda al menos un año, o incluso más, en recuperarse casi totalmente. Aun así hay cosas que nunca volverán a ser como antes (no siempre quedan peor, sino diferentes). Por otro lado, con un poco de suerte, estarás tan pendiente de los cuidados del bebé que no tendrás tiempo de preocuparte de que tu tripa parezca un acordeón cada vez que te agachas. Recuerda que todas pasamos por ello, y que las estrías, las hemorroides, el abdomen abultado, las varices y unos pechos que parecen dos globos deshinchados después del destete son las marcas de la maternidad, y que la recompensa es tan grande que no le darás la misma importancia que antes a una simple celulitis, por ejemplo. Y si te afecta hasta el punto de deprimirte, siempre puedes echar mano de la cirugía plástica. Eso no significa que yo lo haga, ni que esté de acuerdo con ello, pero muchas mujeres recurren a la cirugía con éxito.

Durante la cuarentena no vas a poder practicar deporte (qué alivio, ¿verdad?) y probablemente tampoco puedas someterte a un régimen de ejercicios estricto hasta bastantes meses más tarde, por mucho que tu obstetra te dé luz verde y por mucho que tú quieras. Después de tener a mi primera hija y con el beneplácito del médico, me dispuse, entusiasmada, a reanudar mi afición por el footing. Mi hija tenía dos meses y medio. Tengo claro que la próxima vez no se me ocurrirá intentarlo siquiera, al menos, hasta haber destetado al bebé. Creí que me iba a romper por la mitad y apenas tenía fuerzas para dar un par de pasos sin ahogarme, y eso considerando que toda mi vida he practicado deporte con regularidad. Además, me daba la impresión de que tenía los intestinos y todo lo demás suelto, y el dolor en los enormes pechos cuando botaban (¡a pesar del sujetador deportivo talla XXL!) era suficiente para dejarme sin respiración. Finalmente desistí y opté por dar largas caminatas empujando el cochecito. Así conseguí perder todos los kilos sobrantes del embarazo y alguno más. La verdad es que el mero hecho de cuidar de un bebé y ejercer una profesión quema tanta energía ¡que parece casi imposible no adelgazar! Siempre y cuando una no se pase comiendo, claro está, aunque reconozco que algunos días es difícil evitar esa tentación. Tener que sacar a tu hijo a que le dé el aire es una estupenda excusa para salir de casa, donde seguramente te rodean las tentaciones (todavía te quedarán cajas de bombones de las que te regalaron en el hospital). Hacer punto o simplemente leer, acariciar al bebé (y a tu pareja, si la tienes) o darte un masaje en los pies son formas de tener las manos ocupadas. Manos que, de lo contrario, estarían picando de aquí y de allá en el frigorífico.

Piensa que para disfrutar del deporte y sacarle beneficios se aconseja descansar lo suficiente y comer bien, y en los primeros meses de vida de tu bebé, tú estás falta de sueño y a menudo comes lo que pillas y a deshoras. Añade a eso que sudas más de lo habitual, que te dan sofocos, que todavía arrastras sobrepeso, que tienes el abdomen distendido y que algunos días no tienes tiempo ni de cepillarte los dientes. En esas condiciones no puedes pretender ni apuntarte a un gimnasio ni hacer footing, ni nada de nada, sin el riesgo de desplomarte de fatiga en el momento menos esperado o de desarrollar una anemia. No te preocupes, porque la mejor manera de eliminar los kilos de más es caminando *mucho* y comiendo menos calorías de las que tu cuerpo necesita. Te habrán dicho que dar el pecho quema muchas calorías y que te ayudará a adelgazar, pero lo cierto es que si no comes lo suficiente para recuperar esa energía no podrás producir la leche que necesita tu bebé. Conclusión: No intentes adelgazar mientras das la teta.

Si has tardado nueve meses en ponerte como estabas el día del parto, ¿por qué pretender estar «como antes» en menos de ese tiempo? Nada mejor que ponerse metas inalcanzables para fracasar estrepitosamente en cualquier empresa y sentirse hundida. ¡NO LO HAGAS! Piensa que, a largo plazo, tardar un año, o incluso dos, en recuperar la figura no es nada en el contexto de tu vida entera. Procura relajarte y disfrutar de esta época, porque es relativamente corta, sin exigirte demasiado pero sin abandonarte tampoco. No pienses que está todo perdido, porque no es verdad. Cuando el bebé ya duerma varias horas seguidas, habrás recuperado algunas de tus neuronas y también tu determinación. Tu abdomen no estará tan distendido, ni tus pechos tan hinchados, podrás hacer dieta y apuntarte a clases de aerobic si quieres, y un día te probarás los pantalones que guardaste en el altillo y podrás volvértelos a abrochar sin problemas.

Si al año de tener al niño sigues descontenta con tu cuerpo, acude al médico. Una mala autoimagen puede contribuir a la depresión, debido a la falta de autoestima que conlleva. No te avergüences y pide ayuda. Todas hemos pasado por épocas en las que no estábamos satisfechas con nuestra imagen, y no siempre por haber parido. Recuerda que, después de tener hijos, tu cuerpo nunca volverá a ser el mismo de antes, pero es que tú tampoco serás la misma. ¡Serás mejor! Por otro lado, con o sin hijos, el paso del tiempo no perdona...

Fantasías y pesadillas de la nueva madre

Es inevitable, miras a tu bebé y te parece perfecto. Es tan tierno, está tan indefenso... Piensas que jamás podrás enfadarte con él o ella. No es ni será como los demás. Lo querrás y te querrá siempre. Estudiará una carrera, ganará mucho dinero, conocerá una pareja con la que te llevarás bien y, cuando seas una ancianita, se preocupará por ti y cuidará de que no te falte de nada. ¡Ja! ¡Estás soñando! Es natural pensar así cuando tu bebé es una criatura vulnerable y totalmente dependiente de ti. Irá creciendo, y te hará perder la paciencia mucho antes de cumplir la mayoría de edad. ¡Mucho antes de cumplir el año, incluso! Ya me lo dirás cuando tenga su primera rabieta y más adelante cuando te diga que ha suspendido matemáticas o cuando de adolescente salga por la noche y no llegue a casa a su hora. Tu bebé crecerá, te dará disgustos y tendrás que aguantar que su novio lleve más pendientes en la oreja (¡o en otro sitio!) que tú o, si es chico, que su novia le lleve diez años y que te odie cada vez que le insinúes que no te gusta un pelo esa pelandusca.

Alguna vez te dirá que no pidió nacer y te recriminará que «no lo entiendes», pasará su primera (y su décima) borrachera y saldrá con amigos nada recomendables (o se convertirá en un amigo poco recomendable). Pero tú estarás para ayudarlo a levantarse cada vez que se caiga (o que se tire al suelo), para prestarle dinero cuando se lo «funda», para animarlo cuando lo abandone la pelandrusca... Y también estarás cuando te haga abuela y por fin reconozca todo lo que hiciste por él o por ella. En realidad, las madres y los padres somos meros vehículos. Damos vida, pero esa vida no nos pertenece. Nuestra labor es la de conseguir que los hijos se conviertan en adultos sin perecer (¡ni nosotros ni ellos!) en el intento. Cuando son niños, una se pasa el día intentando impedir que se electrocuten, que se atraganten con una canica o que les atropelle un coche cuando salen a jugar a la pelota. Los peligros van cambiando según crecen, y debemos estar siempre preparadas para salir en su auxilio, sin pedir nada a cambio. Cada vez que recuerdo mi propia adolescencia, se me eriza el vello pensando en lo que me espera cuando la alcancen mis hijas. Y, sin embargo, sé que la única y más auténtica forma de ayudarlas a crecer es dejar que cometan errores y enseñarles a tener criterio personal para que tomen sus propias decisiones, aunque a mí me espanten. Me da pánico pensarlo, pero así es.

Por otro lado, tener hijos significa convivir para siempre con el miedo a que les pase algo. Al principio, ese temor parece insalvable. Te asaltan pensamientos acerca de posibles desgracias que podrían ocurrirle a tu pequeño. Cuando es más mayor estás pendiente de que no se asome y se caiga por la ventana. Incluso imaginas el momento del impacto contra el suelo y... ¡BASTA! El secreto mejor guardado es que nos pasa a todas y que nos pasará siempre, pero aprenderás a controlar tu imaginación y podrás vivir con ese temor sin que te angustie a todas horas. Dar vida, paradójicamente, te acerca a la idea de la muerte, tanto la tuya como la de tu ser más querido (tu hijo). Porque para cualquier madre la verdad (a veces inconfesable) es que quiere a sus hijos por encima de todo y de todos, por mucho que ame a su pareja. (La pareja es en cierta medida sustituible y un hijo no.) Así que si ya empezaste con las primeras pesadillas (sobre todo despierta) que sepas que es normal y que pronto las controlarás. Consuélate pensando que son los gajes del oficio de ser madre y no tengas reparo en contárselo a tus amigas y sobre todo a tu médico si se agravaran. Pregúntale a tu pareja, porque seguramente él esté pasando por lo mismo que tú, y os sentiréis mejor si os desahogáis juntos.

Prepárate para la primera vez que se ponga malito y tenga fiebre o se caiga de la cama. Te parecerá que es una tragedia y sentirás que se avecina lo peor. Todavía guardo el parte médico de mi primera visita a urgencias, cuando mi primogénita tenía una semana de edad. En «motivos de la consulta» pone: «Vomitó una vez.» Y fue porque después de terminar de darle el pecho me pareció que se había quedado con hambre y le di otro poco de leche en un biberón. La mirada del médico me llamó «¡novata!». Y cuando tuvo fiebre, a los cuatro meses de edad, apenas dormí, tomándole la temperatura a cada rato y escuchando su congestionada respiración toda la noche. Naturalmente, la llevé a urgencias de madrugada, aunque no tenía más síntomas que los de un catarro. Después de aquello, pensé que sería incapaz de sobrevivir a otro resfriado suyo, presa de la preocupación... Sin embargo, con cada enfermedad de tu pequeño te haces más fuerte y además consigues pasar tus propias gripes sin apenas darte cuenta, porque cuando eres mamá, ya no tienes tiempo de enfermar. Ante una fiebre moderada, aprendes a esperar veinticuatro horas antes de ir al médico (porque antes de ese tiempo no podrán detectar de qué se trata). Te haces experta en primeros auxilios y, sobre todo, en mantener la calma e incluso sonreír para él cada vez que le pongan una vacuna o le tengan que hacer una prueba médica. No lo dudes, serás capaz de aguantar todos los catarros, las gripes y los sarampiones que haga falta.

Con la práctica aprenderás a diferenciar una tos inofensiva de la que caracteriza una bronquitis o una neumonía y llegarás a darle pistas a un médico que no conoce a tu hijo como lo conoces tú. Sobre todo, adquirirás una templanza de la que ni tú misma te creías capaz, incluso si a tu pequeño (¡no lo quiero ni pensar!) le tuvieran que dar puntos u operar de algo. En palabras de una madre que tuvo que pasar por ese trance cuando su niño tenía unos pocos meses de edad: «Te das cuenta de cómo eres capaz de aguantar lo que sea y aceptarlo. Cuando operaron a mi hijo del riñón, sentí una fuerza interior que tiraba de mí y no me dejaba caer. Me tranquilicé y aprendí a entender con capacidad de análisis términos que nunca había oído y que incorporé a mi vocabulario. Incluso pude analizar la situación, y sobre todo aprendí a seguir mi intuición en relación con la salud de mi hijo.»

En la práctica, todo es más llevadero de lo que te pueda parecer cuando te lo imaginas. Tranquila, porque, como todas las madres, ¡lo vas a hacer estupendamente!

Medidas de seguridad

No todos los miedos de las nuevas mamás son infundados, claro, y por eso hay en el mercado todo tipo de artilugios para salvaguardar la seguridad del bebé y del niño. Desde protectores para los enchufes, pasando por topes para las ventanas, los armarios y cajones, hasta cierres para la tapa del inodoro o para los armarios de la cocina o del baño. Lo que no es necesario es equipar la casa con todo tipo de pestillos, barreras y demás antes de que nazca el niño, ¡como hicimos nosotros! Sí conviene, sin embargo, estar siempre un paso por delante del desarrollo de tu hijo y empezar a tapar los enchufes un poco antes de que vaya a empezar a gatear, por ejemplo. También es sensato hacer algunos cambios en la casa, como guardar en lugares inaccesibles para los niños los artículos de limpieza y de aseo personal, las bebidas alcohólicas, los productos tóxicos y medicamentos. Nosotros decidimos quitar la mesa baja del salón para evitar el riesgo de golpes contra sus esquinas y aumentar el espacio de juego, ya que los niños, hasta que cumplen una cierta edad, juegan donde estén los mayores.

Aunque algunos accidentes no se pueden prever, hay otros que son perfectamente evitables, como quemar a un niño con un cigarro encendido sin querer o que se caiga por la escalera. Es mejor que no se fume en la casa, pero si alguien lo hace, que no sea cerca del niño y menos todavía que lo cojan en brazos mientras sujetan un cigarrillo encendido entre los dedos. Si dentro de tu casa hay alguna escalera, pon una barrera protectora en cuanto tu hijo adquiera movilidad. Hay medidas de seguridad que no se venden, pero que están al alcance de cualquiera y que simplemente requieren acostumbrarse a ser cauto. Pon los objetos como encendedores, medicamentos o simples monedas y caramelos siempre fuera de su alcance. Acostúmbrate a no dejar nunca a mano del pequeño cuchillos, tazas con bebidas calientes y peligros similares. Deja siempre las sartenes sobre el fuego con el mango hacia la pared. No le dejes jugar solo en la cocina y menos todavía si estás cocinando. Evita que duerma con peluches, almohadones o edredones hasta que cumpla al menos el año y medio. Puede parecer obvio, pero las costumbres de toda una vida sin hijos pesan, y hay que hacer un esfuerzo para modificarlas. Nunca es demasiado pronto para empezar a practicar las nuevas medidas de seguridad, que te ahorrarán más de un disgusto.

Normalmente, los padres primerizos (y luego aún más, a fuerza de costumbre) estamos muy pendientes de cualquier medida que proteja a nuestro bebé de un posible accidente, sobre todo en el hogar. Eso hace que el riesgo aumente cuando tenemos visita o bien cuando somos nosotros los huéspedes en casa ajena. Piensa que lo más probable es que la abuela deje por costumbre las pastillas para la tensión sobre la mesilla, y que el niño entre en la habitación y las coja por curiosidad... Tu hermana probablemente guarda la lejía y demás productos tóxicos en el mueble que hay debajo de su fregadero, cuya puerta seguramente no tiene cierre... Tu mejor amiga pasa la noche en tu casa y deposita su taza de café bien caliente al borde de la mesa, junto a la que juega tu pequeño... En esas ocasiones es cuando debes estar más alerta, y avisar a los que no están acostumbrados a estar con bebés de que por favor hagan lo mismo. Por mucho que sean madres o padres, si tus amigos y familiares no tienen un bebé del mismo tiempo que el tuyo, comprobarás que se han olvidado de la capacidad de un niño de convertir lo más inofensivo en apariencia en un peligro en potencia. Cuando tus hijos tengan veinte años ¡a ti te pasará lo mismo!

Procura tomarte esta parte del cuidado de tu hijo con naturalidad, sin obsesionarte, pero sin bajar la guardia.

El reto de salir a la calle, entre otros...

¿Recuerdas cuándo decidías salir a la calle y a los diez minutos ya estabas cerrando la puerta, bolso en mano y con los labios pintados? Si esto lo lees cuando todavía estás embarazada, seguramente lo sigues haciendo. Bien, has de saber que en cuanto tengas a tu bebé, cada vez que quieras salir, tendrás que empezar a prepararte ¡como mínimo una hora antes! Por mucho que una se mentalice de antemano, en la práctica, a todas las primerizas nos sorprende la organización necesaria para lograr salir por la puerta con un bebé. Y lo más difícil es hacerlo sin olvidarte de que vas en zapatillas o que todavía llevas la blusa desabrochada a causa de la última toma. Aunque a mi amiga Carla eso le evitó que un guardia la multara por haber dejado el coche en segunda fila, ¡sin atreverse a decirle que llevaba un pecho fuera! Ella no se dio cuenta del motivo de que el hombre rompiera la multa hasta que fue a abrocharse el cinturón una vez sentada en el asiento del conductor...

Más de una vez he tenido que llamar para avisar de que llegaba tarde cuando me preparaba para acudir a una cita con mi hija de pocas semanas de edad. Afortunadamente, en esa época, las citas suelen ser con el pediatra, que lo entiende perfectamente, o con tus amigas, que si no lo comprenden porque no tienen hijos, al menos te lo toleran. Y si me disponía a coger un tren o un avión, entonces me empezaba a preparar tres o cuatro horas antes, porque sabía que tendría que pararme al menos una vez a dar el pecho, dos o tres para calmar el llanto del bebé y otras tantas para cambiarle el pañal. Y, por supuesto, mudarlo de ropa justo antes de salir porque echó un poco de leche y luego se hizo caca justo cuando yo cerraba la puerta con llave.

Lo que me hizo más llevaderas las primeras salidas fue tener siempre a punto la bolsa de aseo para la niña, junto a la puerta, con todo lo que yo consideraba necesario: varios pañales (siempre el doble de los que crees que vas a necesitar), una o dos mudas, un biberón con agua, una botella de agua para mí, el cambiador y toallitas para limpiarla, una mantita (en invierno hace falta por motivos obvios y en verano para cuando entras en los comercios cuya temperatura se asemeja a la del Polo Norte), un muñequito o un sonajero, varios chupetes (si los usas), porque si sólo llevas uno se te caerá al suelo nada más salir, y un gorrito, por ejemplo.

Algo incluso más útil, porque sirve para cualquier miembro de la familia que salga a la calle con el bebé, es dejar en algún lugar visible, la nevera o la puerta de la calle, una lista maestra de lo que hay que llevar en la bolsa de aseo. Así tanto tu pareja como la abuela, la canguro o tú misma podéis prepararla en un momento, sin miedo a olvidar algo esencial. Lo mismo hacía, y sigo haciendo, para los viajes: tengo una lista básica de lo que meteré en la maleta y de lo que necesitaré comprar nada más llegar, y la voy modificando según mi destino, la duración y tipo de viaje (no es lo mismo viajar por placer que por trabajo), la estación del año y la edad de mi hija.

Si vives en una ciudad grande y prefieres el transporte público, cuando tengas un bebé te darás cuenta de que, al menos en España, éste no está hecho para madres cargadas con niños y toda la impedimenta que éstos requieren. ¿A quién se le ha ocurrido la estupenda idea de que antes de subirse al autobús haya que plegar el cochecito? Si el niño tiene pocos meses, ¿qué haces con el bebé mientras lo pliegas? ¿Se lo entregas a un desconocido? ¿Lo depositas sobre la acera? Yo lo solucionaba llevando siempre la mochila portabebés. Y, aun así, en alguna ocasión mi hija estuvo a punto de salirse de la mochila mientras yo me agachaba a coger el cochecito. Por cierto, ¿quién ha diseñado los cochecitos que hay que plegar utilizando ambas manos?

Si logras superar la prueba de subirte al autobús (¿cómo subes el cochecito, el bebé y la bolsa de pañales, además de tu propio bolso y a ti misma?), no hablemos de lo difícil que es colocar todos los bultos mientras sujetas al bebé y luego sentarte, si hay sitio o si alguien te cede el asiento.

¿Y qué hay de la escalera interminable (no siempre mecánica) para bajar a las profundidades del metro? El taxi podría parecer la mejor alternativa al transporte público si no quieres llevar el coche, pero, además de ser caro, tampoco está dotado de las medidas de seguridad que debería tener un vehículo en el que se transporta a niños o bebés. Si llevas al bebé en los brazos y hubiera una colisión, sufriría un grave peligro. ¿Nadie ha pensado en eso?

Tampoco es fácil ni cómodo entrar y salir de los bancos, con las pesadas puertas de seguridad, de apertura o cierre retardado. ¿Y qué me dices de los establecimientos sin ascensor? Incluso los que se dedican precisamente a vender artículos de bebés a veces no tienen. ¿Es que los diseñan hombres sin hijos? ¿En qué estaban pensando? Sería lo mismo que poner una tienda de sillas de ruedas y llenarla de escaleras. De hecho, en España al menos, estar embarazada y, más aún, ser madre de un bebé de entre cero y treinta y seis meses equivale a ser minusválida, con las mismas o parecidas dificultades que eso entraña. Y de esto, por mucho que te lo digan, una no se da cuenta hasta que es madre.

Lo de que te cedan el asiento y te ayuden pasó a la historia. Ahora es la excepción más que la regla. Y de ocurrir, suelen hacerlo personas mayores, que necesitan más ayuda que tú. Hace relativamente poco un señor de avanzada edad se ofreció a bajarme el cochecito del autobús, cuando ni siquiera era su parada. No decliné su ayuda por temor a ofenderlo, pero el hombre casi se cae escalones abajo al alcanzarme el cochecito después de bajarme yo primero, pero nadie lo ayudó a él.

El padre tampoco está exento de estas dificultades, claro. Una vez mi pareja estaba subiendo a un autobús con nuestra hija, que entonces no alcanzaba el año de edad y aún no caminaba. En una mano, el papá llevaba el carro plegado. A la espalda, la mochila con todas las cosas de la niña y, en brazos, a la pequeña. En lugar de ayudarle con alguno de los bultos, una señora que iba en el autobús se limitó a avisarle de lo que para ella era lo más importante: «Oiga, que la niña tiene mocos.» No parecía preocuparla que la pequeña pudiera caerse porque su padre no tenía manos para sujetarse a la barandilla. No se ofreció a coger a la niña ni le cedió el asiento. Sólo le dijo, en tono de reprobación, que su hija tenía unos inofensivos pero antiestéticos mocos. Por cierto, apartándome del tema de este capítulo, me parece que hay verdadera obsesión por quitarle los mocos a los críos, incluso llegando a irritarles la nariz. Antes de ser madre creía que un niño con «velas» era síntoma de unos padres descuidados. Ahora sé que es porque a ciertas edades los niños tienen ríos de mocos que no se detienen ni con veinte paquetes de pañuelos de papel.

Los baños públicos en España son deficientes: la mayoría no tiene cambiador y de tenerlo suele estar sólo en el aseo de señoras. ¿Y dicen que los hombres tienen que cambiar pañales? ¿Dónde?, ¿sobre la barra del bar? A mi pareja en una cafetería al aire libre le recriminaron que cambiara el pañal al bebé sobre la mesa, pero cuando les preguntó si tenían cambiador en el baño (tampoco había en el de las mujeres), tuvieron que callarse y dejarlo continuar.

Hay una enorme falta de aseos públicos en general, pero sobre todo en los parques y zonas de recreo. ¿Es que en este país nadie necesita ir al váter? Quizá por eso nos encontramos tantos hombres y niños orinando en la calle (nosotras, o perdemos el pudor de una vez o desarrollamos una cistitis tras otra, de tanto aguantarnos las ganas). Si tienes la gran suerte de encontrar servicios cuando más los necesitas, normalmente no tienen papel o agua o la cadena no tira bien y además alguien se alivió a gusto en el suelo porque el retrete rebosaba.

Aparte de la dificultad para encontrar aseos públicos en condiciones higiénicas medianamente buenas y lo raro que es que tengan cambiador para el niño, ¿qué hay del tamaño del aseo en sí? No hay suficientes servicios para minusválidos, que es el único en el que cabe el cochecito. Si tienes un bebé recién nacido o de pocos meses, o lo dejas en el cochecito, fuera del habitáculo en el que está el retrete, y haces pis con la puerta abierta o lo coges en brazos y te esmeras en hacerlo sin que se te caiga de los brazos y sin mojarte la ropa, con el riesgo añadido de que algún desalmado te robe el carrito. Yo, para estos casos, también usaba la mochila portabebés.

Y ¿quién diseña los parques y zonas de recreo para niños? Parecen pruebas para acceder a un equipo olímpico o para hacerse trapecista. Con el agravante de que no tienen red protectora para amortiguar la muy probable caída. En esta época de auge de medidas de seguridad para bebés y niños, todavía la mayoría de los columpios carece de protección alrededor para evitar accidentes. (Así son los niños, mire usted, desconocen el peligro, y por eso para ser madre hay que tener nervios de acero.) Podrían poner también una zona especial para que gateen los bebés, y los usuarios podrían abstenerse de tirar las cáscaras de las pipas y las colillas de los cigarrillos al suelo, mientras los ayuntamientos invierten más en papeleras y servicios de limpieza. Lo mismo digo de los excrementos de los perros que «decoran» muchas zonas de recreo infantiles y, por supuesto, las aceras.

En fin, que cuando eres madre, de pronto te topas con un montón de dificultades para salir a la calle con tu hijo y te preguntas cómo salvan las demás estos obstáculos y si nadie piensa hacer algo para mejorar los accesos y servicios para madres o padres con bebés. No tengo la solución, sólo te advierto de lo que te puedes encontrar de momento.

Viajar con el bebé

Las personas que, como mi pareja y yo, tenemos a nuestros seres queridos dispersos por el planeta estamos acostumbrados a coger aviones, trenes e incluso barcos desde pequeños, ya no por gusto, sino por necesidad. Por lo tanto, nos parece normal hacer lo mismo con nuestros hijos. En Estados Unidos viajan a menudo madres solas con uno o varios niños de corta edad, y no es infrecuente ver bebés en los aviones. Una vez los haya examinado el pediatra, los bebés sanos pueden viajar en cualquier medio de transporte desde que nacen, siempre y cuando vayan bien sujetos y sus papás lleven siempre a mano los teléfonos de su seguro médico para atender cualquier urgencia. Viajar con un bebé requiere más preparación, más equipaje para el pequeño ¡y menos para ti! (al menos si viajas en avión), pero es posible y además puede ser muy divertido. Mi hija viajó en tren cuando tenía tres semanas de edad, para su bautizo. A los cuatro meses subió a seis aviones en el plazo de dos semanas y, cuando tenía diez meses, hicimos nuestro primer viaje transoceánico juntas. Era un trayecto de más de dieciocho horas en cada sentido. Ese mismo año fuimos a Londres y a San Francisco dos veces desde España. Su padre no pudo acompañarnos en la primera ocasión y, aunque al principio tenía mis dudas sobre tan largo viaje sin otra ayuda que la de desconocidos dispuestos a echarme una mano, a la vuelta, ya superada esa prueba, ¡me sentí capaz de cualquier cosa!

Si te gusta viajar y tienes los medios económicos y tiempo para ello, ¡no renuncies a los viajes sólo porque tengas un bebé! Hasta los dos años pagan sólo las tasas de avión y una cantidad mínima, aunque no tienen derecho a un asiento propio. Viajan sobre tu regazo, con un cinturón de seguridad que se adapta al tuyo (aunque no en todas las compañías aéreas te lo dan). En algunos aviones te facilitan una sillita para el bebé, lo que te permite comer, dormir e ir al baño a gusto. Si avisas de que vuelas con un bebé, procuran dejar libre el asiento contiguo en el caso de que el avión no vaya lleno. A partir de los dos años, el precio sube muchísimo; en vuelos nacionales pagan la mitad del billete y en los internacionales el 80 por ciento o más del mismo. En los trenes no suelen pagar nada hasta los cuatro años, pero no tienen derecho a ocupar un asiento, a menos que haya sitios libres, y has de llevarlos sobre tu regazo.

Tendrás que llevar siempre más equipaje de mano del habitual: un par de cambios de ropa (tanto para el niño como para ti), pañales o ropa interior, dependiendo de la edad de tu hijo. También zumos, galletas, potitos, biberones o lo que coma. Si das el pecho, al menos ¡ya lo llevas incorporado! No olvides juguetes, libros, lápices y papel, además de chupetes (si los usa) y su muñeco favorito. Cuando dudes sobre un artículo, mételo en el bolso. Si lo dejas atrás, descubrirás que ¡era indispensable!

Si vas a casa de amigos o familiares, encárgales que te compren pañales, potitos o lo que vayas a necesitar la primera noche, para no tener que salir de compras cuando llegues. Bastante cansados estaréis del viaje y debido al posible cambio de horario. Yo temía el *jet-lag* con un bebé. Ellos también lo sufren, aunque en menor medida que los adultos. Lo mejor es ir acomodándote al horario de tu destino un par de días antes. Aunque es una buena recomendación, la realidad es que ¡no conseguirás hacerlo!, así que adáptate sobre la marcha y prepárate para un par de noches sin dormir. He comprobado que es más fácil adaptarse cuando se viaja hacia el oeste que al contrario, pero, en cualquier caso, en cuestión de unos pocos días ambos recuperaréis el ritmo habitual.

Si no quieres viajar cargada con la cuna de viaje, la silla del coche, la trona y demás cachivaches, que abultan pero que son necesarios, procura alquilarlos en tu lugar de destino. En otros países es posible hacerlo. Infórmate en Internet o por medio del hotel donde te vayas a hospedar. Si te quedas en casa de familiares, pídeles que alquilen lo que necesitas o bien que lo pidan prestado. Mi hermana siempre me tiene todo preparado de antemano, así es un gusto viajar con niños. Cuando visito a amigos con bebés, también es todo mucho más fácil, porque tienen la casa equipada. Y si algo falla, no te preocupes, se puede improvisar sobre la marcha.

Hay padres que no viajan porque temen que los niños se pongan enfermos en el camino. Puede ocurrir, y de hecho ocurre, pero igual se puede poner enfermo en la guarde o tener un accidente doméstico. Si tienes un seguro médico que te cubra en el extranjero (o en otras ciudades) y además llevas encima un botiquín con los medicamentos más habituales, un termómetro, gasas, antiséptico y demás, puedes viajar tranquilamente. Entérate de dónde está el hospital más próximo y de los teléfonos de urgencias por si acaso.

Acostúmbrate a viajar con tu bebé desde el principio y no te arrepentirás. Claro que cuando tu hijo o hija sea más mayor, ¡también te apetecerá irte sola o con tu pareja! Hazlo porque, entre otras cosas, te lo habrás ganado.

Tus nuevas amigas (las otras madres)

Después de las incesantes visitas y llamadas de los primeros días, que no disfrutaste porque estabas demasiado cansada, pasarás una época de ermitaña. Estarás tan pendiente de las tomas, de intentar descifrar el llanto de tu bebé o simplemente de adaptarte a tu nuevo horario (que al principio es totalmente caótico o al menos así te lo parece) que no podrás atender a nadie. Y, por otro lado, a los demás ya se les habrá pasado la novedad y evitarán llamarte o visitarte precisamente porque cada vez que lo han hecho tú cortaste la conversación debido a que se despertó el bebé o a que debías bañarlo o porque tenía hambre... Esto pronto se convierte en lo habitual: tú ya no llamas a los demás porque no tienes tiempo ni cabeza para ello, y los pocos ratos libres que tienes, prefieres dedicarlos a descansar que a contar tu día por teléfono. Y los demás hacen lo propio porque saben que casi nunca (o, mejor dicho, nunca) estás disponible para tomarte una copa o para escuchar el relato de su última conquista. Eso es normal hasta que un día te das cuenta de que llevas tres meses sin hablar con ningún adulto que no sean las abuelas del niño, que te calientan la cabeza con sus consejos, y a veces con tu pareja, si en algún momento coinciden vuestros horarios. Cuando empiezas a dormir más por las noches sueles tener ganas de retomar el contacto con el mundo exterior. Pero entonces te encuentras con que tus horarios y necesidades son diferentes a los de tus amigas sin hijos. Incluso las que los tienen, si son ya mayores o de edades distintas, tendrán otro ritmo distinto al tuyo. Hasta que tu hijo esté más crecidito, deberás buscarte nuevas amigas: otras mamás con bebés de edad similar a la de tu pequeño. Además de que estarán en la misma situación que tú y de que te entenderán, será más fácil que coincidáis en cuanto a horarios de siestas y tomas. ¿Dónde encontrarlas? Por supuesto, en los parques, aunque también puedes apuntarte a alguna actividad como la natación para bebés, en la que compartes un rato agradable con tu hijo y donde puedes conocer a otras mamás. La mayoría estará en tu misma situación de primerizas porque si tuvieran más de un hijo, ¡no tendrían tiempo de ir a las clases de natación! Estarían en casa cocinando o bien pendientes de llevar al mayor al cole o a la guarde. Si iniciaste algún contacto con tus compañeras de preparación al parto, procura no perderlo. Lo esencial es poder intercambiar impresiones y desahogarte con otra persona que sepa exactamente lo que te pasa, porque está igual que tú. Que no te dé apuro admitir que necesitas compañía; ella también la necesita. Eso sí, debes cuidar que la otra mamá no sea de esas mujeres competitivas (hablo de ello más a fondo en el siguiente apartado), que te cuestione tu forma de criar a tu hijo o que esté constantemente comparando a vuestros bebés, para ver cuál está más «adelantado». Hay más supermamás de las que te puedas imaginar, y si te encuentras incómoda con ellas, lo mejor es que te busques otras amigas más saludables. Al principio, vuestras conversaciones girarán en torno a horarios, llantos, agotamiento, que es lo que tenéis en común, y eso es natural. Pero no pierdas la oportunidad de hacer otras cosas juntas, y deja a tu bebé con tu pareja cuando puedas para quedar a tomar un café solas, ir de compras o al cine.

Curiosamente, aunque tengas la suerte de que tus amigas de siempre tengan hijos y, mejor aún, los tengan a la par que tú, quizá te desilusione comprobar que vuestra manera de abordar la maternidad es diametralmente opuesta. No pasa nada, pero hay que tenerlo en cuenta y saber que ambas tenéis pleno derecho de hacerlo a vuestro modo. Igual que quizá no tengáis el mismo gusto a la hora de vestir o de elegir pareja es posible que, aunque seáis amigas del alma, una de vosotras no soporte que el niño se manche la ropa (¡espero por tu bien y el de tu hijo que no seas tú!) y que, en cambio, la otra permita que se ponga de barro hasta arriba. Con el paso del tiempo, igual a ella la escandaliza que decidas dejar de darle el pecho a los tres meses y, en cambio, a ti te parezca enfermizo que ella siga hasta los ¡tres años! Tú eres rígida con los horarios del bebé, y el suyo se acuesta más tarde que nadie... A ella le parece una tontería que no dejes ver la tele a tu hijo, pero en cambio tú no comprendes que tu amiga no le haya leído nunca un cuento a su niño. Lo que importa es que seáis capaces de mantener la amistad a pesar de afrontar el cuidado de los hijos y la maternidad de forma distinta. Ninguna de vosotras es mejor o peor, simplemente diferente. Naturalmente, debes escuchar sus opiniones, pero tú también tienes derecho a expresar las tuyas y, en todo caso, no es necesario que estéis de acuerdo en todo. Cada madre tiene sus prioridades. A mí, por ejemplo, no me preocupa que mi hija lleve la ropa manchada. Prefiero que se divierta, que explore y que aprenda libremente, porque para quitar las manchas está la lavadora. Por supuesto que cuido su alimentación y cocino yo habitualmente, pero si el que coma potitos envasados un día significa poder dedicarle más tiempo a ella, lo tengo claro. Creo que la atención y el cariño superan con creces la importancia de comer caliente absolutamente todos los días del año. No hay mejor alimento que el amor y el tiempo que una dedique a su hijo. Conozco mamás para las que sin embargo es más importante que su nene vaya hecho un pincel o que coma potitos caseros aunque tengan que contratar una canguro mientras ellas cocinan. Pero eso no significa que no podamos ser amigas.

Por otro lado, aunque a ti te caiga bien otra mamá, es posible que los bebés no se atraigan entre sí y, en cambio, con el tiempo quizá tengas que verte con otros adultos que no te gusten demasiado sólo porque tu hijo y el suyo son amigos. Pero mientras sean bebés, lo que importa es que tú te sientas a gusto con la otra madre. Cuando tu hijo crezca y sea más independiente, recuperarás a tus amigos y amigas de siempre, aunque seguramente hagas nuevos también.

Ya no eres la misma

Ser madre te cambia la vida y también cambia tus valores y tu forma de ver las cosas. Si te paras a pensarlo, probablemente te sorprenda descubrir que a ti también te ha pasado, aunque sea en las cosas pequeñas. Para ilustrarlo, compartiré contigo algunos comentarios que yo hacía antes de ser madre y que ahora me parece tremendo haber dicho o incluso pensado.

— «Ese niño está malcriado», cuando veía a un niño de uno o dos años con una pataleta. Mi hija no está consentida (claro, ¡yo qué voy a decir!) y yo soy ahora víctima de esas rabietas. La realidad es que todos los niños las tienen. Moraleja: ¡No juzgues a los demás padres si no quieres que te pase a ti lo mismo!

— «¿Cómo pueden dar el pecho en la calle? ¡Yo sería incapaz!» Dicho por alguien que hacía topless en las playas, pero me parecía que me daría mucho más pudor enseñar el pecho en un lugar donde no es lo normal hacerlo. La realidad es que terminé siendo de las que daba la teta en cualquier sitio. La niña era lo primero.

— «No entiendo cómo ponen a hacer pipí y caca a los niños en mitad de la calle, como perritos.» Y es que cuando dejan los pañales, cuando la necesidad aprieta y no hay un váter público cerca (cosa frecuente en España), cualquier sitio es bueno. Lo mismo cuando se trata de cambiar un pañal donde te pille. Lo haces y punto. Quizá yo sea esa mujer a la que viste ayer agachada junto a un árbol, con la niña en volandas y con los pantalones bajados (ella, no yo, ¡aunque cuando aprieta la urgencia ya me gustaría poder hacer lo mismo!).

— «Es que las madres se pasan el día hablando de los niños.» Bueno, en eso no he cambiado tanto. Hago un esfuerzo consciente por no aburrir a los demás contando todas las monerías que hace mi hija. A excepción de los abuelos y tíos, creo que hay pocos interesados en esos detalles. A mí, que soy una orgullosa y feliz madre, también me llegan a aburrir las reuniones en las que sólo se habla de una cosa: niños. Además de madre soy persona y tengo otros intereses.

— «Qué manía tienen las embarazadas y las madres de los bebés de contar el tiempo en semanas. ¡Nunca me entero de cuántos meses están ni de la edad de sus hijos!» En cuanto me quedé embarazada, me pasé al otro bando. Hasta ese momento no me había dado cuenta de que en la vida de un feto o de un bebé pueden pasar muchas cosas relacionadas con su desarrollo en el transcurso de siete días. Además, algunas pruebas médicas hay que hacerlas en una determinada semana del embarazo.

— «¿Por qué visten a los bebés como esquimales, incluso en el mes de agosto?» ¡Sigo sin entenderlo!

Otras cosas que han cambiado desde que tengo hijos:

— Ya no me río de los anuncios de compresas para la pérdida de orina, ni de las cremas para hemorroides.

— Nunca salgo a la calle sin alguna mancha reciente sobre la ropa. Lo más curioso es que no me afecta descubrir que tengo el hombro de mi jersey favorito lleno de comida porque mi hija me hincó el diente después de comer un potito.

— Cuando veo a una madre ojerosa con un niño que llora o patalea, le sonrío para mostrarle mi solidaridad.

— Ayudo a cualquier madre en apuros: le abro la puerta, la ayudo a subir el carro por la escalera, le cojo la mano a su hijo de tres años para cruzar la calle mientras ella empuja el cochecito del pequeño. Antes de tener hijos, ni veía a esas pobres mujeres.

— Me interesan (aunque ¡no exclusivamente!) las conversaciones sobre el color de la caca de los niños, sobre sus hábitos de sueño y también sobre partos y los retos del día a día de otras madres.

— Ya no tengo tiempo de colocarme hasta el último pelo ni maquillarme cada vez que salgo a la calle. A veces ni me miro al espejo (algo impensable antes). No me lavo la cabeza todos los días y llevo coleta a menudo. Soy más espontánea y me acepto más a mí misma.

— He renunciado a tener la casa ordenada. La alfombra del salón tiene plastilina incrustada, los cojines están manchados de chocolate y, cada noche después de la cena, el suelo de la cocina parece un cuadro abstracto. Aparecen muñecos y juguetes debajo del sofá y más de una vez he sacado un caramelo o una tostada del reproductor de vídeo (hasta que por fin instalé una tapa de seguridad). Lo mejor es que ¡me resulta acogedor este desorden!

— En mitad de una reunión o una entrevista, al buscar un bolígrafo con el que escribir algo, se me cae del bolso o del bolsillo un chupete, un caramelo chupado, piedrecitas del parque, kleenex usados o un trozo de un juguete. Naturalmente llevo la agenda siempre garabateada, pero no me importa.

— Antes de trasnochar me lo pienso dos veces. Para que me aventure a enfrentarme a la mañana siguiente, resacosa o falta de sueño, a un torbellino que demanda toda mi atención y energía, la velada tiene que ser realmente prometedora.

Y, por último, desde que soy madre y me reúno (a veces más por necesidad que por gusto, lo confieso) con otros padres en parques, fiestas de fin de curso y cumpleaños, he desarrollado un oído especial para cierto tipo de comentarios que antes no me afectaban y que sin embargo ahora me sacan de mis casillas. Algunos de los que me siguen sorprendiendo, junto con lo que pienso (pero que no siempre digo) cuando los oigo, son éstos:

— «Paquito, no juegues con la tierra ¡que te vas a manchar el pantalón!» Señora mía, pues no lo traiga al parque. O no le vista siempre como si fuera a un bautizo.

— «Carlotita, tenemos que irnos a casa ya porque a esta hora salen los lobos que se comen a los niños.» Y luego se preguntará usted por qué su hijo tiene pesadillas.

— «Periquito, como no te portes bien, te regalo al hombre del saco.» ¿Será por eso que tantos adultos tienen miedo al abandono?

— «Si eres malo, mamá no te va a querer.» Para empezar lo llamas malo. Y luego te quejarás de que se vaya a vivir con su novia en cuanto la tenga.

— «¡Estoy hasta los cojones (o hasta el coño) de que tires los juguetes al suelo!» Y luego se sorprenden de que los niños digan tacos.

— «Hostias, joder, me cago en la leche, etcétera.» Y cuando el niño lo repite como un loro, van y se ríen.

— «¡Te voy a cruzar la cara!» Me dan ganas de cruzársela yo a quien amenaza así.

— «¡Es que pareces tonto, leches!» Se me ocurre que igual salió al padre o la madre que lo dice.

— «Como te caigas, encima te caliento el culo.» Sin comentarios.

— «No pienso dejar que un hijo me cambie la vida.» En ese caso la solución es sencilla: No tengas hijos.

Mi hijo ya gatea, ¿y el tuyo?

«Mi Cocoliso es un superdotado. Fíjate que aprendió a caminar con nueve meses...» Pero Cocoliso tiene las piernas combadas como el puente de la Barqueta de Sevilla.

«¿Que tu hijo todavía no habla? Pues qué raro... Mi Luisito no para en todo el día. Y eso que es más pequeño que el tuyo», le dice una mamá a otra en el parque. La segunda no sabe qué contestar.

«¿Cuánto mide tu niña? Bueno, ya crecerá... En cambio, fíjate, según el pediatra ¡la mía está en el percentil 99!» La hija de la que escucha cabizbaja es claramente un tapón.

«Pero ¿todavía no te pide hacer pipí? Pues ya va siendo hora...» En cambio, su hijo tiene cinco años y sigue con el chupete.

«Pues mi Elenita a los tres meses ya dormía toda la noche de un tirón y, hasta ahora, sin historias...» Tu hijo tiene un año y todavía no has dormido ni cinco horas seguidas desde que nació, pero te callas.

No tenía ni la más mínima idea de la feroz competitividad que se produce entre los papás, ya desde la más tierna infancia. El peso y la talla al nacer parecen de vital importancia, más que si el niño tiene buen color o está calmado. Y, a partir de ahí, los padres empiezan a comparar el progreso del suyo con el de otros niños. Cuando se trata del primer bebé, las preguntas que se hacen, «¿el tuyo ya gatea?», «¿a qué edad empezó a comer sólidos?», y otras, son por tener un referente, ya que no se tiene experiencia previa. Sin embargo, no todos los comentarios son inofensivos...

La primera vez que oí a alguien hacer alarde de que su hijo sonreía más que ninguno, que comía por dos o que jugaba al dominó a los seis meses... ¡no podía creerlo! Pensé que se trataría de un caso aislado, pero cuando no tuve más remedio que frecuentar a otros padres, me di cuenta de que es muy habitual presumir de los hijos desde que nacen. La madre de una niña que se lleva días con mi hija mayor me cuenta con todo detalle todos los avances de su retoño, cuando debería suponer que la mía hace lo mismo o algo parecido. Y, sin embargo, ¡no tengo el valor (o la mala educación) de decírselo! Personalmente procuro no presumir de las habilidades de mi hija, sobre todo con otros padres, aunque tampoco lamentar sus «deficiencias». Cada niño crece a su ritmo, y si queremos evitar que crezcan inseguros de sí mismos, pensando que tienen que ser de una determinada forma, hay que pasar por alto las comparaciones constantes ya desde pequeños.

Me parece grosero e insensible que alguien presuma de que su hijo es alto delante de la madre o el padre de un niño bajito, pero eso se hace, y mucho. Yo lo combato ignorándolo y, por supuesto, evitando hacer yo lo mismo. No dejes que nadie te haga sentir que tu bebé es «inferior» al suyo, ni entres en el juego de defender sus habilidades. Si es listo, los demás lo notarán. No hay necesidad de presumir de lo que es obvio.

El jardín de infancia (la guarde)

Antes de tener a mi primera hija, me propuse no llevarla al jardín de infancia hasta que tuviera al menos dos años, tal y como me recomendó el pediatra, para que no «pillara de todo» antes de tiempo. Tengo el privilegio (dependiendo de cómo se mire, porque no puedo huir de la cama sin hacer ni de la pila de platos sucios) de trabajar en casa y me pareció que podría combinar perfectamente el cuidado de mi hija con traducir y escribir. Pensé que lo haría cuando ella durmiera la siesta, y que, cuando fuera más mayor, se entretendría jugando a mi lado mientras yo escribía. ¿En qué estaría pensando? La verdad es que es muy estresante depender de que tu hijo se duerma para ponerte manos a la obra, sin saber de cuánto tiempo dispones. Y eso sin contar los días que se niega a dormir o las épocas de catarros y fiebres, en las que te necesita a su lado las veinticuatro horas. Por otra parte, cuando es más mayor, prefiere estar sentada en tu regazo tecleando ella misma o mirando juegos infantiles (si cometiste el fallo de enseñarle que puede ver a su personaje favorito en la pantalla de tu ordenador). En resumen, que a falta de ayuda familiar (nuestras respectivas familias viven en otras ciudades e incluso en otros países), cuando mi hija tenía pocos meses, me encontré dándole el pecho mientras tecleaba, porque ella tenía hambre y yo tenía una fecha (más bien una hora) de entrega. En ese momento me di cuenta de que tenía que buscar una solución URGENTE, de la que un par de meses antes no quise ni oír hablar: ¡una canguro! Entrevisté a varias muchachas, con las que contactaba siempre a través de alguien conocido, ya fuera una vecina, una amiga o la farmacéutica. Comprobé lo descarnadamente difícil que era entregar a tu bebé a alguien a quien realmente no conoces de nada. Supe que por muy cualificadas que estuvieran lo principal era que hubiera «química» entre nosotras. Fui afortunada y, tras varias pruebas que me dejaron con los nervios a flor de piel (sentada en casa tecleando, preguntándome si la nueva niñera se habría olvidado de mi hija mientras charlaba con otra tata, como he visto tantas veces en los parques), di con la candidata idónea. Al menos para mí lo era. Y aun así, tenía que hacer un titánico ejercicio de concentración para que no se me disparara la imaginación mientras la chica sacaba a la niña a dar un paseo. La llamaba si se retrasaba cinco minutos sobre la hora convenida, imaginando que las había atropellado un coche o que alguien había secuestrado a mi hija mientras ella compraba unos «gusanitos» en un quiosco. Comprendí de pronto a todas mis amigas con hijos que me contaban historias de terror sobre canguros que abusaban de niños y los temores que ellas mismas tenían. Pasaron los meses y, aunque estábamos encantados con nuestra canguro, yo necesitaba dedicar más tiempo a mi trabajo, pero no me podía permitir pagarle el sueldo que eso supondría. Empecé entonces a buscar una guarde para septiembre, cuando mi hija tuviera quince meses. Me horrorizó comprobar que, al menos en la ciudad donde vivía, en la mayoría de centros, la primera información que me daban era que estaban abiertas incluso durante las fiestas (por si «me hacía falta ir de compras»), y lo que cobraban. Para mí, lo más importante, con diferencia, era que las instalaciones fueran seguras y cómodas, y saber qué iba a hacer mi hija durante las horas que pasara ahí dentro. Cuando estaba a punto de tirar la toalla y asumir como fuera el gasto de la canguro, di con un jardín de infancia que me convenció. Los fallos que había encontrado en los demás eran los siguientes:

— Que las educadoras iban vestidas con falda estrecha y tacones, cosa que me parecía incompatible con la movilidad que se ha de tener para cuidar de un montón de niños pequeños.

— Que para atenderme dejaban solos a los niños.

— Que algunos no tenían patio o jardín exterior.

— Si eran centros grandes, que llamaban a los niños por megafonía (altísima) cuando venían los padres a buscarlos.

— Que se centraban en la información de precios, horas extra, servicios de comedor y transporte y no en la parte pedagógica o incluso lúdica.

Y lo que me gustó del centro que elegí:

— Principalmente, que se trataba de un lugar en el que yo misma me sentiría a gusto.

— Que el local estaba limpio y el material, cuidado.

— Que me atendieron fuera de horas de trabajo, sin distracciones.

— Que las educadoras sonreían mucho y se mostraban cariñosas.

— Que empezaron por explicarme las actividades que desarrollarían los niños en la clase y dejaron los horarios y el precio para el final.

— Que supieron transmitirme tranquilidad con respecto a mis dudas y temores.

Llegó septiembre y también el primer día de «clase». Durante el período de adaptación (la primera semana) los bebés sólo acudían durante dos horas diarias, pero ¡qué dos horas! Yo las pasaba con el estómago hecho un nudo, después de una dura despedida en la que mi hija se abrazaba a mí llorando como si la dejara en un matadero. El primer día la recogí sintiendo angustia. Nunca se me olvidará su cara compungida cuando se abrió la puerta de la clase. Pensé que me iba a desmayar. No sólo lloraba ella. ¡Lloraban todos! ¡La había traumatizado de por vida! Me sentí culpable, mala madre, y me dije que si a la semana no se había adaptado, renunciaría al jardín de infancia. El segundo día empezó a llorar nada más girar la última esquina antes de llegar a la guarde, y se me encogió ya no sólo el estómago, sino el alma. Pero no dejé que se alargara la despedida, ni que se diera cuenta de que me iba con el corazón partido. A la hora de la recogida, todas las madres (al menos las primerizas) comentábamos entre nosotras lo culpables que nos sentíamos. Pero a los pocos días, todos los niños se calmaron y en general se les veía contentos y de buen humor al entrar y salir del centro. ¡No sabes qué alivio!

Sé que mi experiencia no es habitual. La mayoría de madres ha de pasar por ese trance cuando su bebé tiene tan sólo cuatro meses, o incluso antes, al terminar el permiso de maternidad y tener que volver al trabajo en una oficina. Y normalmente el día no se reduce a unas pocas horas, sino que se alarga desde las siete u ocho de la mañana hasta las siete de la tarde, si trabajan a jornada completa. No conozco madre a la que no le haya supuesto un trauma dejar a su bebé al cuidado de desconocidos, a una edad en la que sería incapaz de contarte si lo han maltratado o si se les olvidó cambiarle el pañal. Y, sin embargo, a menudo no hay más remedio que hacerlo, porque la mayoría no se puede permitir vivir de un único sueldo (el del marido).

El consuelo es que la guarde es positiva para los niños. Allí juegan, aprenden y están con otros niños. Quizá lo ideal sería que la jornada fuera más corta, pero cuando no hay más remedio, ¿qué vas a hacer? Para hacéroslo más fácil a los dos, te recomiendo que no transmitas a tu bebé tus nervios, la ansiedad o la pena que sientas cuando le dejes allí por la mañana. No te quedes abrazada a él llorando tú también. Dale un beso rápido, dile que volverás a por él (después de la comida, la siesta o la merienda, para que tenga un referente), aunque creas que no te entiende, y vete ¡en seguida! Hazlo a pesar de que lo tengas que dejar llorando y aunque a ti te sangre el corazón. Puedes estar segura de que en cuanto te pierda de vista ¡se calmará! Naturalmente, llorará cuando se acerque la hora de salida y vea que se van los demás niños, pero eso no significa que se haya pasado el día berreando. Es importante que le demuestres que confías en quienes le van a cuidar (porque si no es así, lo mejor es que lo cambies de centro), para que él también se sienta seguro. Imagina que eres actriz, sonríe mucho y conseguirás que a tu hijo incluso le guste ir. Te aseguro que con el tiempo a los dos os parecerá lo más natural despediros por la mañana y reencontraros por la tarde. Cuando sea más mayor, te cantará las canciones que aprendió en la clase y te dará sus dibujos, ¡y tú te sentirás feliz! A la hora de elegir el centro, fíate de tu intuición. A veces no basta con que tenga prestigio o sea muy conocido. En el fondo, lo más importante es que tú te sientas cómoda al dejar a tu bebé y que, pasados los primeros días, él demuestre sentirse igual de satisfecho.

La vuelta al trabajo

Miras el calendario una mañana y te das cuenta de que ¡al día siguiente tendrás que abandonar tu nido y volver a la oficina! Así, de repente, sin miramientos ni períodos de adaptación, como tuvo el bebé en la guardería. Te ves en el espejo y compruebas que tienes los ojos hundidos de no dormir, la raíz oscura porque no tuviste tiempo de ir a la peluquería y, al desabrocharte el albornoz, te pones a temblar, porque ¡ni por un milagro te va a caber la ropa de trabajo! Además, si das el pecho y todavía no has aprendido a utilizar el sacaleches, tendrás que pasarte la última jornada «libre» sudando, mientras bombeas frenéticamente, para llenar al menos un par de biberones, temiendo que tu pequeño se muera de hambre al día siguiente. Aunque para muchas mujeres es un alivio poder evadirse en la oficina de la agotadora e inacabable tarea de cuidar del bebé, esta separación es siempre relativamente traumática. Sobre todo si has tenido que dejar a tu hijo en manos de una canguro nueva o en el jardín de infancia por primera vez. Te pasarás el día añorando un tranquilizante potente ¡para calmar la ansiedad que te produce imaginar que a tu bebé se le saldrá el ombligo de tanto llorar tu ausencia! Aunque es estimulante sentirse productiva de nuevo, para algunas mujeres la vuelta al trabajo es un drama. En España, el permiso de maternidad dura unos cuatro meses y se puede iniciar antes del parto o el mismo día. Muchas mujeres lo empiezan antes, pero para alargarlo arguyen una baja por lumbago o cualquier otra cosa (cierta o no). Ahora parece ser que algunas empresas también ofrecen la posibilidad de acogerse a una baja maternal completa durante dos meses y luego trabajar media jornada durante otros cuatro. La mayoría también procura unir la baja a las vacaciones, aunque eso no siempre es posible (algunas empresas exigen que todo el personal coja las vacaciones en la misma época del año). Durante el permiso de maternidad perciben un sueldo y luego pueden pedir horas de lactancia cuando se reincorporen, jornada flexible o media jornada. No soy experta en este tema, pero sé que, aunque aquí las condiciones no son las idóneas, son mejores que en otros países, incluyendo Estados Unidos. Allí, los permisos por maternidad son de unas cuatro semanas (aunque, dependiendo del contrato laboral, puede alargarse a tres meses) y, a menos que tengas un acuerdo especial con tu empresa, ¡sin sueldo! Claro que también hay países europeos en los que el permiso de maternidad dura años, y además el gobierno más o menos mantiene al hijo. Naturalmente, en esos países, el índice de natalidad es mayor que aquí, donde prácticamente tenemos un índice CERO de crecimiento de la población (nacen y mueren el mismo número de personas). El hecho es que a la mayoría de mujeres no les parece suficiente el permiso del que disponen y denuncian la discriminación que se produce hacia la mujer embarazada y con hijos. Mientras que si un hombre habla de sus bebés se le considera «tierno» y un buen padre, si lo hace una mujer, es «poco profesional». Ella tendrá que demostrar que tener hijos no le quita concentración ni le roba tiempo a su trabajo ni energía a su rendimiento (por cierto, ¡esto es mentira! Naturalmente que ser madre roba tiempo y dedicación a tu trabajo, pero si lo admites, ¡estás perdida!). Más de una ha de pedir días de baja por enfermedad propia cuando el que realmente está malito es el niño, pero si lo reconoce, no durará mucho en su puesto.

Cuando mi hija tenía cinco meses de edad, decidí que necesitaba desarrollar una actividad fuera de casa, aunque fuera un par de días a la semana. Había renunciado a los trabajos de intérprete de idiomas, que, aunque lucrativos, me hacían viajar. Decidí dar clases de escritura. Como no tenía con quién dejar a la niña, me la llevé a todas las entrevistas de trabajo que tuve. Demostré ser capaz de conseguir que me tomaran en serio y que vieran en mí algo más que a una madre. En ninguna reunión expliqué de antemano por qué me presentaba con un bebé, ni excusé el hecho de ir con ella. ¿Por qué hay que fingir que una no tiene hijos o demostrar que no son «un problema»? ¿Dónde está ese orgullo de ser madre, la ocupación de mayor responsabilidad y más compleja del mundo? Ya sé que mi caso es excepcional y me consta que hay discriminación hacia las madres, pero creo que hemos de combatirla. Por cierto, después de una de aquellas entrevistas, me contrataron en una academia en la que sigo dando clases. Claro que mi profesión es liberal en todos los sentidos. Quizá de haber solicitado un puesto en una oficina con un bebé en brazos, todavía estaría sin trabajo.

Sientas lo que sientas al volver a trabajar, habrá un período de transición que no será fácil. Tendrás que acostumbrarte a rendir como antes, pero durmiendo menos y haciendo doblete: cuando llegues a casa te espera tu otro trabajo, igual o más cansado que el que desarrollas en la oficina. Conozco mujeres que, después de tener a su primer hijo, se han zambullido de lleno en su trabajo sin problemas, dedicándose incluso con más ahínco que antes, quizá porque en comparación con la interminable y agotadora tarea de cuidar a un bebé cualquier desafío profesional les parece de lo más llevadero. Hay otras que, en cambio, vuelven a la oficina para comprobar que las llena mucho más su nueva faceta de mamá que la que desarrollan como profesionales. Eso puede ser algo temporal, hasta que el bebé crezca, o para siempre, aunque la mayoría de mujeres de hoy preferimos combinar ambas cosas.

No es fácil seguir trabajando y a la vez cuidar de tu pequeño, sin perder la cordura o la salud, pero se puede hacer. Con una buena organización, la disposición de ser flexible, la ayuda de tu pareja si la tienes (o de una tía, abuela o incluso una canguro) y con voluntad es perfectamente factible. Aprende a establecer prioridades y, sobre todo, a ser consecuente contigo misma. Lo que tú prefieras hacer, y como prefieras hacerlo, siempre será lo mejor para ti y para los tuyos. Y si no tienes elección (porque tienes que trabajar por necesidad), procura adaptarte cuanto antes y no te lamentes de que tu vida ya no es la misma. Efectivamente, no lo es y, en el fondo, aunque sea más caótica, es mejor. Además, con ese ritmo, lo más probable será que pronto se te retire la leche, que pierdas unos kilos ¡y puedas volver a abrocharte tus trajes de chaqueta!

Hablan las seños

A veces me planteo cómo será trabajar en un jardín de infancia, cuidando ya no de uno o dos, sino de diez o quince niños de corta edad en una aula. Uno se hace caca mientras el otro tira de las coletas a una niña. El tercero se está comiendo los mocos, y dos o tres lloran porque echan de menos a sus papás... Otro se cae y la seño cruza los dedos por que su madre no se enfade por el chichón que seguramente le saldrá. Y eso sin contar que tienes que trabajar todos los días bajo la presión de la desconfianza de los padres. Admiro el trabajo del personal de los jardines de infancia, de las educadoras (la mayoría son mujeres), cuando lo son por vocación y cuando hacen una buena labor. Por ello, he querido dar su versión de los hechos, incluyendo aquí el punto de vista de varias educadoras jóvenes. La primera cuida de niños de meses y de hasta un año o dos.

—*¿Cómo describirías a la madre primeriza de hoy?*

—Se supone que debería ser una madre con mejor conocimiento del niño (carencias afectivas, cognitivas, motrices), pero, paradójicamente, la mayoría de la información la obtienen por la televisión y a través de las revistas (supuestamente especializadas), que confunden y que no tratan los temas con rigor. Subestiman la sabiduría y los consejos de las abuelas, por creerse mejor informadas que ellas.

—¿A qué edad, como media, empiezan a asistir los bebés a las guarderías o escuelas infantiles y por qué?

—Cada vez acuden siendo más pequeños, porque ambos padres tienen que trabajar. La edad media estaría en el año y medio o dos años, pues algunas madres retrasan su entrada, pensando que están mejor cuidados por los familiares en casa, si tienen oportunidad.

—En un mundo ideal, ¿cuál crees que sería la mejor edad para empezar a asistir a la escuela infantil y por qué?

—Entre los dieciocho y los veinticuatro meses, porque ya están capacitados para lograr autonomía, y además es muy buena edad para empezar a relacionarse con otros niños y aprender a vivir en sociedad.

—¿Qué preguntas o sugerencias suelen hacer las madres cuando piden información sobre la guardería?

—Sobre todo se refieren a temas materiales (espacio, decoración, calidad de este espacio...), y olvidan muchas veces la actitud docente y las relaciones humanas. Preguntan cuántos niños hay por clase, el número de profesores por aula y la distribución del centro. Aunque cada vez más se interesan por la metodología educativa.

—¿Qué es lo que más y lo que menos preocupa a los padres?

—Lo que más, que el niño salga «ileso» de la jornada en el centro y que el período de adaptación no sea excesivamente largo (aunque las inadaptaciones persistentes sean debidas a la desconfianza de los padres hacia el educador o educadora). Lo que menos: se olvidan de que los niños a esas edades comienzan a descubrir el mundo con los inconvenientes que eso conlleva, caídas, discusiones entre ellos...

—¿Qué es lo más gratificante de tu relación con los padres de los niños?

—Sobre todo que demuestren confianza en tu labor y en la del centro, y que acepten, igual que hace el educador, los retos que implica el proceso de enseñanza.

—*¿Y lo más desagradable o frustrante? ¿Cómo crees que se solucionaría?*

—Que piensan que la escuela infantil es todavía un lugar donde se «guardan niños», sin más implicaciones afectivas y educativas. Se solventaría con la implicación de los padres en el proceso educativo y no dejando exclusivamente esa labor a los centros.

—*¿Crees que el padre comparte por igual el cuidado de los niños?*

—Cada vez más, debido a las necesidades laborales de la pareja. Sin embargo, sigue habiendo roles perfectamente definidos, sobre todo en determinadas clases sociales (tanto entre las más altas como las más bajas).

—*¿Qué sugerencias le darías a una madre primeriza que lleva a su niño a la escuela infantil por vez primera?*

—Que intente ser lo más sincera posible en cuanto a sus preocupaciones iniciales y en cuanto a los «problemas» que puedan ir surgiendo. Que siempre haya una buena comunicación entre padres y educadores, en beneficio de todas las partes.

—*¿Quieres añadir algo más que te parezca importante para un libro sobre la maternidad?*

—Creo que, como oí en una película italiana, «hemos pasado de la dictadura de los padres a la dictadura de los hijos». En la sociedad actual se tienen pocos hijos y se les cubre de todas las comodidades materiales posibles. Esos hijos suelen ser muy deseados, y los progenitores viven en un estado de constante preocupación material. Muchos están obsesionados con ser los padres «perfectos». Tendríamos que replantearnos muchos valores y dejar que el proceso de ser padres y madres fuera algo mucho más natural.

A continuación, las opiniones de otra seño, que está a cargo de niños de entre dos y tres años:

—*¿Cómo describirías a la madre primeriza de hoy desde tu punto de vista de educadora?*

—Muy complicada. En seguida se agobia. Se siente insegura a la hora de dejar a su hijo en la guardería porque se tiene que reincorporar a su trabajo. Le cuesta conciliar el mundo laboral y familiar sin sentirse culpable.

—*¿Qué crees que es lo que más y lo que menos la preocupa a esa madre?*

—TODO. A algunas todo les parece un problema.

—*¿Qué sugerencias darías a una madre primeriza que lleva a su hijo a la guarde o escuela infantil por primera vez?*

—Que procure hacerlo sin temor. Que elija bien y luego intente confiar en los educadores. Que no se traumatice y, sobre todo, que no se arrepienta, lo saque del centro y se lo lleve después a la abuela. Los niños necesitan relacionarse con otros niños de su misma edad.

—*¿Por qué crees que muchos niños se portan mejor en la guarde que en casa?*

—Porque los papás en general les consienten más, les dan más caprichos, y los niños se aprovechan. Pero eso les pasa a todos. Seguramente, los míos también serán así, por mucha experiencia que tenga como educadora.

—*¿Cómo pueden facilitar los padres la labor del educador?*

—Procurando que los niños noten que los papás también nos tienen cariño y que nos dan el lugar que nos corresponde. Nosotros nunca vamos a dejar a los padres en mal lugar ni les vamos a robar su papel.

—*¿Querrías añadir alguna otra cosa que te parezca útil para una nueva mamá?*

—Le recomendaría que no se agobie. Y ya un poco frívolamente (sin ser por ello menos cierto), que no hace falta tener doscientos biberones, ciento cincuenta chupetes y un calienta biberones en casa, otro con los abuelos, otro en la guarde y otro en la despensa por si alguno se rompe. En el mercado hay un sinfín de tonterías que no sirven para nada más que para ocupar espacio.

»Por otro lado, los padres y madres se documentan cada vez más con revistas y libros sobre cómo criar a los hijos, y se lo toman todo al pie de la letra. Si su hijo luego no cumple cualquiera de las pautas que han leído en los libros, entonces se creen que está fuera de lo «normal». No se dan cuenta de que cada niño tiene un ritmo de desarrollo diferente, tanto física como intelectual y emocionalmente.

10. El segundo año. De bebé a correcaminos

Cuidado, ¡ya camina!

Es increíble que en el plazo de año o año y medio ese bebé tan frágil de los primeros días sea capaz de caminar por toda la casa, y más allá, poniendo a prueba tus nervios. Seguramente hiciste miles de fotos de cada uno de sus primeros logros: cuando sonrió, cuando levantó la cabeza, cuando se sentó por vez primera, cuando gateó, cuando se puso de pie, cuando dio su primer paso... Antes de ese importante momento, pasas una difícil época en la que pareces el jorobado de Notre Dame, siempre cogiéndole las manos a tu peque para que camine. Eso, a menos que seas bajita o tengas, como yo, ¡los brazos muy largos! Y de pronto, un día, camina solo. Naturalmente se cae una y otra vez, y tú sientes que se te va a salir el corazón por la boca. Al principio creí que me daría un ataque de nervios, pero terminé por acostumbrarme a las emociones fuertes. Después de que a mi hija se le rompiera un diente de leche blanco y perfecto y, tras ingentes tropiezos en los que se partía los labios, me pareció normal ver (mucha) sangre y yo misma le hacía las curas en el parque en lugar de salir corriendo a urgencias. Naturalmente, mi impulso materno me pedía que la protegiera para evitar que se hiciera daño, pero sabía que si andaba junto a ella amortiguando cada caída, sólo le enseñaría a tener miedo. Eso, para una persona como yo, que creció temerosa de muchas cosas, es muy difícil de asumir, pero no hay más remedio.

Cuando empiezan a caminar, no puedes quitarles la vista de encima ni un segundo. Son pequeñas máquinas de locomoción, ¡sin control de velocidad ni dirección! Hasta que cumpla al menos los cuatro años, y eso con reservas, piensa que en cualquier momento puede salir disparado y cruzar la calle, perderse en unos grandes almacenes o dirigirse hacia la escalera más cercana (que todavía no sabe bajar). Si tu hijo es tranquilo, no tendrás tantos problemas, pero a mí me tocó una niña activa y con pilas de larga duración. Poco después de empezar a caminar, aprendió a trepar y a saltar, y parecía divertirse viéndome palidecer, incapaz de alcanzarla mientras ella corría alegremente hacia el peligro. Entonces me solidaricé con las madres que nunca pueden terminar una conversación en un parque, porque tienen que alcanzar a sus pequeños antes de que se tiren a la calzada como kamikazes.

No te preocupes si tu hijo tarda más que sus amiguitos en caminar. Si al año y medio todavía no es capaz de hacerlo solo, pregúntate si no habrás contribuido a su temor, sobreprotegiéndolo. Consulta con su pediatra, y si su desarrollo es normal, no le des más importancia. Ofrécele oportunidades para caminar agarrado y en lugares donde no pueda lastimarse con facilidad. Pon colchonetas sobre el suelo de su habitación o llévalo a pasear a un parque con césped (donde no haya cristales y colillas, lo cual no es fácil).

Que tu bebé camine también tiene sus ventajas para ti. Podrás volver a asumir tu postura erguida (si no se te partió la espalda en los meses anteriores), y además tu hijo se cansará tanto de correr que dormirá profundamente, lo que es una bendición ¡que no siempre dura lo que desearías!

Empiezan las rabietas

Estaba segura de que eso no me pasaría a mí. Las rabietas eran síntoma de un niño consentido. Yo educaría a mi hija de tal manera que jamás me montaría un número, ni en privado, ni mucho menos aún, en público. ¡¡Pero qué ingenua!! Parece ser que existen (o eso dicen sus padres) unos pocos niños que nunca se tiran al suelo, gritando y pataleando como si estuvieran poseídos, porque no quieren comerse el potito, porque se niegan a subirse al cochecito (cuando llevas una hora caminando a cámara lenta, a su ritmo, y tienes cita con el dentista) o porque no le compras un paquete de gusanitos. Mi experiencia, al menos, no es ésa...

La primera vez que mi hija arqueó la espalda, gritando como si la secuestrara y dando patadas mientras yo intentaba abrocharle el cinturón del cochecito, me sentí morir. ¡No podía creer que eso me estuviese pasando a mí! ¿Qué había hecho mal? Todavía recuerdo el trayecto, de unos veinte minutos empujando el cochecito, durante los cuales no dejó de gritar, llorar y de retorcerse en su asiento. La gente se daba la vuelta y me miraba como si la estuviera maltratando. Procuré consolarla varias veces, pero en vista de que la única solución era sucumbir a sus deseos (quería unas patatas fritas que había visto en un puesto), apreté los dientes y me propuse no detenerme hasta llegar a casa. Una vez allí, nos dormimos las dos, agotadas. Naturalmente fue la primera, ¡pero no la última vez! Y, por supuesto, esos momentos «divinos» los reservaba para mí. En el jardín de infancia me contaban que era un ángel, y naturalmente con sus abuelos era todo sonrisas y obediencia. También hay que decir que ellos le consienten más que yo, ¡precisamente con tal de que no llore!

No me quejo, he visto cosas peores, pero lo cierto es que una rabieta pone a prueba la paciencia del más templado. Y, sin embargo, lo mejor que se puede hacer, por difícil que resulte, es NO REACCIONAR. Si el día menos esperado te encuentras con que tu angelito pierde los papeles en la cola del supermercado, en la sala de espera del dentista o en mitad de la calle, antes de perderlos tú también, intenta ponerte en su lugar. Seguro que has visto a padres por la calle gritando más que sus pequeños gremlins enfurecidos y amenazándolos de que si no se callan les darán una torta o bien pasan directamente a la acción. ¡Eso no funciona! Lo normal en estos casos es que el niño redoble sus esfuerzos por sacarte de quicio. En cambio, si procuras tranquilizarte (cosa bien difícil, pero no imposible) y esperas pacientemente a que se le pase el disgusto, tendrás más probabilidades de éxito que el padre o la madre que se pone al mismo nivel del niño. Recuerda que, al menos las primeras veces, la rabieta le pilla al niño igual de desprevenido que a ti, y, además, no sabe qué hacer para controlarse. Tú eres su única fuente de consuelo, aunque en esos momentos te rechace. No le dejes que te pegue, pero tampoco le critiques ni ridiculices su comportamiento. Recuerda que ¡tiene dos años! (más o menos), no veinte. Si su rabieta es porque no le has comprado una chocolatina o unas patatas fritas, NO SE LAS COMPRES para que se calle. Es tentador, pero si sucumbes una vez, aprenderá a montarte un número siempre que quiera algo, porque sabe que a la larga conseguirá su propósito. ¿Significa eso que yo he sido siempre fuerte? Claro que no. Alguna vez, en una sala de espera tranquila o en un tren, he terminado por darle el caramelo que quería, porque me arriesgaba a que me echaran de la consulta o a que los demás pasajeros me tiraran del tren en marcha porque no podían dormir la siesta por los gritos de mi hija. No somos perfectas: algunos días estaremos cansadas, hartas o premenstruales, y ¿quién es capaz de soportar una rabieta en esas condiciones?

Cuando tu hijo tiene una pataleta, puede ser porque está cansado, porque tiene hambre o sed, porque está a punto de coger un resfriado o porque tuvo un mal día en el jardín de infancia. También influyen los cambios: una mudanza, que haya empezado a ir a la guarde, la llegada de un hermanito, que sus papis se vayan de viaje sin él y muchas cosas más. Los niños pueden ser cualquier cosa menos diplomáticos, y si se sienten mal, como no son capaces de explicar con palabras lo que les pasa, lo demuestran dando patadas y gritos. Sin embargo, si eso es el pan nuestro de cada día, entonces pregúntate si hay algún otro motivo. Es posible (horror de horrores) que, efectivamente, hayas cedido demasiadas veces a sus deseos y que simplemente patalee por costumbre. En ese caso, lo mejor será que intentes reeducarle, aunque implique pasar por una dura etapa de negarte a darle siempre lo que pide, con el consiguiente enfado por su parte. O bien, si eres religiosa, encomiéndate al santo de tu devoción.

Guía rápida para salir (más o menos) airosa de una pataleta

- Si es posible, llévate al niño del lugar donde ha perdido los papeles. Protégete la cara (¡muy importante!) y no le permitas que te pegue. Sobre todo, procura no pegarle tú a él en represalia.
- Dale un abrazo y dile que lo quieres. Si ves que se pone peor, no digas nada, pero no te vayas ni lo dejes solo.
- No te preocupes de lo que piensen los demás, ya se trate de los desconocidos que esperan en la misma cola que tú, de tus mejores amigas o de tus suegros.

Habrá épocas fáciles, en las que tu hijo colabore siempre y en las que generalmente esté de buen humor. Pero habrá otras en las que te preguntarás por qué quisiste tener hijos, ya que saldrás a rabieta diaria. Quizá estés transmitiéndole tu impaciencia, aunque también es probable que tu hijo simplemente haya descubierto que tiene voluntad propia y que no siempre acepte las decisiones que tomas por él. De momento, la única forma que conoce de demostrar su descontento es armarte un cisco. En esas épocas difíciles procura despejarte, deja a tu hijo en buenas manos y vete al cine, de compras, al gimnasio, a cenar con tus amigas... Volverás con fuerzas renovadas, y tu pequeño estará más relajado.

Es un consuelo dudoso, pero piensa que si las pataletas las reserva para ti, es porque sabe que lo quieres incondicionalmente y porque «donde hay confianza...». Por otro lado, se trata de una etapa pasajera y cuando tenga unos tres o cuatro años y sea capaz de poner en palabras lo que siente, podrás sentarte a razonar con él y evitar esos malos tragos.

«¡Mío!» y «¡No quiero!»

«Le enseñaré a compartir sus juguetes y así no será como esos niños del parque que se pasan el tiempo diciendo "¡MÍO!". Eso pasa porque sus padres no han sabido educarlos.»

Como se te ocurra siquiera pensar algo parecido, ¡recibirás la venganza del dios de los locos bajitos! Y ésta consistirá precisamente en que la frase favorita de tu hijo sea: «¡ETO E MÍO!» Aunque te cueste trabajo, procura no darle excesiva importancia y piensa que, como todo lo demás, se trata de una fase pasajera y común a todos los pequeñajos. Ponte en su lugar: Piensa cómo te sentirías tú si otra mujer te arrebatara la chaqueta de cuero nueva que has dejado sobre el banco del parque y cómo reaccionarías si tu pareja te dijera: «Pero si sólo la quiere para un ratito, luego te la devuelve, cielo.» ¿No argumentarías que la chaqueta es tuya? Lo malo es que los niños no sólo marcan territorio alrededor de sus pertenencias, sino que se agencian los juguetes ajenos en cuanto te descuidas y también dicen que son suyos. Repito, mantén la calma y, aunque nadie sería capaz de convencerte a ti de que prestes tus cosas a perfectos desconocidos, no dejes de animarlo a compartir sus cosas. Poco a poco se le pasará esa incómoda manía de acapararlo todo.

Otra expresión temida por toda madre es «¡NO QUIERO!» o un simple «¡NO!». ¿Por qué nos extraña tanto que sea de las primeras palabras que aprenden, cuando nos pasamos el día entero diciéndoselo? Esta fase es agotadora para la madre, tanto física como emocionalmente. Empieza por negarse a que le cambies el pañal, luego se resiste a que lo vistas, se escapa de la mesa para evitar desayunar y no quiere ir a la guarde. Una vez en la calle es imposible hacer que se siente en el cochecito, a menos que le practiques una llave de yudo, ante la despiadada mirada de los demás transeúntes, todo eso acompañado de un desesperado e insistente «¡¡NOOO!!». Claro que eso no para ahí: Luego NO quiere bajarse del cochecito, NO desea dormir la siesta, NO le apetece darse un baño, NO le da la gana salir de la bañera y así sucesivamente hasta que llega la hora de irse a la cama, cosa que naturalmente NO piensa hacer aunque lo obligues. En esa época tan agotadora te recomiendo que te desahogues todo lo que puedas con otras madres que estén pasando o hayan pasado por esa fase. Procura meditar, hacer yoga o practicar deporte para liberar la tensión que se acumula peligrosamente a lo largo de una jornada (día tras día) mientras tú procuras vencer la resistencia constante que pone tu pequeño a prácticamente todo lo que quieras que haga, desde que se levanta hasta que se acuesta. NO discutas con él (ya empezamos diciendo que NO), NO le pegues y NO pierdas la paciencia, porque sólo empeorarás la situación. Tranquila, porque eso no durará siempre. A esa edad, y hasta los tres años aproximadamente, es más fácil distraer su atención y hacer que se olvide de que NO quiere comerse la manzana, haciéndole reír, por ejemplo. Él espera que te enfades, confía en llamar tu atención. Si reaccionas de forma inesperada, le romperás los esquemas. Hace poco, mi hija de dos años y medio se empeñaba en salir a la calle desnuda de cintura para abajo y descalza. Al principio intenté convencerla de que se vistiera, pero, en vista de que no lo conseguiría a menos que me animara a participar en un combate de lucha libre, decidí hacer lo mismo que ella. Me quité los pantalones y los zapatos, me puse junto a la puerta y le dije: «Ya estoy preparada para salir.» Naturalmente pasó de las lágrimas a la risa en menos de un segundo y me dijo que no, que debía ponerme los pantalones. No tardamos en salir de casa, vestidas las dos.

¡Mi niño no me come!

A toda buena madre la preocupa que su niño no coma lo suficiente, incluso a pesar de que tenga un aspecto saludable y esté sano, lleno de energía y vitalidad. Sin embargo, la mayoría de las veces, se trata de una preocupación infundada. Una de las primeras recomendaciones del pediatra cuando el niño empieza a comer sólidos es que NO SE LE OBLIGUE NUNCA A COMER. Pero padres y, sobre todo, madres somos capaces de cualquier cosa con tal de conseguir que coman «un poquito más». Un día, el niño descubre que hay cosas más divertidas que sentarse y estarse quieto mientras engulle una aburrida pescadilla o unas zanahorias cocidas. Lo más frustrante es cuando le hace ascos a un plato que el día anterior le chiflaba. No te sorprendas: ¡Los niños de uno y dos años son capaces de cambiar de gustos culinarios en cuestión de segundos! También pasan épocas en las que se empeñan en comer todos los días lo mismo, cuando el pediatra y los libros sobre nutrición infantil te recomiendan que le ofrezcas una dieta variada. Naturalmente, siempre están dispuestos a comer galletas, chocolate y golosinas, y en ocasiones estarás tentada de permitir que su dieta se base en dulces, porque así al menos «tendrá algo en el estómago» y simplemente por no discutir.

A menos que tu hijo esté visiblemente malnutrido o que tu pediatra así te lo diga, procura no obsesionarte con las comidas de tu pequeño. Lo importante no es que haga una dieta perfectamente equilibrada todos los días, sino que eso se consiga a lo largo de la semana o incluso del mes. No pasa nada porque un día se resista a merendar y escupa sobre el suelo el potito de frutas, incluso que se acueste sin cenar y prefiera en cambio utilizar la pasta con queso para hacer experimentos artísticos sobre la bandeja de la trona. Posiblemente esté estreñido o esté incubando algo. Si le obligas a comer cuando no quiere de ninguna de las maneras y luego se despierta con fiebre y con tos, te sentirás fatal por haberlo forzado, cuando compruebes que no se resistía por capricho, sino porque estaba malito.

Algunos niños no quieren comer simplemente porque les aburre. En ese caso, procura que la hora de la comida sea un momento social y ameno. Come con él siempre que te sea posible. Así, viéndote hacerlo, aprenderá a sujetar y manejar los cubiertos. Aunque los expertos y las abuelas recomiendan evitarlo, alguna vez te encontrarás haciendo el avión con el tenedor, chantajeándolo con un apetitoso postre o persiguiéndolo con un plátano por el parque, mientras juega. Todas lo hemos hecho alguna vez, pero no lo tomes por norma. Y, por último, pero no por eso menos importante, ¡relájate! Seguramente es la única regla de oro de la maternidad. Pase lo que pase, ¡MANTÉN LA CALMA!

El biberón, el chupete y la mantita

«Pero ¿todavía usa chupete, tan mayor?»

«Anda, tira ese biberón, que ya no eres un bebé. Eso es caca.»

Y eso se lo dice a tu hijo una señora que lleva un cigarro encendido en la mano o un señor cuyo biberón es un copazo de whisky. ¿Te has parado a pensar en todos los mecanismos que utilizamos los adultos para sustituir aquellos objetos o rituales que nos reconfortaban de bebés? No entiendo ese empeño en quitarle a un niño de golpe el muñeco, el chupete o el biberón que le ayuda a soportar los momentos de estrés: un resfriado, un viaje, la transición al sueño o cualquier otra situación. Naturalmente que hay que fomentar la independencia y la confianza en sí mismos, de tal manera que sean ellos quienes abandonen esos objetos «de bebé». Lo que no tiene sentido es quitárselos a pelo, cuando todavía no están dispuestos a abandonarlos. Imagínate que a ti alguien te quitara de golpe cualquier objeto o hábito que utilices para superar los momentos de estrés.

Una vez más, el mayor reto será hacer caso omiso de los comentarios reprobatorios: «Se le van a torcer los dientes con el chupete», «es demasiado mayor para andar con ese muñequito sucio a todas partes» y otros por el estilo. Lo mejor que puedes hacer es no darle excesiva importancia al uso del chupete, la mantita, el muñeco favorito e incluso el biberón, pero tampoco se lo ofrezcas a menos que lo pida. Si se siente querido y seguro de sí mismo, poco a poco dejará de necesitar esas fuentes de seguridad externas, que le sirvieron de transición, mientras aprendía a separarse de ti y los abandonará él solo. Y si te parece que no es así, entonces ayúdale a dejar de necesitarlos gradualmente, sin presiones ni traumas. A menudo basta con saber que si los quiere, los tiene a su disposición; en cambio, si se los niegas, puede sentirse desprotegido y vulnerable sin necesidad.

Vamos a la cama

Como bien sabrás a estas alturas, hay libros enteros dedicados al sueño de los bebés y los niños. Se trata de un tema espinoso, cambiante y a veces inexplicable sobre el que los padres a menudo sentimos que no tenemos control alguno. Ser madre implica tener el sueño ligero y supeditarlo al de tus hijos, lo quieras o no. Si conseguiste instaurar una rutina a tu bebé desde el primer mes, no te congratules antes de tiempo. Cuando meses más tarde descubra que tiene el poder de quedarse despierto a voluntad, y según vaya dominando nuevos retos (gatear, caminar y, sobre todo, salir solo de la cuna), la hora de ir a dormir será un momento cada vez más difícil. Algunos padres llegan a temer el momento de llevar a su pequeño a la cama. Por otro lado, por bien que duerma tu peque y, aunque lo haga toda la noche de un tirón, puedes estar segura de que antes de una jornada importante para ti, un viaje de trabajo, una presentación o una entrevista, se despertará varias veces, te llamará y llorará hasta que vayas a consolarlo y luego se resistirá a dormirse de nuevo. Al día siguiente, tú estarás hecha unos zorros, pero él será el mismo torbellino de siempre.

La mayoría de padres y madres novatos tenemos una curiosidad especial sobre los horarios y hábitos de sueño de los nenes de los demás. También nos preocupa mucho la transición del moisés a la cuna y, sobre todo, de la cuna a la cama grande. No te fíes de las respuestas que te den los demás padres sobre cómo duermen sus hijos. Normalmente, igual que pasa con el sexo o la economía familiar, no te lo cuentan todo. Si te da envidia que el hijo de tu mejor amiga se acueste sin rechistar a las ocho de la tarde, pregúntale a qué hora se levanta. Seguramente está en pie de guerra antes de que salga el sol, mientras que el tuyo, que no se duerme hasta las diez, te da un respiro el sábado por la mañana.

No hay reglas fijas sobre cuándo pasar de la cuna a la cama, pero sí es mejor seguir ciertas pautas acerca de cuándo es mejor EVITARLO: cuando nazca un hermanito, después de una mudanza, cuando empieza el colegio, cuando le quitas los pañales. Es decir, cuando vaya acompañado de cualquier otro cambio grande en su vida. Lo mejor es hacerlo de la forma más natural posible, incluso es bueno dejar la cama y la cuna en su habitación al mismo tiempo, para que se vaya acostumbrando al mueble nuevo. Posiblemente una noche él mismo decida que prefiere la cama grande.

¿Tu hijo duerme con vosotros a veces? No te culpabilices, pasa en las mejores familias, por mucho que lo nieguen los otros papás. Por supuesto que es mejor que se acostumbre a dormir solo, pero eres humana y de cuando en cuando seguro que a ti también te gusta que se acurruque contigo. Está muy bien seguir ciertas reglas para enseñar a tu hijo a ser independiente, pero si eso implica pasarte la noche oyéndolo llorar, teniendo que levantarte de la cama cada quince minutos y arriesgarte a tener un accidente de coche a la mañana siguiente por falta de sueño, yo lo tengo claro: mi prioridad es dormir, aunque algunas noches signifique terminar haciéndolo en la cama de mi hija. Pero ésa es una cuestión muy personal, que cada uno debe valorar y atender según las prioridades que tenga. Una cosa es la teoría y otra muy diferente lo que pasa en la vida real.

Cómprate un buen libro sobre el sueño de tu hijo (mira la lista de libros recomendados, que está al final) y aborda el tema con buen humor. Túrnate con tu pareja y procura que él comparta las guardias nocturnas cuando os llamen los niños. Que los sábados sea él quien les prepare el desayuno para que tú puedas recuperar sueño (que dicen que no se puede, pero yo discrepo) y, los domingos, levántate tú con ellos. Lo importante es que, por poco o por mal que duerma tu hijo, tú no andes por ahí falta de sueño durante todos los días de tu vida como madre.

Adiós, pañales, ¿adiós?

Cerca del segundo cumpleaños de tu hijo/a empezarás a recibir una *fuerte* presión de varios frentes (abuelos, amigos, conocidos y desconocidos, incluso del pediatra) para que le quites los pañales y lo empieces a sentar en el orinal o en el váter. Mi recomendación: Hazlo *sólo* si crees que tu hijo está realmente preparado para ello. De lo contrario, ESPÉRATE, incluso a que cumpla los tres años, y no te preocupes por las críticas de los demás. Aunque las abuelas te digan que en su época los niños iban sin pañales antes del año de vida (recuerda que entonces lavaban los pañales de tela y naturalmente estaban deseando dejar de hacerlo), a pesar de que las otras madres presuman de que su niño empezó a pedir el pis en cuanto supo decir sus primeras palabras y aunque tú misma tengas ganas de quitárselos, hazme caso y no te precipites. ¿Por qué lo digo? Por experiencia propia y ajena, y porque retirar el pañal, igual que pasarse a la cama grande o eliminar el chupete no sabe de calendarios, sino que depende de otros factores como el sentido común y, sobre todo, la disposición de tu hijo.

Alguien me aseguró que «quitarle el pañal es una liberación». No dudo que lo sea cuando el niño tenga quince años, pero la transición del pañal al orinal, si se hace en el momento equivocado, puede generar ansiedad, tanto a los padres como al niño. Además, es frustrante volver atrás y tener que ponerle de nuevo el pañal después de haberte pasado meses limpiando pises y cacas de tu sofá favorito y la silla del coche y cambiándolo de ropa cinco veces en una sola tarde. Piensa que, al principio, si tiene que hacer pis o caca, tendrá que hacerlo YA, y casi nunca te dará tiempo de encontrar un cuarto de baño. Si estás en la calle, le puedes bajar los pantalones junto a cualquier árbol (y si hace caca, has de tener la delicadeza de retirarla del suelo, como deberían hacer los dueños de los perros, y tirarla a una papelera en una bolsa), pero si te pilla en según qué centros comerciales o en un atasco, no tendrá más remedio que hacérselo encima. Y tú no podrás ni deberás regañarlo por eso.

No pienses que hay una norma a la hora de retirar los pañales. Algunos niños están preparados para ello antes de cumplir los dos años, en cambio otros no lo están hasta los tres o incluso los cuatro. Me refiero tanto a nivel físico (cuando controlan los esfínteres) como a nivel emocional (cuando les apetece afrontar el nuevo reto). La duración del período de adaptación del pañal al orinal o váter tampoco es igual para todos. Algunos tardan un par de semanas y casi nunca tienen escapes; en cambio, otros tardan meses e incluso a veces es mejor dejarlo cuando el proceso no avanza y postergarlo.

Una vez más, es importante que no lo hagas coincidir con épocas de grandes cambios: mudanzas, cambio de guardería, viajes, llegada de un hermanito y similares. Sobre todo evita hacerlo si tu peque muestra resistencia, porque te ahorrarás muchas broncas y lágrimas de los dos. Aprovecha el buen tiempo, porque no es lo mismo bajarse un pantalón corto (o simplemente la braguita o el slip si está en casa) que andar desabrochándose un peto de pana en un día de frío y lluvia. Anímalo cuando consiga aguantarse y hacer sus pinitos en el orinal, pero tampoco lo presiones para que lo haga y, sobre todo, no lo castigues si no lo logra. No pienses que tu hijo es el único que pasa quince minutos sentado en el váter sin éxito y que luego se alivia en cuanto lo vistes o sales a la calle. Suele pasar.

Prueba el método o los métodos que más atractivos te resulten, pero no creas que son infalibles. A todos los niños no les basta con recibir de premio una pegatina, con que des saltos de alegría cada vez que hacen de vientre en el sitio apropiado o con que lo sientes en el váter cada media hora (mientras él se pone rígido para evitarlo). Si eres de las que consigue quitarle el pañal en quince días, sólo te pido que no presumas de ello delante de las demás mortales que tuvimos que tirar la toalla porque, a los seis meses de haberle comprado sus primeras braguitas, se las seguía manchando con regularidad. Y si eres de mi equipo, recuerda que si dedicas tiempo y amor a tu hijo, no eres una madre fracasada simplemente porque no has conseguido retirarle el pañal a tu hijo/a a una edad temprana. Además, piensa que si tu peque se hace pipí encima, a cambio hará otras proezas. Seguramente tenga un vocabulario más amplio que ¡incluso la mamá de ese niño que hace caca en el orinal desde los once meses! Cada niño evoluciona a su ritmo y desarrolla algunas habilidades antes que otras.

Piensa que si lo dejas para más adelante, el proceso durará menos, porque cerca de los tres años, todos los niños controlan los esfínteres. Además, a esa edad se comunican mejor y para entonces comprobarán que son los únicos que todavía llevan pañal y querrán quitárselo para parecerse a sus amiguitos. ¿Conoces a algún adolescente que lleve pañales? Tranquilízate, porque tarde o temprano tu hijo también los dejará atrás, pero cuando ÉL quiera y esté preparado, y no lo hará ni un día antes, por mucho que lo obligues. Que no te extrañe si decide empezar a hacer sus cosas en el váter justo cuando está de vacaciones con los abuelos, con los tíos o con cualquiera que no seas tú. En ese caso, prepárate a escuchar para siempre jamás que ellos fueron capaces de conseguir en dos días lo que tú no pudiste en tres años y a que presuman de ello delante de ti. Naturalmente, lo harán sin tener en cuenta que el niño alcanzó su madurez en ese aspecto en esos días y no antes, y que seguramente lo habría hecho igual en cualquier otra situación. No te apures ni te ofendas. Simplemente dales la enhorabuena y, para evitar una discusión, cambia de tema en cuanto lo saquen a colación (por enésima vez). Por cierto, eso puede pasarte con el tema de los pañales, las horas de sueño, la alimentación o cualquier otra cosa. Son gajes del oficio de ser mamá.

Ayúdalo a crecer

Es fascinante ver cómo tu bebé crece y domina nuevas habilidades, pero, para más de una madre, la alegría y orgullo que eso genera se mezcla con pena e inseguridad al comprobar que sus hijos adquieren autonomía e independencia. Observo a mi alrededor que eso se traduce más adelante en adolescentes (y luego adultos) consentidos, que no se hacen nunca la cama, ni la cena, que no saben utilizar una plancha y que cuando necesitan algo se limitan a pedírselo a sus sufridas madres, que naturalmente se lo proporcionan, encantadas, aunque por fuera se quejen de esa esclavitud. Si no quieres convertirte en una de estas sufridoras, acostúmbrate prácticamente desde que nazca a ayudar a tu hijo a crecer y a ser independiente, siempre en la medida que su edad y desarrollo lo permitan. En cuanto muestre signos de querer hacer algo solo, déjalo que lo haga, aunque le salga «mal». Algunos niños no aprenden a comer por su cuenta hasta bien mayores, porque las madres no soportan ver cómo se ponen perdidos cuando todavía no dominan el arte de utilizar los cubiertos. Otras parecen ignorar adrede la evolución de sus hijos y siguen tratándolos y hablándoles como si fueran bebés por mayores que sean (hay quien hace eso incluso con sus hijos de treinta años). Los niños son personas de corta edad y, naturalmente, no se les puede tratar igual que a un adulto, pero no son tontos, y lo que más desean es aprender: habilidades, palabras, conceptos... Los especialistas en psicología infantil abogan por hablar a los niños con naturalidad, llamando a las cosas por su nombre y no diciendo «guau guau» para denominar a un perro o «pipi» por pájaro, por ejemplo. Al principio tendrás que hablarle con frases cortas y sencillas, pero no te limites a eso. Si te acostumbras a «conversar» con él como si te entendiera siempre, terminará por hacerlo.

Si eliges la vía de contribuir a su independencia, al principio te resultará difícil dejar que tu pequeño salga a la calle con la ropa que ha elegido, sobre todo si se empeña en llevar unos zapatos de vestir con un bañador y unos pantalones de chándal, por ejemplo. Sin embargo, pienso que si ha sido capaz de elegir la ropa y, más importante aún, vestirse solo, es mejor dejar que salga así (mientras la temperatura lo permita, claro) y alabar su proeza. Personalmente, he decidido pasar por alto que en ocasiones mi hija mayor lleve los zapatos en el pie contrario o el jersey del revés, porque me gusta que quiera ponérselo sin mi ayuda, aunque se equivoque al hacerlo. Cuando quiere vestirse sola, tardamos más (¡todavía!) en salir a la calle, pero sé que a la larga me alegraré de haber esperado pacientemente junto a la puerta a que ella intentara abrocharse el abrigo. Claro que tampoco soy Job, y si vamos a llegar tarde a algún sitio, se lo abrocho yo, aunque eso suponga una rabieta por su parte. En cuanto aprendió a caminar, opté por dejar el cochecito en casa cuando salíamos a dar un paseo, para que no se convirtiera luego en uno de esos niños que a los cinco años siguen prefiriendo que sus papis los lleven a todas partes sobre ruedas en lugar de desplazarse andando, como corresponde a su edad y nivel de energía. Naturalmente que si vamos a cubrir una distancia considerable, el cochecito nos acompaña (tampoco hay que pasarse; los niños tienen las piernecitas cortas y se cansan antes que un adulto), pero no es la norma.

En cuanto veas que tu hijo muestra interés en lo que tú haces, déjalo participar. Pídele que te ayude a poner la mesa del desayuno, a untar las tostadas con mantequilla y a recoger los juguetes antes de salir a dar un paseo. Un día te sorprenderá haciéndose él solo el sándwich para merendar, y lo mejor que podrás hacer es felicitarlo por ello, aunque a ti el resultado te parezca destartalado y poco apetitoso. Por tu bien y el de todos, ten presente que la madre es la que tradicionalmente tiene la capacidad de convertir a su familia en un equipo en el cual todos se ayudan y se apoyan entre sí, o en todo lo contrario: una serie de personas que viven juntas y que tienen una sirvienta (la misma madre), pendiente de ellos las veinticuatro horas del día.

Tiempo de ocio

Es vital que te diviertas con tu hijo, y no sólo con las actividades consideradas tradicionalmente «de niños». Procura, con ayuda de tu pareja, buscar formas originales y diferentes de emplear vuestro tiempo de ocio juntos. No pienses que estás limitada y condenada a pasar todas las tardes de la infancia de tu hijo en el parque o viendo dibujos animados en la tele. Naturalmente podéis ir al zoo, a los parques de atracciones, al circo y al cine, entre otros. Pero no creas que sólo será capaz de divertirse en esos lugares. Acostúmbrate a elegir actividades en las que fácilmente podáis disfrutar los dos, y el niño se adaptará en seguida.

Aunque tú creas que es demasiado pequeño y que «no se entera de nada», acostúmbrate a llevarlo contigo a museos y exposiciones de arte, a festivales de música y funciones de teatro y danza, sobre todo si son al aire libre. A los bebés y a los niños les gusta mirar cuadros, y si son de pintura moderna y colorista, ¡más todavía! En los días de lluvia, cuando mi hija aprendió a caminar, la llevaba a visitar las jugueterías de los grandes almacenes, sin que implicara comprar algo. Al fin y al cabo, lo que les atrae de los juguetes es la novedad. Incluso ir al supermercado puede ser toda una aventura si lo haces tranquila y sin prisas y, además de convertirse en algo lúdico, tu hijo aprenderá más de lo que te imaginas.

Me cuesta pasar por delante de una librería sin entrar a hojear libros, y ahora es una actividad que me encanta compartir con mi hija mayor (en el momento de escribir esto, la menor sigue dentro de mi barriga). A pesar de su corta edad y seguramente porque desde que era un bebé ha visitado regularmente bibliotecas y librerías, le gustan tanto los libros como los juguetes. También cocinamos juntas; nos divertimos mezclando y amasando ingredientes, para luego comprobar cómo se transforman dentro del horno.

Mi pareja es quien suele aportar las sugerencias más originales para los domingos, como visitar a los bomberos o el aeropuerto en lugar de ir al parque de siempre. A casi todos los niños les encanta subirse al camión de bomberos y probarse el casco que usan, o mirar los aviones en el aeropuerto o los trenes en la estación. Como nos ha salido una hija aventurera, cuando no es posible hacerlo «de verdad» entonces su padre se inventa un breve viaje en el tren de cercanías, y disfrutamos juntos de lo que para muchas personas es algo rutinario y sin interés.

Ser madre me ha ayudado a volver a mirar la vida con ojos de niña y redescubrir la emoción de hacer algo, por cotidiano que sea, por primera vez.

Hablan las madres

Susana, treinta y tres años, madre de una niña de cuatro años y de un niño de dos

Siempre había oído que el peor año era el primero, que era como si te hubieran dado una bofetada que te dejara dando vueltas durante doce meses. Pensé que, en cuanto mi hija caminara, sería más independiente y se terminarían mis problemas. ¡Qué equivocada estaba! Además, Clara no tiene miedo de nada y a los dos años se subía a los toboganes más altos. Ya se ha roto un brazo y ha recibido puntos varias veces.

Yo pasé una época en la que tuve que recurrir a los ansiolíticos. Afortunadamente ya lo he superado y me doy cuenta de que ser madre implica curar heridas una y otra vez, sin estar diciendo siempre «ves, te dije que te ibas a caer» y sin estar encima de ellos para que no se lastimen.

El peligro (dentro de unos límites, por supuesto) lo tienen que descubrir solos, y tú tienes que aprender a templar tus nervios. Cuando nació el segundo, me preparé mentalmente para la etapa de las caídas, sin embargo, es un niño muy tranquilo, que no me tiene al borde del colapso, como me pasó con Clara.

TERCERA PARTE

Ya eres veterana

11. Madre, pero ante todo, mujer

Recupera tu identidad, tu profesión y tus aficiones

Después del torbellino emocional y físico que supone el primer año o dos de tu primogénito (y de cada hijo sucesivo, si los tienes), un buen día te darás cuenta de que sigue habiendo vida fuera de tu núcleo familiar, entonces te asaltará la impresión de que el mundo ha seguido dando vueltas sin ti. Ser madre me parece un milagro, y todavía me suena raro decir «mi hija» o aceptar que para algunas personas, sobre todo las seños, otras mamás y el pediatra, haya dejado de ser yo misma para convertirme en «la mamá de...». Por sorprendente e incluso gratificante que pueda ser eso, también necesito que se me reconozca por otros méritos. Vivo la maternidad con orgullo, como la elección y decisión consciente que fue, sin embargo, para desarrollarla con el ahínco y la dedicación que requiere y merece, necesito mantener a flote mi identidad como mujer, como profesional y como ser humano independiente. Nada vuelve a ser lo mismo cuando te conviertes en madre y, durante un tiempo, lo quieras o no, relegas consciente o inconscientemente tus necesidades a un ultimísimo plano. Las exigencias y el bienestar del bebé están por encima de todo. Pero, pasados los primeros meses, en los que tú eres el eje de su existencia, si no quieres perderte por completo en tu papel de madre y arrepentirte años más tarde, has de reivindicar tu identidad, tus aficiones, y si lo deseas y puedes hacerlo, tu profesión.

Dice una madre: «Esto de ser mami en los tiempos que corren es un poco lioso. Si queremos trabajar, nos sentimos culpables; si queremos tomar clases de algo, también nos sentimos culpables. Si vamos al gimnasio, ya somos una especie de monstruos egoístas por dejar al niño con otra persona para ponernos un poco en forma. Yo procuro combatir esa sensación y establezco una clara delimitación entre mi crecimiento personal y el bienestar de mi hijo. Pienso que cuanto mejor me sienta conmigo misma, mejor será lo que yo le transmita a él y a los que me rodean. Así que decidí seguir trabajando. Aunque a veces me dé pena irme y tener una tata en casa que se quede con el niño, me hago la fuerte. Si le hiciera caso a lo que me dicta el instinto, estaría perdida. Por otro lado, yo cuento con el papi para casi todo, ya que opino que los hombres son muy capaces de hacer un montón de cosas, más de las que una piensa.»

Naturalmente que no es fácil, sobre todo al principio. Pero es importante que saques tiempo para ti misma de donde parece que no lo hay, por culpable que te sientas las primeras veces. Todas, por mucho que adoremos a nuestros pequeños, necesitamos un respiro, y merecemos ir a la peluquería, recibir un masaje o simplemente ir a un museo a disfrutar de una exposición, ¡solas! También merecemos ducharnos con regularidad, ir de tiendas, vestir bien y practicar deporte. Y, por supuesto, necesitamos dedicar unas horas, por pocas que sean, a nuestras aficiones. No se trata de ponerse metas poco realistas y pretender recuperar el tiempo perdido, cuando además tienes la mayor y más apasionante responsabilidad del mundo sobre tus hombros, la de sacar adelante a tu hijo. Al principio bastará con dedicar al menos una hora a la semana (tú misma irás aumentando gradualmente el tiempo, porque lo necesitarás) a lo que más te guste, ya sea pintar, escribir, acudir a conferencias, ir al gimnasio, escuchar música, practicar yoga, senderismo o simplemente hacer punto de cruz.

Acepta que ahora vas a tener menos tiempo libre, pero que sepas que si aprendes a administrar ese tiempo, le puedes sacar incluso más provecho que antes de ser madre. Paradójicamente, suele ocurrir que las personas más ocupadas son las que mejor organizan su agenda, y terminan por conseguir más cosas que quien no tiene apenas obligaciones. Es cuestión de planificarse y también de aprender a ser flexible y aprovechar cualquier oportunidad que se te presente de disfrutar de unas horas para ti.

Si lo que te gusta es viajar y encuentras la manera de estirar tu presupuesto, no dejes de hacerlo. Llévate al niño si quieres o si no tienes más remedio, pero de cuando en cuando procura viajar tú sola o con tu pareja, aunque sólo sea un fin de semana esporádico. Si te apetece apuntarte a un curso, hazlo. Busca el que mejor se adapte a tu horario y pide a tu pareja o a tu mejor amiga que cuide de tu hijo durante esa hora. A cambio, otro día la invitas a comer. Mi amiga Silvia y yo nos turnamos para cuidar de los hijos de ambas. Los niños se divierten juntos, y nosotras podemos hacer otras cosas sin preocuparnos por el gasto extra de una canguro.

Serás más feliz si te cuidas y te cultivas, y eso te hará mejor madre. Lo mejor de los ratos que paséis separados será el reencuentro. Cuando vuelvo de mis talleres de escritura, me hace FELIZ entrar en el cuarto de mi hija, ya en penumbra, y ver sus ojitos que brillan en la oscuridad, porque me espera despierta para que le lea un cuento antes de dormir.

¿Dónde están las amigas sin hijos?

Seguramente estén echándote de menos, lo mismo que tú a ellas. Si dejaron de llamarte con tanta frecuencia, sería porque nunca parecían pillarte en buen momento (lo cual era cierto) y al final se cansaron de intentarlo. Además, dejaste de preguntarles por su trabajo, su novio o por su último viaje a Roma, y ellas realmente no tenían interés en saber de qué color eran los mocos de tu bebé.

Tener hijos interfiere en tu vida social, al menos la que mantenías hasta entonces, claro, pero eso no implica quedarse sin amigos o reducir el círculo de amistades exclusivamente a otros papás y mamás. Es importante, qué digo importante, es *vital*, que no pierdas el contacto con tus amistades sin hijos. Intenta recordar por qué os hicisteis amigas o amigos para empezar.

Cuando, pasados unos meses (si tienes varios hijos, pueden pasar incluso años), cambiar pañales y dar la teta o los biberones ya no sea lo único a lo que aspires en la vida, no lo pienses más y ¡LLAMA A TUS AMIGOS SIN HIJOS! Aunque seguramente les encantará ver a tu pequeño de cuando en cuando, en general les apetecerá más verte sola para hablar sin interrupciones. Ponte en su lugar y recuerda tu propia actitud cuando aún no eras madre. Procura quedar con ellos a tomar café, a comer o cenar, para ir al cine y ¡¡PROPONTE HABLAR DE CUALQUIER OTRA COSA QUE NO SEA TU HIJO!! Es natural que te pregunten y que les des una respuesta simpática y breve, pero *nada más*. Piensa que a ti también te enriquece hablar de otros temas y que te vendrá bien escuchar los últimos devaneos de tu mejor amiga soltera y sin novio. ¡Igual hasta te da algunas ideas para mejorar tu vida sexual!

Cambiar de marchas

Quizá el reto más difícil de combinar la maternidad con una profesión sea aprender a acelerar sin hacerlo a trompicones a primera hora (o a la hora que trabajes) y a reducir la velocidad, sin «calarte» como los coches, cuando vuelves a casa. No es fácil ser una mamá con las manos pringadas de caca a las ocho y media de la mañana y a las nueve convertirte en ejecutiva agresiva. Debajo de tu traje de chaqueta impecable hay una madre con mocos en las mangas de la sudadera, que está de guardia las veinticuatro horas del día. Si has dejado a tu nene en la guarde con décimas de fiebre, porque no tenías otro remedio, ya me contarás cómo te vas a concentrar en la reunión sin sentirte culpable (tanto por haber dejado a tu hijo en el jardín de infancia como por no estar atendiendo a lo que pasa en el trabajo). Y más difícil todavía es llegar a casa con el chip de la oficina, donde lo controlas todo perfectamente, y ponerte a cantar «el patio de mi casa es particular», mientras te preguntas qué harás de cenar, y tu hija te exige que te sientes con ella a jugar a las comiditas sobre el suelo del salón, que está cubierto de juguetes y algún que otro plátano pisado.

Personalmente, me cuesta detener el flujo de ideas cuando estoy sentada escribiendo, simplemente porque ha llegado la hora de recoger a mi hija de la guarde y no porque se me hayan agotado las palabras. Para evitar la tentación de acudir al ordenador cuando la pequeña requiere toda mi atención, lo apago hasta la mañana siguiente.

Algunas madres trabajadoras recomiendan oír música clásica de camino de la oficina a casa para relajarse. Procura olvidarte del trabajo una vez cruces la puerta del hogar, aunque no siempre es posible, dependiendo de la labor que desarrolles y del horario que tengas. Quizá la única regla es tener siempre presente que tu hijo/a no tiene la culpa de tus problemas laborales, y viceversa. Y si dieras con la solución perfecta a este conflicto de intereses, ¡no dejes de avisarnos a las demás!

No te dejes apabullar

«No puedo más» o «¿cuándo se hará más fácil todo esto?», pensarás más de una vez a lo largo de tus días como madre. Seguramente será al final de una jornada especialmente difícil, en la que tu bebé tuvo más de una rabieta, te pintarrajeó la agenda, se hizo pis sobre el sofá (al que no le puedes cambiar la funda) y se despertó en mitad de la noche con fiebre y vomitando, cuando al día siguiente tienes una importante presentación en el trabajo. Si, además, tu suegra está de visita, siempre dándote sugerencias o cuestionando tu forma de criar a su nieto, entonces tendrás ganas de tirarte por la ventana. Sin embargo, has de ser fuerte. En los momentos difíciles, evita pensar que siempre será así y céntrate simplemente en terminar el día. Por cansada y frustrada que te sientas, ten la certeza de que habrá días mejores. Afortunadamente, esos malos ratos se esfuman en cuanto tu pequeño te rodea el cuello con los brazos y te sorprende diciéndote «te tero».

Paradójicamente, todo resulta más fácil ¡cuando dejas de preguntarte cuándo será todo más fácil! Ésta es la nueva «normalidad». Lo mejor es dejar de luchar y rendirse. A partir de ese momento serás capaz de aceptar que cuando eres madre ya no tienes control absoluto sobre tu vida. Aprende a vivir el momento, aunque en ese instante estés intentando calmar una rabieta o bajar una fiebre. Procura relativizar los obstáculos y los inconvenientes, y disfruta de criar a tu hijo. Cuando te entre flojera y quieras llorar de puro cansancio, haz cosquillas a tu pequeño y comprobarás que su risa es contagiosa. El mejor antídoto contra el abatimiento es ver su cara de felicidad.

Relájate y disfruta, pero ten presente que es normal que algunos días la maternidad te desborde, y procura evitar sentirte culpable por ello. A todas nos pasa alguna vez, y no por ello somos peores madres. ¡Estamos contigo!

Cuida tu espalda

Tener hijos pequeños a menudo implica que ya no recuerdes lo que era vivir libre del dolor de espalda. Un traumatólogo me aseguró que el embarazo no es lo más perjudicial en ese sentido: lo peor viene después. Tras meses y luego años de coger a un niño de cada vez más kilos de peso en brazos, una puede terminar con lumbago permanente y una joroba peor que la de un dromedario. Lo mejor para evitarlo es cuidar la postura ya desde antes de quedarte embarazada. Haz todos los ejercicios abdominales que puedas, ¡*siempre* que puedas! Agáchate doblando las piernas cuando vayas a recoger algo del suelo, ya sea una reluciente moneda o a tu bebé, y nunca doblando el tronco. Te dirán: «No cojas al niño en brazos cuando aprenda a caminar.» O bien no tienen hijos o hace tiempo que olvidaron la infancia de éstos. Convencer a un niño cansado de que camine solo es como procurar mover una mole de hierro mediante el poder mental. Además tendrás que meterlo y sacarlo de la bañera a pulso, alzarlo sobre el cambiador, levantarlo de la silla del coche, del cochecito y de muchos sitios más. Cuidar de un bebé y más tarde de un niño requiere una preparación física de atleta y, aun así, la mayoría de madres descuida este aspecto de la maternidad, pensando que no tendrían ni tiempo ni energía para fortalecer sus músculos aunque se lo propusieran. Sin embargo, los ejercicios destinados a fortalecer los brazos y la espalda te ahorrarán más de un achaque y te facilitarán la simple pero dura tarea física de vestir y desvestir a un niño que se resiste a que le cambies de ropa.

Mantente siempre erguida, estírate, haz pesas, recibe masajes, practica natación y verás qué cambio. En este aspecto, tómate la maternidad como una maratón, una carrera de larga distancia. Si te preparas física y mentalmente para este gran esfuerzo, te será mucho más fácil llegar a la escurridiza meta, que sospecho que alcanzarás cuando tu hijo cumpla los treinta años y se emancipe.

Un cambio constante

En cuanto te adaptes a las dos siestas de tu bebé, una por la mañana y otra a media tarde, el día que te propongas echar una cabezada durante su sueño matutino será cuando tu hijo decida que ya no necesita dormir a esa hora. Como le chiflan los potitos de verduras, harás un enorme puchero y lo congelarás en envases individuales para esos días que estarás de viaje de trabajo. La niñera te contará por teléfono que se negó a comérselos y que tuvo que salir a comprarle potitos comerciales. Justo después de presumir de que a tu hijo le encantan los animales, se le acercará un perro y el niño empezará a gritar, temblando de miedo...

No importa la edad que tenga tu hijo, en cuanto creas que te puedes relajar un poco porque ya conoces sus hábitos, sus gustos, sus patrones de comida y sueño, recibirás el duro golpe de que, sin darte cuenta, han cambiado radicalmente. Ser madre implica adaptarse al cambio constante, siempre inesperado y en el momento menos oportuno. Naturalmente, aprenderá a darse la vuelta él solo el día que se te ocurra dejarlo sobre el cambiador y le des la espalda (medio segundo) para coger un pañal. Cuando se ponga de pie por primera vez, lo hará agarrándose al mantel de la mesa y se echará encima la sopa caliente que había en el plato. Y así con todo. No te confíes nunca ni pienses que lo conoces mejor que a ti misma. Los bebés tienen la capacidad de cambiar y de aprender nuevas habilidades en menos de lo que tú tardas en depilarte las cejas. Por lo tanto, cuando hagas planes de futuro (a semanas o meses vista), ya se trate de un viaje, una cena familiar o cualquier otra cosa que incluya al niño, recuerda que su horario y sus costumbres habrán variado para entonces. Aunque se trata de algo obvio para quien lo ve desde fuera, cuando estás inmersa en el torbellino de la maternidad, es fácil olvidar esas «minucias».

¡No te olvides de ÉL!

Si tienes pareja, recuerda que ÉL aportó el cincuenta por ciento a la hora de crear a vuestro hijo. Y si tu pareja funciona como debería, también soporta la mitad de las responsabilidades de la crianza. Aunque a estas alturas todas sabemos que cuando nos convertimos en madres el bebé ocupa el primer puesto en nuestra lista de prioridades, no caigas en la tentación de ponerlo a ÉL en el último lugar. Aunque una no lo haga conscientemente, ni mucho menos con mala intención, aprender a cuidar de un bebé sin descuidarse una misma requiere tanto tiempo y energía que lo más fácil es hacerlo a costa del tiempo y energía que antes dedicábamos a nuestra relación sentimental. Por comprensible que sea eso, no podemos dejar que se convierta en un modo de vida, si queremos evitar que la pareja se rompa. Cualquier padre o madre sabe que el nacimiento de un hijo pone a prueba la relación y que es un error tener hijos con el único propósito de sentirse más unidos.

Cuando ya le hayas cogido el tranquillo a la maternidad, procura reavivar cuanto antes la llama del amor. Tu pareja te necesita, lo mismo que tú a él, y seguramente te ha echado de menos, igual que les pasaba a tus amigas. El mejor remedio es: HABLAR Y ESCUCHAR. No te calles nunca nada: dile lo que necesitas, lo que te molesta y lo que te gusta, lo que anhelas y lo que te sobra en vuestra relación. Procura también escucharlo a él. Por naturaleza, tendemos a monopolizar la experiencia del embarazo y de la crianza de los hijos, lo cual es injusto para el hombre.

Ahora sois padres, pero no dejéis que eso sea lo único que os defina. Sobre todo, sois una pareja, que tiene (o debería tener) muchas otras cosas en común. Haz memoria y recuerda qué fue lo que te atrajo de él al principio. Rememora vuestros momentos más felices y pasionales, pero también las adversidades y pruebas que habéis superado juntos. No esperes a que sea él quien dé siempre el primer paso: intenta sorprenderlo con una nota cariñosa metida en el bolsillo de su chaqueta, enciende velas para cenar (cuando tus hijos ya duerman), alquila una película picante, llama a una canguro para que cuide del bebé e invítalo al cine o al teatro o simplemente acarícialo y párate a darle un beso de bienvenida cuando entre por la puerta. Es decir, no te acostumbres a «darlo por hecho». Obras son amores..., así que no te conformes con decirle que lo quieres. Demuéstraselo. Y si quieres que él haga lo mismo, pídeselo sin hacerle reproches y sin sermonear.

No te olvides del sexo, y si la inapetencia propia del posparto dura más de un año, cómprate un buen libro sobre el tema o, mejor aún, consulta con un especialista. Habla con tus amigas, y sobre todo con ÉL. Antes o después comprobarás que es posible disfrutar de la misma pasión que antes, sólo que distribuida de otra manera, y que, si os empeñáis en conseguirlo vuestra relación puede ser incluso más estrecha.

Hablan las madres

Emma, treinta y un años, mamá de una nena de dos años

Madre, mujer, profesional, sacrificios y beneficios. Qué difícil compaginarlo todo. Pero lo más complicado creo que es tomar una decisión al respecto. Por mi parte, pensé en reducir mi ritmo de trabajo, pero en el fondo quería ser capaz de hacerlo todo, como antes de nacer el niño. A los dos meses de su nacimiento, me di cuenta de que ya nada sería como antes. Me senté y tomé una determinación. Quería ser madre, por algo me había metido en ese berenjenal. Y quería hacerlo bien, no a medias, ni estar en veinticinco batallas a la vez sin estar realmente en ninguna. Así que pedí una reducción de jornada.

Por las mañanas trabajo en una editorial y dos tardes a la semana en un despacho de psicología (soy psicóloga). Ahora lo que no puedo hacer es ir también al gimnasio, a la piscina, ni apuntarme a cursos o reciclarme, y si tengo mucho trabajo, no puedo hacer horas extras en la oficina. Pero la elección ha sido mía, y la vivo a gusto. También sé que no es una decisión estática, como casi ninguna de las que se toman en la vida. Además, ahora el niño va a la guardería por las mañanas y si más adelante se queda a comer también, quizá me lo vuelva a plantear todo.

Lo más importante es que sigo sintiéndome profesional y mujer además de madre. ¡Qué más quiero!

Patricia, cuarenta y tres años, madre de dos niñas, una de cinco años y otra de doce meses

Ser madre es lo mejor que me ha pasado, pero no lo único. Como fui madre tardía, me lo tomé tan en serio que al principio pensé que me tenía que dedicar al 150 por ciento. Con la práctica y la experiencia me he dado cuenta de que no es así. Mis hijas me necesitan, y el tiempo que les dedico es enteramente para ellas. Pero, para hacerlo bien y a gusto, reconozco que tengo que cuidar también de la persona más importante, que soy yo misma. He aprendido a saber qué es lo más importante para mí y he reestructurado el presupuesto familiar para incorporar otras necesidades a la vez que he eliminado cosas que ya no me satisfacen. En vez de regalarle dinero a la compañía de teléfono, llamo menos a mis amigas que viven lejos, y el dinero que ahorro lo empleo en hacer un viaje al año para visitar a una de ellas.

Claro que tener hijos te roba tiempo, pero a veces me da la impresión de que, aun con las niñas, ahora tengo más tiempo para mí, porque lo convierto en una prioridad. Antes no me esforzaba tanto en encontrar un hueco en el que desarrollar mis anhelos. Curiosamente, siempre quise pintar, pero siempre estaba demasiado ocupada con mi profesión. Era directora de marketing de una multinacional. Ahora trabajo sólo media jornada y, dos tardes a la semana, mi marido se queda con las niñas mientras yo voy a clases de pintura. Gano menos dinero, pero también tengo menos tiempo libre para hacer gastos superfluos. Ahora lo empleo en lo que sé que realmente me hará feliz.

12. ¿Y el hermanito para cuándo?

La presión para tener más hijos

«¡Nunca más!», es el grito de guerra de más de una madre primeriza al salir del paritorio. A menos que te haya ido milagrosamente bien el parto (es decir, que te durmieran y no te enteraras absolutamente de nada), lo normal es que no quieras ni oír hablar de tener más hijos en una buena temporada. A algunas nos pilla *tan* de sorpresa la posibilidad de que se nos complique el embarazo, el parto o el posparto, ¡a nosotras, nada menos!, que si es así, nos juramos que jamás volveríamos a pasar por ello. ¡Ni que fuéramos masoquistas! Pero quizá lo somos un poquito, porque la gran mayoría caemos al menos en la tentación de repetir. Será porque la naturaleza, sabia como ninguna mujer, al cabo del año o dos del parto, borra de nuestra memoria cualquier registro de sufrimiento o dolor y pisa el acelerador de las «hormonas procreadoras», para evitar que se extinga la especie. Personalmente, después de ver un telediario, siempre me pregunto si eso sería mala cosa, lo de la extinción de la especie, quiero decir.

«La tasa de natalidad en nuestro país ha vuelto a descender hasta situarse en 1,07 hijos por mujer en edad fértil. Es la más baja del mundo.» Éste es el titular de una página de debate del periódico *El Mundo*, en Internet, sobre la natalidad española. No me extraña, porque, como están las cosas hoy en día, no es fácil tener descendencia, mantenerse a flote económicamente y además atender el hogar, los hijos y la pareja, sin olvidar la profesión, las aficiones o simplemente a una misma: ¡lavarse de cuando en cuando, vestirse y cepillarse los dientes también requieren su tiempo! Claro que esa tasa no significa que todas las mujeres en edad fértil tengan un hijo y un trocito de otro. Algunas tienen uno sólo, otras ninguno y las más valientes, al menos dos. El segundo a veces llega sin esperarlo, desde luego, ¡y no por falta de medios anticonceptivos ni de información sobre éstos! Pero ése es otro tema.

No creo que el deseo de tener otro hijo, en cuanto una es capaz de abrocharse por fin sus tejanos favoritos y de dormir al menos seis horas ininterrumpidas cada noche, se deba a un empeño en contribuir al incremento de la tasa de natalidad. Seguramente influyen otros factores: no querer que el primogénito «se quede solo», el hecho de que casi todas las amigas ya vayan por el segundo (y a veces el tercero) y muy a menudo se debe a la presión de otros papás, que te preguntan: «¿Y el hermanito para cuándo?» Seguramente no se hayan parado a pensar en la cantidad de hermanos, ya adultos, que hace décadas que no se hablan, debido a las trifulcas por la herencia del abuelo o por cualquier otro motivo. Piensa que quienes te presionan para tener más hijos seguramente lo hacen movidos por el afán de que otros compartan sus mismas agonías. Ya se sabe, mal de muchos...

A veces el deseo de tener otro hijo se debe a algo tan sencillo como que se echa de menos el olor de un bebé en la casa o que «sólo uno» no hace el efecto de familia. El hecho es que la mayoría de parejas (o las mujeres de esas parejas) piensa al menos en la posibilidad de tener otro hijo. En cambio el deseo conjunto es tan poco frecuente como el orgasmo simultáneo. Un día empiezas a imaginar el moisés junto a tu cama de nuevo. Se lo cuentas a tu pareja, y él te mira como si le acabaras de proponer que vendierais la casa y os instalarais en una roulotte para ver mundo. Al principio es posible que te desmoralices, pero quizá el hecho de que no te lo pongan fácil te haga desearlo más todavía. Entonces salpicarás tus conversaciones con detalles sobre los segundos embarazos de tus amigas, le explicarás lo feliz que te sentiste al sujetar en tus brazos al bebé de tu hermana o le insinuarás que te volverías a enamorar de él como el primer día si te dejara embarazada. Al principio, se preguntará cómo podría ocurrir eso, si el sexo en pareja es algo que apenas recuerda, pero, poco a poco, como buen hombre, sucumbirá a tus argumentos. Naturalmente, nada de lo que él haya podido razonarte en contra (vuestra pésima situación económica, las demandas de tu profesión, el hecho de que apenas tenéis tiempo para vosotros) podrá con la arrebatadora fuerza de tu deseo de ser madre, que nace en tus entrañas, que tan lejos están de tu cerebro (o lo que te queda de él). Y, bueno, lo demás quizá ya lo sepas. Vuelves a quedarte embarazada.

No siempre es como yo lo he descrito, claro, a veces es él quien quiere un hijo si el primer bebé fue una niña, por ejemplo. En ese caso, es posible que la mujer no esté todavía dispuesta a someterse al sube y baja emocional y físico que implicaría otro embarazo y que al principio se niegue a repetir. El caso es que si uno de los dos empieza a tener el gusanillo, lo más posible es que termine por convencer al otro, aunque sea por hartazgo o por aburrimiento.

En ese caso, una vez hayáis tomado juntos la decisión de intentarlo, prepárate para otra nueva aventura: la de la eterna duda de si hiciste bien en tener otro. ¿Querrás al segundo igual que al primero? ¿Te perdonará el mayor por haberle metido un competidor en la casa? ¿Tendrás la energía suficiente para cuidar de dos? ¿Serás capaz de manejarte con un niño pequeño y un bebé, y seguir trabajando, estudiando y viajando, si apenas podías hacerlo ni con el primero?

Aún no tengo la respuesta a ninguna de esas preguntas, porque me encuentro todavía en pleno segundo embarazo. Las valientes que tuvieron más de uno dicen que sí, que se quiere por igual al segundo, al tercero e incluso al cuarto si llegaron tan lejos. El corazón se expande con el nacimiento de cada hijo y, aunque los querrás a todos, cada uno será diferente para ti. Los querrás incondicionalmente, al menos hasta que te anuncien que se van a vivir con un tipejo que lleva el pelo más largo que tú o con una «mujerzuela», ¡a la que querrás ver muerta por arrebatarte al que para ti sigue siendo tu bebé! Dicen que el tiempo se estira, pero también confiesan que ese tiempo lo sacas del tuyo propio. Algunas arguyen que dos es más del doble de trabajo que uno, otras en cambio dicen que no llega al cincuenta por ciento más, porque el primero te ayudará a cuidar del pequeño (sospecho que las que dicen eso se drogan). Pero todas, todas, afirman que merece la pena cada vez. Así que tápate la nariz y tírate a la piscina. Y si llegaras a sentir que te ahogas, no lo dudes y busca solaz en otras valientes como tú. Su ejemplo ayudará a que el dulce caos de tu hogar te parezca lo más normal del mundo. Por otro lado, piensa en las ventajas: tu primogénito tendrá un compañero de juegos o al menos alguien a quien fastidiar cuando se aburra, y si tienes más de un hijo, cuando sean adultos podrán compartir la carga de llamarte de vez en cuando y soportar tu interrogatorio acerca de lo que hacen con su vida privada. Es posible que incluso se alternen para visitarte en el asilo de ancianos, aunque tengan que jugárselo a los chinos. Lo ves, ¡no todo son inconvenientes!

Mitos que rodean al hijo único

«Los hijos únicos son egoístas, no saben compartir.»

«Se sienten solos y son solitarios.»

«Son antisociales e inseguros.»

«Parecen adultos en miniatura.»

«Son caprichosos e insolentes.»

«Son niños consentidos y malcriados.»

Si éstos son los motivos que te impulsan a tener otro hijo, piénsalo dos veces. Estos mitos y otros parecidos en realidad se refieren a los hijos únicos de generaciones anteriores, cuando no se estilaba la escuela infantil o la guarde, entre otras cosas, porque la mujer no solía trabajar. Y, claro, el hijo único se pasaba el día pegado a la madre, que estaba haciendo las tareas de la casa, la compra y guisando, y el crío tenía pocas oportunidades de establecer relaciones sociales con otros niños. Además, entonces, a los pequeños no se les escuchaba: los padres no jugaban con los hijos en la medida que lo hacemos ahora. Como no existía la contracepción, el hecho de no tener más de uno era síntoma de que la mujer (o el hombre, aunque ellos no lo quisieran admitir) «no funcionaba correctamente», y eso era un estigma social.

Hoy las cosas son bien distintas. Las familias son cada vez más reducidas, en parte porque las mujeres alternamos la maternidad con infinitas cosas más y, para la gran mayoría, sería impensable tener cuatro o cinco. Estamos más informadas sobre los estímulos que requieren los pequeños para su desarrollo y nos esmeramos en procurárselos. Eso incluye el contacto con otros niños, ya sea en el parque o en la guarde.

Los hijos únicos de hoy suelen ser personas con mucha confianza y seguridad en sí mismos, gracias a la atención y el tiempo que han podido dedicarles sus padres, al no tener que compartir eso con un hermano. Suelen ser emprendedores y tienen éxito en la vida. No hay nada que indique que sean más tímidos, ni antisociales, sino todo lo contrario. Si los padres reconocen de antemano las peculiaridades de criar a un niño solo, pueden evitar perfectamente que se convierta en un caprichoso y malcriado. Sobre todo, tendrán que evitar la tentación de darle todo lo que el niño quiera y siempre que lo demande, y habrán de pedir a familiares y amigos que practiquen el mismo sentido común. También hay que procurar no sobreprotegerlo, y preguntarnos cómo lo trataríamos si tuviera hermanos (es difícil de imaginar, lo sé, pero hay que intentarlo en beneficio suyo). Hay que evitar tratarlo como a un adulto antes de tiempo y absorberlo demasiado, sobre todo en el caso de familias monoparentales. El contacto con amiguitos de su edad, e incluso mayores y más pequeños que él, le ayudará a aprender a compartir y a relacionarse. Para que las vacaciones y salidas familiares le resulten más amenas, puedes invitar a su mejor amigo a que os acompañe al cine o incluso a las vacaciones de verano y procurar que él haga lo propio. Procura pasar las Navidades y celebraciones en familia, con otros primos de su edad o, en su defecto, con los hijos de tus amigos. Pero tampoco hay que obsesionarse con que esté siempre acompañado de otro niño. Lo más probable es que los padres estén más preocupados por su posible sensación de soledad que él mismo.

Tener un solo hijo también tiene ventajas. Es más fácil dejarlo con alguien cuando tienes la necesidad de hacerlo, es más cómodo viajar con uno y menos costoso, puedes dedicarle más tiempo y financiarle colegios mejores (o al menos más caros), entre otras cosas. A pesar de eso, la mayoría de mujeres que tiene un solo hijo no suele hacerlo por decisión propia. Normalmente es por alguna causa ajena: porque su pareja no quiso tener más, porque se separaron o divorciaron, porque económicamente les resultaba inviable o simplemente porque no consiguieron quedarse embarazadas de nuevo (o tuvieron abortos espontáneos y al final lo dejaron estar). Si es tu caso, piensa en todas las ventajas de tu situación y procura criar a tu hijo/a de tal manera que no se cumplan los mitos, ya caducos, que solían acompañar al hijo único. Como casi todos los padres en esta situación terminarás por descubrir que tener uno solo tiene sus compensaciones, tanto para ti como para él o ella.

Cómo cuidarte para el siguiente

Si estás leyendo este capítulo, será porque habrás desoído el capítulo anterior, cosa que no me extrañaría, porque, a pesar de que mi pareja me había medio convencido de las ventajas de tener una sola hija, yo tampoco pude quitarme de la cabeza la idea de tener otro. Y cuando por fin nos decidimos, para mi gran asombro, ¡me quedé a la primera! Afortunadamente a mi cuerpo no le pilló tan de sorpresa como a mi cerebro, porque aunque tardamos tiempo en dar el paso, llevaba un par de años cuidándome por si decidía quedarme embarazada de nuevo.

Lo ideal sería que antes del segundo perdieras el peso que te sobró después del primer embarazo, porque, de lo contrario, se te quedará pegado a las caderas (¡o en algún sitio peor!) para siempre. Pero si no lo has hecho y te embarazas igualmente, ¡despreocúpate hasta al menos seis meses después del siguiente parto! Toma ácido fólico y un suplemento vitamínico en cuanto abandones tu método anticonceptivo (que, si tu primer hijo todavía ronda el año, seguramente consistía en no hacer el amor, ¡de modo que ya te puedes ir mentalizando!). Deja el alcohol y el tabaco, o por lo menos haz el firme intento, y come como si ya estuvieras embarazada. Es decir, abandona las hamburguesas y las patatas fritas grasientas y come pescado y verdura. Procura no obsesionarte con tu deseo de quedarte embarazada, sigue practicando deporte y haz ejercicios de relajación. Ve al dentista y visita a tu ginecólogo. Ponte guapa (aunque esto deberías hacerlo siempre), tíñete el pelo, dedícate a todo lo que te apetezca y disfruta de tu figura mientras la conserves. Te aseguro que por mucho que te encantara mostrar orgullosa tu barriga de siete meses en el primer embarazo, ¡en el siguiente no tendrás tanta prisa por que se te note! Disfruta de tu relación tan íntima con tu pequeño, porque si terminas por tener otro, tendrás pocas oportunidades de disfrutar de cada uno de ellos por separado (aunque deberás procurarlo).

Y, por último, pero no por ello menos importante, junta las manos, reza ¡y que sea lo que Dios (Alá, Jehová o en quien creas) quiera!

¿Será igual el segundo embarazo?

Ojalá pudiera decirte que sí, en el caso de que tu primer embarazo fuera estupendo, y ojalá pudiera asegurarte que no, si fue una experiencia traumática por cualquier motivo. Ni tu propio médico podrá tranquilizarte por completo al respecto. Hay opiniones de todo tipo. Algunas mujeres y otros tantos ginecólogos dicen que no hay dos embarazos iguales, pero luego están los que afirman que los embarazos y partos de una misma mujer tendrán más similitudes que diferencias. Parece ser que si tu primer parto fue rápido y sin complicaciones, el segundo será todavía más presuroso, y que si te costó dilatar la primera vez, la segunda es probable que también. Sin embargo no hay ninguna evidencia científica que lo confirme.

Ya he comentado al principio que no sentí náuseas en mi primer embarazo. Como si fuese un castigo por presumir de ello, en el segundo me he llegado a sentir como si padeciera del «vómito negro». Me he pasado mañanas enteras en la cama, incapaz de hacer *nada*. También he presumido de que la primera vez practiqué deporte desde el principio hasta el final, salvo el tiempo relativamente breve que tuve que guardar reposo. Pues bien, esta vez, y sólo en el primer trimestre, pasaron semanas enteras sin que fuera capaz de hacer ningún ejercicio. Empecé caminando por las mañanas, pero me sentía tan derrotada que tuve que abandonar, con una sensación de fracaso estrepitoso, y sucumbí a un fulminante agotamiento y a esa sensación constante de estar navegando en alta mar y con la mar picada.

Traté frívolamente a quienes decían que no soportaban el olor corporal de sus maridos... pues bien, para entrar en mi propio dormitorio, tengo que taparme la nariz con un pañuelo empapado en alguna colonia que no me dé asco. Paso de la risa al llanto y de la más profunda melancolía a la felicidad más intensa de tal manera que he llegado a preguntarme si estaré volviéndome loca. Y todo eso mientras escribo un libro (o lo intento), imparto cursos de escritura (o finjo hacerlo), limpio la casa (a veces), hago la compra (cuando tengo fuerzas), cocino (o compro platos preparados) y juego con mi hija (o le pongo un vídeo, de los que antes renegaba, porque no siempre tengo energía suficiente).

Esta vez no tengo ganas de ponerme trajes premamá... Había celebrado tanto el haber podido recuperar el tipo que incluso lloré un poco el día que guardé toda mi ropa de persona delgada, para no verla hasta dentro de un par de años al menos. La primera vez me sentaba a varios kilómetros de un cigarrillo encendido; ahora no exagero tanto: me basta con un par de metros. Como primeriza, me propuse no tomar medicamentos durante el embarazo, esta vez he sucumbido sin remedio a los antieméticos, a los antiácidos, a las pastillas para la circulación y al paracetamol para el dolor de cabeza. Y todavía estoy al principio...

En mi anterior embarazo me cuidaba de no coger peso, pedía ayuda en aeropuertos y estaciones de tren. Ahora sólo con cargar con mi hija de casi tres años, su mochila y mi bolso ya llevo más peso que el de una maleta de viaje. Y, naturalmente, ni lo pienso.

Todavía no sé si me saldrán estrías esta vez, ni si las varices terminarán por reventarme (he decidido que me las operaré después del siguiente parto) o si cogeré tantos kilos que luego seré incapaz de perderlos. De momento llevo diez en los primeros seis meses ¡y la obstetra me ha indicado que siga un régimen! Ignoro si tendré que guardar reposo, como en la ocasión anterior, o si seguirá siendo un embarazo sin problemas, pasado el inesperadamente difícil primer trimestre. En ese sentido estoy igual que la primera vez: ansiosa por saber que la niña (ya me han confirmado el sexo) estará bien y muerta de miedo a ratos por que algo se tuerza en el camino. A veces me pregunto cómo me voy a organizar cuando nazca la siguiente y me aterra volver a pasar por las noches sin dormir, el andar con la teta al aire todo el día y enfrentarme al cambio de pañales cada tres minutos y medio. De repente me acuerdo perfectamente de las molestias posparto y del dolor de la episiotomía, de la tripa colgante que me vi en el espejo pocas horas después de parir... de las almorranas... y me pregunto: «¿Es que estoy en la inopia? ¿Cómo se me habrá ocurrido meterme en este lío *otra vez*?» Además, tengo cuarenta años y, aunque reconozco que bien llevados, me digo que cuando mi hija tenga mi edad, ¡yo tendré ochenta! Te puedes imaginar que no es una idea precisamente reconfortante. Pero, mira, ¡así se ahorrarán soportarme cuando tengan sus propios achaques que sufrir!

He descubierto que no soy la única que ha tenido o tiene dudas durante el segundo embarazo, por buscado que fuera. Elena, de treinta y tres años y madre de un niño de dos años y otro de cuatro, me confiesa: «En cuanto me quedé embarazada del segundo, me di cuenta de lo fácil que era cuidar de uno solo. ¡Era la reina de los Mares! Aunque fue deseado, la sensación de haberme equivocado me duró hasta después de la cuarentena, cuando me di cuenta de que era fantástico para mi hijo tener un hermano. Del segundo dudé durante todo el embarazo, pero lo quise en cuanto lo vi. Con el primero no sabía qué hacer cuando nació y con el segundo me sentí una experta en cuanto a cuidados y alimentación.» Olivia, otra mamá de una niña de dos años y en el segundo mes de embarazo, me cuenta: «Me he pasado muchos días llorando; lo estoy pasando fatal en esta ocasión con las náuseas y eso me ha bajado mucho la moral. Lo más irónico es que machaqué a mi marido durante meses para que accediera a tener otro hijo y ahora me estoy arrepintiendo. Sé que no voy a abortar, pero lo he pensado... Una amiga mía, que estaba de lo mismo que yo, lo ha perdido y, cuando me lo contó, ¡sentí envidia! Ahora mismo soy incapaz de recordar los motivos que me hicieron desear tener más hijos y sólo veo los inconvenientes. Espero que se me pase pronto este pesimismo.»

Si te ocurriera lo mismo, no te preocupes, es más normal de lo que puedas pensar y se te pasará. Te tranquilizará saber que a todas las que dudaron, luego les pareció imposible imaginar su vida sin el segundo (o tercer) hijo y que no se arrepienten de haberlo tenido. Como me decía otra mamá de varios niños: «Preguntarme si podría prescindir de alguno sería como plantearme que me faltara cualquiera de los dedos de la mano. Para mí todos son igual de importantes.»

Hay otras cosas que cambian en el segundo embarazo. Si durante el primero tus familiares y amigos lo siguieron con detenimiento e incluso te llamaban simplemente para saber «cómo lo llevas», durante el segundo te aseguro que el nivel de atenciones disminuirá escandalosamente. Casi nadie (a veces ni tú misma) se acordará de que estás embarazada. Tampoco podrás tumbarte nada más llegar a casa porque tendrás que bañar, dar de cenar y acostar a tu primogénito, que vive en la feliz ignorancia de tu nuevo y agotador estado (por mucho que le hayas contado ya que va a tener un hermanito, jugará a ignorar la noticia incluso hasta después del parto). En general no tendrás tiempo de regodearte en cada instante del crecimiento del nuevo ser que llevas en tu interior. A ratos incluso preferirás que sea así, para que se acelere el paso del tiempo y sacarlo fuera cuanto antes. Pero no tengas prisa, porque sólo el futuro revelará lo que te espera al final del segundo y no digamos el improbable tercer o cuarto embarazo.

Recuerda no olvidarte de ti misma y de tu bienestar, por mucho que tengas que cuidar de tu hijo y a ratos de tu marido. Como ya sabes, si tú fallas, se te desmontará el tenderete y el buen funcionamiento de tu hogar se vendrá abajo. La mujer, aunque suene anticuado, sigue siendo el motor de la familia. Procura sacar tiempo para ti, y si te llegas a agobiar, piensa que el segundo bebé será más fácil de cuidar, porque ¡ya eres toda una veterana! Eso sí, tendrás que enfrentarte a nuevos retos, como serán cambiar el pañal del bebé mientras tu hijo de dos, tres o los años que tenga se sube a la mesa para llamar tu atención o evitar que el mayor le aplaste el cráneo al pequeño mientras le das el pecho. Quizá no estarás tan atada a tu segundo retoño porque probablemente no te sientas tan culpable si le dejas de dar el pecho mucho antes de lo que lo hiciste con el primero. Y eso si decides, efectivamente, darle el pecho. Conociendo de primera mano los devastadores efectos de la falta de sueño, con tu segundo retoño probablemente serás capaz de hacer muchas concesiones con tal de dormir un poco más por las noches.

No pienses que porque ya tienes otro hijo los demás van a dejar de darte su opinión. Además de todo lo que ya sabes, alguien de tu entorno intentará sembrar en ti la duda y el miedo, avisándote de lo mal que lo vas a pasar con los celos del mayor. Habrá quien te pregunte si no tenías bastante ya con el primero y te darán ejemplos de amigos y conocidos para quienes el nacimiento del segundo fue un calvario. Te dirán que si recuperaste el tipo después del primer parto, tras el siguiente los michelines se instalarán en tu cintura para siempre jamás. Si tu primogénito es tranquilo y no te da grandes problemas, entonces te advertirán de que «si el primero te salió "bueno" el segundo necesariamente será un diablillo». Si el primero fue sanito, te dirán que el siguiente se pondrá enfermo cada dos semanas, porque el mayor le traerá todos los virus de la guarde, y te pasarás los días y las noches haciendo de enfermera. Son cosas que pueden pasar, claro, pero afortunadamente no están garantizadas. Es muy importante que no te dejes influir por esos comentarios y que mantengas alta la moral durante tu segundo embarazo. Será difícil, no lo dudes, pero piensa que tener dos hijos también tiene sus ventajas.

Al siguiente lo tratarás con mucha más naturalidad y no te agobiarás al primer quejido o llanto. Y si todo esto no te consuela, mira a tu primogénito y date cuenta de lo relativamente rápido que se pasan los primeros dos o tres años. Dentro de nada podrás llevártelos al cine juntos y pedirles que se vistan solos o que se preparen ellos la merienda, mientras tú duermes la siesta diez minutos más. A partir de ese mágico momento disfrutarás de un período de gracia, que se terminará con la adolescencia, pero eso es tema para otro libro, que de momento no tengo intención de escribir ¡al menos hasta dentro de unos cuantos años!

Y cuando seas madre de dos (o más) será cosa tuya buscar tiempo para ti, igual que cuando eras madre de uno. ¡Nadie va a darte permiso para tomarte el día libre a menos que lo hagas tú! Tus hijos, desde luego, no te lo van a sugerir. Más bien al contrario, siempre querrán que te dediques a ellos al 200 por ciento. Pero es tu responsabilidad cuidarte, y debes hacerlo, en beneficio tuyo y de la familia. Además es saludable pasar tiempo separados. Merece la pena probarlo ¡aunque sólo sea por lo entrañables que son los reencuentros!

Naturalmente que es más complicado equilibrar trabajo y hogar cuando una es madre, y por supuesto que es más difícil y costoso viajar, estudiar, ir al gimnasio y salir a cenar de cuando en cuando con tu pareja. Pero si por ejemplo *necesitas* irte de viaje (con o sin los niños) una vez al año, continuar tus clases de danza o de pintura, o lo que sea, procura encontrar los medios para llevarlo a cabo. Si deseas hacer algo con la suficiente intensidad, con un poco de imaginación, la ayuda de otras personas y mucha voluntad, encontrarás la manera de llevarlo a cabo, por muchos hijos que tengas.

Hablan las madres

Inés, de treinta y siete años, madre de una hija de dieciséis, cuenta por qué no tiene más de un hijo y lo que ha supuesto para ella

Lo cierto es que personalmente he encontrado más presiones para no tener más hijos. Me divorcié hace quince años y he tenido varias parejas, solteros y sin hijos. Cuando mi hija tenía cuatro o cinco años, lo que ella más deseaba en el mundo era tener un hermanito. Ella quería una familia tradicional por encima de todo; por supuesto, con un papá y hermanos. Pero entonces yo no tenía pareja, además estaba estudiando, sin trabajo y mis ingresos (becas, trabajos clandestinos esporádicos...) eran de pena.

Hace ocho años tuve un embarazo inesperado. Yo lo quería tener. A mi pareja no le parecía el momento oportuno y me presionó para que abortara, hasta el punto que se largó. Para entonces, mi hija ya no quería un hermanito (para empezar porque no era de su papá). Mi situación económica era calamitosa. Fui al centro de la mujer a pedir ayuda para encontrar un trabajo y lo único que me dieron fue un teléfono de una clínica donde me practicarían el aborto gratis. Desesperada, aborté.

Mi hija nunca ha sido un freno, he hecho todo lo que he creído necesario pensando en mí primero y convencida de que todo lo que fuese bueno para mí indirectamente lo era también para ella. Hoy pienso que el fin no justifica los medios y que la he sacrificado por mí; no ha tenido una infancia fácil, ha pasado muchas horas sola en casa, mientras yo estaba en la facultad, en el trabajo... y alguna Navidad, sin regalos de Reyes.

Después tuve otra pareja. Él quería tener un hijo, vivir la experiencia, porque naturalmente mi hija, para él, no contaba en ese sentido. Yo no quise, porque la relación no era lo suficientemente sólida.

Aun así no me arrepiento casi de nada. Si sucediera de nuevo, creo que volvería a hacer lo mismo. Ahora mi hija se hace mayor y pienso en la soledad (desventaja de tener uno). Las ventajas van ligadas al sufrimiento: cuando la niña enfermaba, yo tenía la sensación de impotencia más grande que he sentido jamás, me hundía en la desesperación y entonces me alegraba de no tener más.

En la actualidad, mi vida ha mejorado bastante, pero no tanto como para tener otro hijo. Porque si no puedo darles una buena cali-

dad de vida, mejor no los tengo. Bastantes desgraciados hay ya en los países subdesarrollados. Además, un niño supone muchísimo trabajo y, cuando pueda tenerlo, estaré mayor y agotada. Con una tengo más que suficiente.

13. Otros tipos de maternidad

Las madres sin pareja

A partir de los treinta y cinco años, la obstetricia denomina a la mujer *añosa* (¡horror!), y si para entonces una no tiene pareja y sí ganas de ser madre, ¿qué alternativas tiene? Antiguamente se quedaba «para vestir santos» y se convertía en la tía solterona y excéntrica. Hoy día no es así. La mujer puede dejar de tomar precauciones anticonceptivas, quedarse embarazada de un encuentro sexual esporádico y tener el hijo sola o bien acudir a un centro de reproducción asistida y embarazarse con el semen de un donante anónimo. Y a partir de ahí ¿qué? Se enfrenta a una sociedad que tiene los medios técnicos para llevar a cabo su deseo y que, sin embargo, le va a cuestionar su decisión. ¿Es irresponsable y egoísta esa mujer? ¿O por el contrario se trata de una madre mejor preparada y más dedicada? ¿No es mejor saber que tu madre te tuvo porque lo quiso con todas sus ganas que nacer «de penalti» y que luego tus padres se separen y te utilicen como arma arrojadiza? Una cosa es quedarse embarazada sin buscarlo y decidir sacarlo adelante sin ayuda y otra bien distinta es ir a por ello con todas las consecuencias, sabiendo de antemano que va a tener que pasar por todo sin un padre que la apoye (o que le dé problemas, depende...). ¿Qué mueve a una mujer a tomar la importante decisión de ser madre sin pareja? Vamos a descubrirlo a través de Emilia, de treinta y seis años, sin pareja y con una cita en firme para una inseminación artificial con donante.

«Desde que tuve veinticinco años tuve la sensación de que ya podía tener un hijo.

»Que ninguna de mis relaciones haya funcionado, unido al tipo de trabajo que tenía antes, es la causa de que todavía no haya ocurrido, aunque lo primordial ha sido la falta de estabilidad sentimental.

»Siempre quise una pareja e hijos, pero por ese orden, y me he encontrado con treinta y seis años, tras varias operaciones de útero y mama, que en cualquier momento podían volver a darme problemas, y sin que esa pareja haya llegado. Ahora ya no quiero ni puedo esperar más. Estoy preparada para ir a por ello; no obstante, preferiría haber podido hacerlo con alguien a mi lado, aun cuando era más joven e inmadura. Jamás engañaría a nadie para quedarme embarazada (y aunque parezca increíble me lo han sugerido), así es que he optado por una IAD (inseminación artificial con donante).

»Mi familia me apoya en lo que yo decida, aunque, lógicamente, tiene miedo. Les asusta, como a mí, el hacerlo sola, los gastos, la educación en solitario... El apoyo por parte de mis amigos es total y entusiasta. Pero, aunque todos están conmigo, tengo muy presente que la única responsable de lo que voy a hacer soy yo y que tendré que ser autosuficiente en todos los sentidos... Eso sí, ¡¡¡aceptaré encantada cualquier ayuda!!!

»Tengo miedo a las preguntas del niño, a que se sienta diferente (no sólo yo seré madre soltera, sino que su padre siempre será anónimo, excepto en caso extremo por temas de salud) y sé que va a ser difícil, pero si me miro a mí misma y a las personas de mi entorno, casi todos, ya hayamos tenido a ambos padres, a uno solo o a ninguno, hemos vivido situaciones que nos han hecho sentir diferentes...

»Ojalá tuviera a mi lado una pareja con la que compartir todo lo que va a venir, pero no es así y no puedo esperar más a que aparezca. Para mí, tener un hijo ha sido siempre algo que un día iba a suceder y, por fin, ha llegado el momento.»

No hay dos casos iguales, naturalmente, pero las motivaciones de Noelia, de treinta y ocho años, también sin pareja, son bastante parecidas:

«Siempre me han gustado los niños y creo que soy bastante maternal. De hecho siempre he soñado con mi casa imaginaria y con bebés... El chico ideal no estaba dentro de esos sueños. Podría haber sido madre a los veintiséis, pero el momento no era bueno; no por mí, sino por la persona con la que habría tenido que compartir ese bebé el resto de mi vida. No me arrepiento de la decisión que tomé y creo que de ahí es de donde me viene la fuerza y la determinación de ser madre soltera. Mejor sola que mal acompañada, pienso yo.

»Sin embargo, aunque me encuentro fuerte para ser madre soltera, tengo que luchar con la sociedad, con mis padres (incluso a mi edad, porque necesitaría de su ayuda) y con el lado económico. Siempre he oído que mis padres querían un nieto "legal", o sea, que primero me tendría que casar, y ni siquiera tengo pareja. Al plantearles la idea de tener un hijo sin vivir en pareja, me dijeron que no contara con ellos.

»La idea de ser madre soltera me vino como a los treinta años. Entonces me dije que si no encontraba pareja lo haría sola. Han pasado ocho años ya desde esa decisión, sigo sin pareja y se me acaba el tiempo. Ya tengo mi propia casa y el próximo paso será ser madre.

»Pero... ¿cómo llegaré a ser madre?

»Aquí estoy aún, barajando varias ideas:

»Tomar unas vacaciones en un lugar exótico e intentar quedarme embarazada de un desconocido. Pero eso va en contra de mi carácter. No sé mentir y aún menos engañar. También podría hablar claramente con la persona que más quiero (que no es pareja mía) y pedirle que me haga la mujer más feliz del mundo, sin exigirle ningún tipo de compromiso. El compromiso lo pondría él por propia voluntad si así lo quisiera.

»O por inseminación artificial, aunque por lo que me cuentan, no es un proceso fácil en el caso de una mujer soltera.

»Este camino se ha alargado ya demasiado, debido a mis temores, pero con la edad que tengo, ya no puedo esperar más. Estoy en el proceso de enterrar mis miedos. Sé que saldré adelante, porque soy fuerte y tengo a mucha gente que me apoya. De momento mis padres no quieren ni oír hablar de ello, de hecho el tema es totalmente tabú. Pero sé que serán los primeros en ayudarme y darnos todo su amor, como han hecho siempre.»

Primerizas de más de treinta y cinco años

Para este capítulo no me ha hecho falta ir muy lejos para buscar testimonios. Para empezar, cuento con mi propia experiencia, ya que yo misma, a los treinta y siete años, fui una *primográvida añosa.* Me gustaría proponer que el colegio de médicos o quien sea el responsable de etiquetar a las novatas menos jóvenes que cambie este apelativo. El mero hecho de verlo escrito en tu informe médico del embarazo ¡te puede impulsar a pedir cita con el geriatra! Además de mi propio caso conozco personalmente a mujeres que tuvieron a su primer hijo, perfectamente sano, por cierto, a los treinta y muchos, a los cuarenta e incluso pasada esa edad. Este hecho ya lo comento en otro capítulo, pero, como cada vez somos más las mujeres que por diversas razones postergamos la maternidad hasta pasados los treinta y cinco, me ha parecido importante dedicarle un epígrafe aparte. A los médicos, naturalmente, no les gustan los embarazos con riesgo, porque implican una mayor responsabilidad profesional para ellos y cualquier especialista tiene la obligación de informarte de los riesgos añadidos que conlleva un primer embarazo próximo a tus cuarenta años. Tanto si tienes una cierta edad como si padeces alguna enfermedad o condición física peculiar, como la diabetes, problemas hepáticos o renales, obesidad, enfermedades venéreas, de corazón o de cualquier otro tipo, una vez sopesados los riesgos de un embarazo, recuerda que tú eres la que debe tomar la decisión y no debes dejar que la tome el médico por ti. Si no te convencen sus argumentaciones o bien das con un ginecólogo pesimista o desalentador, búscate otro que esté dispuesto a apoyarte hasta el final una vez que hayas decidido dar el paso de buscar el embarazo. Lo mismo te digo en el caso de la infertilidad. Si tú estás dispuesta a someterte a tratamientos costosos y difíciles, no dejes que nadie te disuada. Sólo tú y tu pareja, si la tienes, sois los responsables de asumir esa decisión. Cuando quise quedarme embarazada la segunda vez, cumplidos ya los cuarenta, un ginecólogo me lo desaconsejó rotundamente. El motivo: mi edad y los riesgos que conlleva. «Y eso si es que te quedas embarazada, porque a tu edad es más difícil», me dijo el buen señor, que por cierto interrumpió nuestra conversación para atender una llamada con motivo del nacimiento de su segundo hijo. Salí llorando de su consulta, pero me recompuse en pocas horas y pedí cita con un internista y con otro ginecólogo. Ambos reconocieron los riesgos (que yo también sabía) propios de mi edad, pero me animaron a seguir adelante porque mi salud era buena. Me quedé embarazada al primer intento, y el embarazo transcurre sin problemas.

Si estás dispuesta a asumir que a partir de los treinta y cinco aumenta el riesgo de infertilidad, de abortos espontáneos, de enfermedades cromosómicas, de tensión alta o diabetes gestacional y de partos más largos, etcétera, ¡que nadie te detenga! Piensa en la cantidad de mujeres jóvenes que tienen otros riesgos debido a algún problema de salud o simplemente porque en la lotería de los embarazos y partos les tocó uno complicado, sin motivo aparente. Y piensa también en las mujeres «añosas» (detestable adjetivo) que hemos tenido embarazos normales y partos rápidos y sin complicaciones.

Busca noticias de casos alentadores de primerizas ya no tan jóvenes y regodéate en las ventajas de tener los hijos siendo «más mayor». Una de ellas es que el embarazo suele ser meditado, ansiado y buscado a conciencia, normalmente cuando ya te has realizado en otras facetas de la vida. A una embarazada de veinticinco años seguramente la fastidiará no poder beber, fumar y salir hasta el amanecer, pero a una que ronda los cuarenta, eso ya no le importa, porque lo ha hecho tantas veces que no lo echa de menos. Una mamá de veinte quizá tenga que renunciar a los estudios para trabajar y sacar adelante a su pequeño, pero una de treinta y pico ya tiene (¡o debería tener!) la vida resuelta en ese sentido. Yo misma he comprobado que, pasados los treinta, una tiene la paciencia, la madurez y la capacidad de dedicación que por simple naturaleza no tuvo a los veintipocos.

Hay quien piensa que es mejor tener los hijos de joven porque entonces tienes más energía para tirarte al suelo y jugar con ellos. A mis vitales cuarenta, yo disfruto rodando por una ladera, haciendo castillos en la arena o bajando por el tobogán con mi hija de tres años. En cambio, veo muchas mamás de veinte (una especie en extinción, por cierto) que en lugar de jugar con su bebé esperan sentadas en un banco a que termine de divertirse solo, ataviadas con sus pantalones tan estrechos como un embutido y los pies enfundados en zapatos de tacón de aguja y fumando mientras envían mensajes con su teléfono móvil. Naturalmente eso no es una regla universal. Lo que quiero transmitir es que ser madre de un niño de corta edad es perfectamente compatible con tener veinte, treinta, cuarenta e incluso cincuenta años, siempre y cuando una conserve salud y juventud de espíritu. Y si te preocupa que cuando tu hijo tenga veinte años tú tendrás sesenta, mira a las nuevas sesentonas, que tanto se cuidan por dentro y por fuera y que incluso tienen mejor aspecto que las cuarentonas de antaño.

Además, cuando tenga veinte años, ¡tu hijo ya no querrá estar pegado a tus faldas, tengas tú la edad que tengas!

Mamás primerizas ¡de gemelos!

Si te parece complicado estar embarazada y tener un hijo por vez primera, ¡imagínate lo que puede ser descubrir que esperas dos al mismo tiempo! Cada vez es más frecuente ver mamás empujando cochecitos con dos y tres niños de la misma edad. Yo miro a esas madres con respeto y admiración y me pregunto cómo lo hacen. Federico, de treinta y nueve años, y Sandra, de treinta y siete son padres de gemelos de seis años. Cuando supo que esperaba gemelos, Sandra entró en shock. «¿Por qué me tiene que pasar esto a mí? (pensé), y estuve casi dos semanas sin reaccionar», cuenta Sandra. «De hecho, nos estábamos empezando a hacer a la idea de que íbamos a ser padres, ya que el embarazo fue totalmente inesperado. Ya superada la sorpresa inicial y mientras empezaba a asumir mi nueva condición, me dijeron que tenía una amenaza de aborto y, después de hacerme unas pruebas, confirmaron que el embarazo iba perfectamente, ¡sólo que había *dos* embriones! Tuve que tomar hormonas para que se implantaran correctamente en el útero. No sé cuánto tardé en superar la idea de que mi vida pronto se convertiría en un frenesí de lactancia y cambios de pañales por duplicado y en un caos logístico, pero recuerdo que ese trauma no me duró los nueve meses de embarazo. Me convertí en lectora compulsiva de libros sobre la crianza de gemelos.»

Afortunadamente y aunque habitualmente los embarazos múltiples conllevan mayores riesgos y sobre todo más molestias para la madre, Sandra llevó estupendamente la parte física del embarazo. «No tuve grandes achaques, hasta el punto de sentirme culpable, porque dos amigas mías que también estaban embarazadas lo estaban pasando muy mal. Creo que nunca me he sentido tan bien físicamente como durante el embarazo. Pude practicar deporte, no sentí asco hacia ningún alimento, no tuve náuseas, no recuerdo haberme deprimido (quizá solté alguna lágrima cerca del final) y no aumenté de peso más que cualquier otra embarazada. Pude llevar adelante el embarazo hasta el noveno mes y entré por mi propio pie al quirófano, ya que me practicaron una cesárea programada. La verdad es que me sentí bastante bien todo el tiempo.»

Pregunté a Sandra cómo sobrevivieron los primeros meses de vida de los bebés. «Nos organizamos de tal manera que incluso nosotros nos sorprendimos. Nuestro hogar era como un cuartel militar. Después de leer sobre ello y calcular lo que tardaría en amamantar a cada bebé por separado, decidí que los amamantaría al mismo tiempo, para no pasarme el día con los pechos fuera. Compré un cojín especial para sujetar cómodamente a ambos bebés a la vez. Era un almohadón gigante que yo me enrollaba en la cintura y sobre el que apoyaba a los bebés. Ni siquiera tenía que sujetarlos con los brazos y fue muy cómodo para mí. Eso me convenció de que sería mucho más fácil seguir con la lactancia materna que meterme en el lío de calentar biberones para los dos. Les di el pecho hasta los catorce meses. Sus patrones de sueño eran muy similares, seguramente porque sus tomas eran simultáneas. Así me resultó más fácil mantener el mismo horario para los dos ¡y conseguir dormir un poco de cuando en cuando! Dormía siempre que dormían ellos y nunca me sentí agotada (al menos no más que cualquier otra nueva madre). Eso sí, siempre estaba muerta de hambre. No paraba de comer, pero no engordé ¡y no me extraña! Salir a la calle con los dos nunca me supuso un problema porque siempre lo hacía con el padre. No dejamos de ir a restaurantes, ni de ver a nuestros amigos. De hecho, salíamos siempre con los niños. ¡Eso sí, en esa época pasaron mucho tiempo en sus sillitas de paseo!»

Pregunté a Sandra cómo afectó el nacimiento de los gemelos a su vida personal y profesional. «Criar a gemelos es como hacer un curso de idiomas intensivo. No te queda tiempo ni cabeza para otra cosa. Creo que eso incluso reforzó nuestra relación, aunque quizá en parte fuera porque no teníamos ni tiempo de pensar en nosotros dos durante los primeros años (siempre íbamos los cuatro juntos a todas partes). Luego llegó un momento durante el cual nos dimos cuenta de que necesitábamos recuperar nuestro espacio personal y de pareja, aunque fuera parcialmente. Eso no fue fácil y lo pasamos mal durante un tiempo. Personalmente me resultó una época difícil, ya que fui yo quien dejó de trabajar para cuidar de los niños hasta que cumplieron los cuatro años. No hice ni el intento de realizarme de otra manera que no fuera procurar ser una buena madre. Me resultó tremendamente gratificante. Sin embargo, ya se sabe, cualquier cosa en exceso, cansa.»

Supuse que también tuvo momentos duros.

«Sin duda el intentar quitarles los pañales a ambos al mismo tiempo. Recomiendo hacerlo por separado.»

Pero también gratificantes...

«Cuando se cogían de la mano espontáneamente. Todavía lo hacen. También son muy buenos momentos cuando comemos todos juntos. ¡Es más divertido verlos sentados a la mesa que ir a ver una comedia en el cine!»

Imaginé que tendrían montones de anécdotas curiosas.

«Una vez le puse un babero a Federico, mi pareja, ¡sin darme cuenta! En otra ocasión salí corriendo de la casa en mitad de una tormenta, con los pechos al viento y con un bebé bajo cada brazo. Los rayos hicieron saltar el sistema de seguridad de la casa mientras les estaba dando el pecho y, como no quería que se me quedaran sordos los pobres, ¡sólo se me ocurrió salir a la calle y resguardarnos en el coche!»

Y, por supuesto, les pedí algún consejo o sugerencia para otros padres primerizos de gemelos o trillizos.

«Que se ciñan a un horario. Que los padres no escurran el bulto. Cuando hay gemelos, no hay más remedio que repartirse las tareas, si la madre no quiere perder la cabeza. Los padres que participen en los cuidados de los gemelos nunca sentirán que sus hijos les dan de lado, como parece ser que pasa en el caso de un solo hijo, cuando la mujer es la que asume la mayor parte de las responsabilidades de su crianza. En cuanto a los padres de trillizos... ¡no me lo quiero ni imaginar!»

El camino de la adopción

Si te parece difícil esperar nueve meses para verle la cara a tu hijo, imagínate lo que puede ser esperar ¡seis años! Y lo peor, que durante ese tiempo no tengas la certeza de que tu impaciencia por ver al niño se terminará en ese plazo, sino que puede alargarse indefinidamente. Eso fue lo que le pasó a Mónica, empresaria de cuarenta años. Ahora es la feliz madre de Carlota, de dos años y medio, a la que tuvo que ir a buscar a Rumania, después de muchos años de burocracia, de someterse a cuestionarios psicológicos y de duras pruebas que estuvieron a punto de hacerla abandonar. A los treinta años, cinco meses después de su boda, Mónica padeció un cáncer de ovario que, debido a un error médico, desembocó en una histerectomía. Cuando más adelante quiso tener hijos, el único camino posible fue la adopción. «Al principio me sorprendió que hubiera tanta gente que quisiera adoptar niños», dice Mónica. «Tampoco sabía que eso costaba dinero. Yo creía que había niños sin hogar y personas que deseaban cuidar de ellos y que habría agencias que se dedicarían a emparejar ambas partes. Pero cuál fue mi sorpresa al enterarme de que tendríamos que desembolsar unos dos millones y medio de pesetas de entonces. Hablo de hace ocho años, que fue cuando empezamos los trámites.» Éstos no son fáciles, sobre todo porque, como descubren muchos padres adoptivos cuando ya están metidos de lleno en el proceso, repletos de ilusión y ganas de tener a su hijo en casa, tienen muchos agujeros y rincones oscuros que no tienen explicación lógica. Por ejemplo, después de haber entregado una suma de dinero «a cuenta», por así decirlo, de haberse sometido a interrogatorios, tests, e incluso de haber visto las fotos del niño rumano que les habían asignado dos años y medio después de haber iniciado el proceso de adopción, Mónica y su marido vivieron un duro revés. El pequeño al que habían aprendido a querer a distancia no se pondría nunca la ropita que le habían comprado, ni tampoco estrenaría su cuna ni los juguetes que le esperaban en su habitación. La madre biológica lo había reclamado. «Fue el golpe más duro que hemos recibido jamás. Entonces nos planteamos abandonar los trámites para una nueva adopción. Casi había que volver a empezar y eso nos resultaba muy triste y difícil. Nos habíamos ilusionado tanto con el niño...» Pero no abandonaron.

Los padres que se deciden por la adopción también tienen que enfrentarse a las opiniones y consejos gratuitos de los que les rodean. No siempre son malintencionados, por supuesto, pero sí que molestan e incluso hieren a quien está sumergido en la incertidumbre y el sube y baja emocional que implica adoptar un niño. «Yo prefería ni hablar del tema con personas que no tenían ni idea de qué iba el asunto. Intentaba no escuchar, pero me hacían daño y a veces incluso me ofendían. Hubo quien me contó verdaderas historias de terror acerca de adopciones fallidas, que duraron años, y que dejaron destrozada a la pareja, emocional y moralmente. Encima, en la agencia de adopción de la comunidad de Madrid, nos pusieron una "cruz" por haber rechazado a un segundo niño con problemas. La verdad es que me hicieron dudar de si estaba realmente preparada para adoptar o si había hecho mal en no aceptar a aquel niño...»

Pensaron que si finalmente lograban adoptar un niño, sería la culminación de sus sueños, pero que si al final no era posible, tampoco iban a perderse la vida en el intento. La espera compensó: «Al cabo de otro año y medio volvieron a abrir los procesos de adopción en Rumania y nos asignaron una niña. No quisimos cambiar de país en el intervalo, porque habría significado empezar de cero en otro lugar y además perder gran parte del dinero que ya habíamos entregado a Rumania. Entre tanto, hicimos algunos cursillos en la agencia para adaptarnos mejor a la llegada de la niña. En ellos, te preparaban siempre para lo peor. Te preguntaban qué harías si la niña se pasara una semana llorando porque no quería estar contigo y luego te decían cómo abordar ese tipo de situaciones, que por lo visto son habituales. De hecho, cuando tuvimos a la niña con nosotros al principio nos pasó exactamente eso. Sólo dejaba de llorar cuando dormía y el resto del tiempo actuaba como si la hubiéramos raptado. Yo me sentí muy mal.»

A pesar de todo, Carlota se adaptó muy bien a sus nuevos padres y a su entorno, «incluso mejor y más rápido que nosotros», dice su madre. «Por muchos libros que leas sobre el tema, la realidad es bien distinta y tienes que ir probando cosas hasta que por fin aciertas. Cada niño y cada situación es diferente. Al principio, la niña no quería bañarse, tenía terror al agua. En cambio ahora, un año más tarde, le encanta y se lo pasa estupendamente. El primer año se me ha pasado muy de prisa y lo recuerdo todo con mucho cariño. Hemos visto cómo ha ido creciendo y cambiando. Nos da mucha satisfacción.»

Una vez superados todos los trámites de adopción, los peores momentos quedan atrás y, lógicamente, los padres quieren olvidarlos lo antes posible. «Estoy encantada con la niña, es lo mejor que me ha pasado en la vida. Ya sé que es un tópico, pero es muy cariñosa, nos llena de besos y no me imagino la vida sin ella.» Le pregunto si adoptarán más niños. «Lo haría seguramente si fuera más joven. Ahora tengo cuarenta años y mi marido tiene cuarenta y cuatro. Si empezáramos ahora otro proceso de adopción, quién sabe cuándo acabaría y no estoy dispuesta a volver a pasar por toda esa incertidumbre y arriesgarme a que me dieran otro niño dentro de otros seis años o incluso más. Ya sé que lo "normal" es que los trámites duren unos dos años, pero ¿y si nos vuelve a pasar lo mismo?»

Pedí a Mónica que diera alguna recomendación a las mujeres

o parejas que hayan decidido adoptar. «Que lo hagan con buen ánimo y que sepan que por mucho que les cueste, luego todo son recompensas. A lo mejor hace cuatro años no hubiera dicho esto, pero ahora me siento fuerte y muy positiva. Conozco parejas que todavía dudan de si adoptar o no, y que incluso podrían tener hijos biológicos, pero, cuando ven a Carlota, se les borra cualquier indecisión. Yo vivo la maternidad intensamente, pero sin perder mi identidad. Me he volcado completamente en la niña, pero también necesito tener mi propia parcela y sé que si dedico tiempo a mi desarrollo personal, la niña también se beneficiará de ello.»

Se dice que los niños adoptivos son más deseados y por lo tanto seguramente más queridos que los biológicos. ¿No será un tópico? «Para mí no lo es. Lo creo firmemente», dice Mónica. «Mi embarazo duró seis años, y eso es mucho tiempo...»

Esta ilusionada madre cuenta anécdotas como que hay quien le dice que la niña es su vivo retrato, aunque no le importa que sepan que es adoptada. Es más, ya le comentan a la niña que ella vino con mamá y papá en avión, para que crezca conociendo sus orígenes. No cree que haya estigmas respecto a los niños adoptados, salvo posiblemente entre otros niños, pero, como ella dice: «Los niños en general se fijan en cualquier cosa para burlarse de los demás. Entre los adultos esto ya no ocurre o, al menos, no tanto como antes.»

Mónica pide a las personas que lean esto y que conozcan padres adoptivos que «procuren tener tacto con quienes que estén en pleno trámite de adopción. Que no les den consejos si no han pasado por ello y que no opinen gratuitamente. A mí ahora me da igual lo que me digan, pero cuando todavía no has podido abrazar a tu hijo, cualquier comentario descorazonador te puede afectar».

No es lo mismo adoptar porque uno no puede tener hijos biológicos, como le pasó a Mónica, que hacerlo cuando ya se tiene un hijo. A continuación, y porque me parece un tema que afecta no sólo a las parejas infértiles, sino a cualquiera que tenga deseos de tener hijos por la vía que sea, expongo el caso de Teresa, de cuarenta y un años, y Carlos, de cuarenta, que tienen un hijo biológico de cinco años y una hija adoptada de cuatro. Ellos decidieron que se inclinarían por la adopción al año justo de haber intentado quedarse embarazada y no haberlo logrado. Tenían claro que, aunque a la larga lograran engendrar un hijo, querían además adoptar otro. Igualmente tuvieron que enfrentarse a barreras burocráticas, con las que ya contaban de antemano, pero, como dice Teresa, «me encontré ante obstáculos emocionales que no había tenido en cuenta al principio. Una vez que fui madre de un hijo biológico, como es normal, me enamoré de mi hijo, que fue tremendamente deseado. A pesar de tener claro que quería adoptar otro, me sorprendió darme cuenta de que sí que me importaba el color de su piel, sus rasgos indígenas (da vergüenza confesarlo y sientes que eres superficial, racista... un monstruo; al padre estas cosas no le importaban) y que me preocupaban muchas otras cosas como su salud, su estado mental, su inteligencia, si podría llegar a quererla como a su hermano, si la gente la discriminaría, como afectaría a nuestras vidas, etcétera».

A pesar de esas dudas, Teresa y Carlos iniciaron los trámites y descubrieron que eran más lentos y frustrantes que cualquier embarazo físico, cuya duración es finita en el tiempo. Naturalmente todo proceso difícil tiene sus compensaciones, si no nadie adoptaría hijos (ni los tendría biológicamente), y Teresa también recuerda los buenos momentos. «El hecho de que la niña hablara la misma lengua que nosotros y me llamara "mamá" al rato de estar con ella fue una enorme ventaja para nosotros. Al otro día de conocerla ya decía también "papá". La interacción con ella desde el primer día fue algo grandioso.»

Durante los nueve meses de embarazo una siempre se pregunta qué sentirá cuando vea a su niño. Pasa exactamente lo mismo durante los trámites de adopción. Teresa se emociona cuando recuerda su primer encuentro con la niña. «Fue igual que cuando tuve al niño. Lloré mucho antes pensando la emoción de la primera vez. Sin embargo cuando los vi, en ambos casos, estuve serena y no me emocioné, pero no podía parar de contemplarla. Ahora los quiero a los dos por igual.»

El primer año es quizá el más difícil para ambas partes, sobre todo si sientes, como en el caso de Teresa, que los demás no te apoyan: «La gente no compartía nuestra alegría... Fue muy duro. Incluso en mi trabajo me retiraron de mi puesto habitual. Pero la niña estaba ajena a todo eso, con lo que el primer año pasó en seguida, casi sin darnos cuenta. Por otro lado, la niña tenía incluso más celos del niño, que al contrario. Me retaba continuamente, desde el principio intentaba tomarnos la medida y poner a prueba nuestra paciencia.»

Mónica me había dicho que ella no creía que hubiera prejuicios sociales hacia los niños adoptados, de otras razas. Pero la suya era una niña rumana y la hija de Teresa es mexicana. «Mi impresión personal es que sí existen prejuicios sociales. A la primera de cambio, ante cualquier eventualidad en los colegios le echan la culpa a la condición de adoptado. Ante cualquier gracia del niño, la gente no exclama "¡qué rico, qué mono!", sino "¡pobrecillo!". Sí, hay gente que siente lástima por ellos. Luego, en mi caso concreto y dada su morenez, mucha gente le dice "¡oye, morenita!", en lugar de llamarla por su nombre. Otras personas me dicen, "tengo una amiga que ha adoptado un niño ruso precioso, rubio, con los ojos azules, guapísimo". Mucha gente solicita mi consejo para adoptar, pero en Rusia, donde los niños "son rubios y parecen tuyos...". Otra gente me dice qué menuda suerte que hemos tenido, porque "¡hay cada caso...!". Hasta que la gente se acostumbra a ella, la observan y la evalúan y dicen "qué guapa", "qué morena", "qué lista", "qué cariñosa", "qué simpática" o "pobrecilla", pero efectivamente le tienen que poner una etiqueta. Luego, una vez que han analizado y ven que no hay nada diferente, ni raro, el trato es igual que al niño.»

También pedí a Teresa que diera alguna sugerencia a otros padres que se estén planteando adoptar. «Les diría que lo mediten muy bien y que lean mucho sobre adopciones y sobre educación infantil para que estén preparados y no haya desengaños y además sepan cómo proceder ante las eventualidades que les puedan surgir. Y lo más importante: ¡que no idealicen la maternidad!, ni la biológica ni la adoptiva. Para nosotros estar cinco años sin hijos ha supuesto una prueba de fuego para consolidar nuestra relación. Estas situaciones tan duras o te unen o te separan, pero desde luego no te dejan indiferente. ¡Aprovechad para que os sirva de unión!... que os vendrá muy bien para soportar después la dura prueba de la maternidad (la asignatura más difícil).»

¿Y alguna sugerencia para facilitar el período de adaptación? «A mí, el mejor consejo me lo dio la presidenta de la casa cuna, una gran señora. Me dijo: "Normas y límites desde el primer día". Si así lo hubiéramos hecho con su hermano, no nos habría ganado tanto terreno. Los hijos, vengan por el camino que vengan, te van a retar, te van a poner contra las cuerdas mil veces, por eso digo que cuanto más claro lo tengas mejor. Insisto, no idealicemos la maternidad, ni biológica ni adoptiva; los niños suponen mucho trabajo, mucho sacrificio, desvelos, disgustos, te meten unos sustos tremendos en el cuerpo y, por supuesto, te llenan la vida. Como dice Gloria Estefan en su canción "son los hijos la bendición, un regalo de Dios".»

Igual que no hay dos ni tres embarazos o partos iguales, cada adopción es diferente... Unas son mas fáciles y otras más difíciles y, como ocurre con los embarazos y partos, no hay ninguna adopción «agradable»; todo el proceso es duro, burocrática y emocionalmente hablando.

Carolina, de cuarenta y un años, conoce los dos: el embarazo y la adopción.

«Y hoy por hoy, para mí ha sido mucho más dura la adopción

que el embarazo y el parto biológico... En el embarazo, aunque te sientas mal, lo intentas controlar, es *tu* cuerpo y *tu* mente. Con la adopción todo está en el aire, dependes de otras personas para absolutamente todo. Luchas contra los organismos oficiales y es muy frustrante, porque para ellos eres una más... y, además de todo eso, estás embarazada emocionalmente.

»Igual que en el embarazo y parto, durante los trámites de adopción sobran los consejos e historias de lo que le pasó a una prima: "Fíjate qué horror, que le habían prometido un recién nacido y al final llegó un chaval de quince años, recién salido de un correccional". Estas historias nos hacen tener miedo y predisponernos a que todo sea negativo.

»¿Que qué me hubiera gustado saber antes de adoptar? En realidad, por mucho que te cuenten no lo sabes hasta que no lo has vivido, no te haces a la idea hasta que no pasas por ello. La adopción, además de ser un proceso tremendamente emocional (aunque a los padres no adoptivos eso les resulte extraño, por no tener contacto físico con el futuro niño), tiene el inconveniente de ser un trámite burocrático muy largo. Todas las pruebas psicológicas, médicas, reuniones y demás explicaciones que nos da la comunidad autónoma donde uno adopta *sí* son necesarias y fundamentales para que el niño al que se va a adoptar esté protegido y termine en una familia lo más "normal" posible (por mucho que nos incordie ser juzgados por personas que no conocemos). También la comunidad autónoma intenta darte una serie de garantías mínimas sobre el país y el niño al que vas a adoptar.

»Una vez que has pasado todo el proceso burocrático, viene la adopción emocional, en ambos sentidos. La familia adopta un niño y el niño a su vez adopta una familia... Como pasa con un hijo biológico, no lo quieres nada más que nace (al menos no fue mi caso). Necesitas un tiempo para adaptarte a él y para que el niño o la niña aprenda a quererte a ti. El amor, igual que con un hijo biológico, llega con el transcurso del tiempo y de las vivencias diarias. No creo que se quiera más a un hijo adoptado que a uno biológico ni al revés. Sí creo que quizá por su carácter te sientas más identificada con alguno de ellos. Pero eso pasa siempre que una tiene más de un hijo y no significa que al otro lo quieras menos. Sin duda, las madres puramente biológicas darían su vida por cualquiera de sus hijos, y lo mismo pasa con hijos adoptados.

»Desaconsejo utilizar la adopción como una labor social, es decir, si quieres hacer una buena labor social hay cantidad de ONG a las que puedes acudir y colaborar de una u otra forma. Para adoptar es fundamental estar convencido de que quieres ser padre o madre, si no es así, puedes caer en el error de pensar que tus expectativas no se están cumpliendo porque el hijo/a que has adoptado no es el adecuado... No existen hijos adecuados, los hijos no los elegimos, los traemos al mundo o adoptamos con todas sus consecuencias y luego son como son.

»Aunque es verdad que un niño adoptado, si no es recién nacido o tiene pocos meses, lleva un bagaje emocional y psicomotriz que desconoces, y que quizá tengas dudas o pienses que ciertas cosas ocurren porque no lo han estimulado o porque tuvo experiencias que desconoces, todo se resuelve con sentido común, preguntando a tu pediatra (el pediatra ha sido nuestro gran consejero) o bien a otros padres adoptivos y leyendo libros sobre niños (los que a veces consulto me sirven tanto para mi hijo biológico como adoptivo).

»Al fin y al cabo, un niño es un niño, con todo lo bueno y todo lo menos bueno, independientemente de que sea adoptado o biológico. Ya para terminar, algo que me resulta muy curioso. Mucha gente me dice: "Porque tu verdadero hijo (refiriéndose al biológico) es éste, ¿no?". Y yo siempre respondo: "Mis verdaderos hijos son los *dos*".»

Mujeres que deciden no tener hijos

A pesar de que la actual estructura social no nos pone nada fácil ser madres y a la vez desarrollarnos profesional o vocacionalmente, sobre todo si una vive en pareja y más aún si está casada, existe una presión generalizada por tener hijos. Parece que si una alcanza una cierta edad y no es madre, aunque haya sido por decisión propia, es que le falta algo o que no se ha realizado como mujer. En cambio a mí me parece de una enorme valentía y sentido común decidir no ser madre, bien porque se carece de «instinto maternal» o porque una piensa que no es el momento o la situación idónea para ello. Sé de mujeres que han tenido hijos porque creían que era lo que se esperaba de ellas, o porque ni se lo plantearon y así les ocurrió, y para las que la maternidad ha sido más un yugo que una fuente de alegrías. Por otro lado, que una mujer decida no tener hijos propios no significa que no pueda desarrollar su faceta maternal con sus sobrinos, ahijados o los niños de sus mejores amigas. Conozco a varias que así lo han hecho y quiero felicitarlas, tanto por su decisión como por el importante papel que juegan en las vidas de sus sobrinos, ahijados o amigos.

Para ilustrar este apartado, incluyo a continuación el testimonio de Lola, de cuarenta años, casada y sin hijos.

«Nunca he tenido ese instinto maternal del que tanto se habla. No sé si es porque tener un hijo durante años era algo impensable, algo tan ajeno a mí... Creo que respecto a la decisión de tener o no tener hijos he pasado por varias fases, teniendo en cada ocasión una excusa diferente. Hasta los veintisiete años, dada mi condición física y emocional (padecí una adicción que finalmente pude superar) ni tan siquiera lo pensaba como posibilidad. Unos años después consideré que con mis genes sería incluso injusto tener un hijo porque, como saliera a mí, ¡menuda vida le esperaba!

»Otra excusa normal era que con treinta y tantos aún no había encontrado a nadie con quien quisiera estar como pareja y eso dificulta las cosas, aunque repito que la idea de tener niños no me hacía ninguna gracia. Llegué a pensar que no me gustaban los críos en absoluto hasta que llegó mi primer sobrino. Hasta ese momento veía niños y se me ponían los pelos de punta. Cuando viajaba en avión, si un niño lloraba, me ponía de muy mal humor.

»Cuando supe que mi sobrino estaba de camino me moría de miedo pensando: "¿Y si nace y no siento nada?" Iba a ser tía y me parecía tan importante... Pero ¿y si no lo quería y sentía el mismo antagonismo que hacia los niños que lloraban en los aviones? Pero cuando lo vi, me derretí; era una pequeña parte de mi hermana. Era como parte de mí. En ese momento comprendí a todas las madres y a los niños a los que había detestado tantas veces. ¡Qué sorpresa fue para mí, y lo sigue siendo, darme cuenta de lo que se puede querer a un pequeño! Desde ese momento veo a los niños con otros ojos, no como una amenaza hacia mi tranquilidad.

»Ahora todas mis amigas o tienen hijos o van a por ellos y por unos instantes me quedo pensando si yo podría hacerlo, pero la razón para tenerlos no sería otra que no querer estar sola cuando sea más mayor y ésa no es una buena razón. Incluso mi marido, que al principio me decía todo romántico que quería tener *muchos* hijos, ahora piensa que dan demasiado trabajo y que estamos bien solos. Si soy honesta conmigo misma, la verdad es que no tendría la paciencia, soy demasiado egoísta y con mis sobrinos me basta. Sólo con pensar en ellos se me encoge el corazón de tanto que los quiero. No hay día que pase que no piense en ellos. Para mí esta experiencia es suficiente. Ya tengo niños; los comparto con mi hermana, aunque sea de lejos.»

¡Habla una madre de dieciséis hijos!

Conocí a Remedios en uno de los talleres de escritura que imparto. Sobre todo me atrajo de ella su sonrisa y su serenidad. Quién me iba a decir que esa agradable mujer de sesenta años, profesora de música de profesión y escritora en su tiempo libre, me serviría de ejemplo de madre que ha sabido disfrutar de la maternidad y que además ha logrado perseguir su vocación, a pesar de tener nada menos que ¡dieciséis hijos! Me trajo a la clase una foto de su envidiable gran familia. Doce de esos hijos los ha parido ella y las cuatro últimas las adoptó cuando tenía cuarenta y ocho años «porque mis otros hijos ya habían crecido, y pensé que aún me quedaba cariño por dar y que habría niños que lo podrían necesitar. Adopté cuatro niñas indias».

Después de saber el número de hijos que tenía, no pude dejar de hacerle preguntas. Cuando ella se interesaba por mi segundo embarazo, me daba hasta vergüenza quejarme, porque tras doce embarazos y partos ¡a ella ya no debía de sorprenderla ni pesarle ningún síntoma! Empecé preguntando por qué tuvo tantos hijos y si no le había resultado difícil pasar tanto tiempo embarazada.

«Creo que ha sido una consecuencia natural del amor. De novios ya nos planteamos aceptar los hijos que Dios nos quisiera enviar. El primero lo tuve a los veintidós años y el último a los cuarenta y dos. Los embarazos fueron fastidiosos, tenía náuseas casi todo el tiempo, pero estaba muy activa y no me importaba demasiado. En cuanto a los partos, al ser niños grandes, fueron algo lentos.»

Imaginé que en algún momento la maternidad la sobrepasó, que se sintió agobiada.

«Tuve algunos momentos de cansancio, entre el octavo y el noveno, no tenía casi tiempo para dormir, pues todos eran muy pequeños, pero no llegó a sobrepasarme, al menos no que yo recuerde. No he tenido depresión posparto. Creo que no tenía ni tiempo de pensar en tenerla.»

Remedios le ve más ventajas que desventajas a tener tantos hijos.

«La generosidad que aprendes, el enriquecimiento personal, la alegría, el sentido común que vas adquiriendo y una visión profunda de lo urgente, lo práctico y lo menos necesario. Creo que tener hijos te ayuda a querer más y con más fuerza. No sé cómo conseguí estirar el tiempo, pero parece que cuantas más cosas tienes que hacer, mejor se organizan las prioridades. Tuve el inconveniente de que durante muchos años no tuve tiempo de desarrollar un hobby, ni de ir al cine, pero pasados los años, te das cuenta de que no era tan importante como tú creías. Paradójicamente, con el segundo y tercer hijo tuve más tiempo para mí que después de tener al primero. Con la cuarta hija, organicé mis ratos mejor y, cuando llegó la séptima, pude volver a estudiar de nuevo y trabajar dando clases algunas horas.»

«¿Cómo se organiza la economía siendo tantos de familia? ¿Es que son millonarios?», le pregunté.

«Pues no, trabajamos los dos, y no nos hemos permitido gastos extraordinarios. Todo era aprovechable, desde la comida hasta la ropa. Además los chicos han aprendido a ceder sus cosas siempre a los más pequeños.»

En cuanto a la pareja, «aunque no estuviéramos de acuerdo en las cosas superficiales, la familia iba antes que todo lo demás, y el amor entre nosotros era la base para seguir construyendo a diario ese camino. Es un reto mantener unida a la familia, pero lo importante para conseguirlo es querer querer».

Con pudor, por lo que me tocaba, pregunté a Remedios su opinión de la mamá primeriza de hoy.

«Está demasiado preocupada por lo que pueda pasar, deja que esos miedos se conviertan en manías y no es capaz de ocuparse de ser más feliz con sus hijos. No debería sentirse tan encorsetada en sus obligaciones. Creo que trata a sus pequeños con exageración y sobreprotegiéndolos. Eso hace que los niños se sientan más frágiles. En cambio veo positivo que ahora hay más diálogo entre padres e hijos.»

Le pedí que diera sus recomendaciones a la madre primeriza de hoy que pretende abarcar mucho y hacerlo todo a la perfección.

«Que prescinda de las cosas superfluas y que si está en su mano, que trabaje media jornada. El mejor y más rentable de los trabajos es dedicarse a ser en calidad e intensidad la madre de sus propios hijos, mientras éstos son pequeños. Que reclame la ayuda de madres o familiares, para aliviarse algunas horas y, por supuesto, que se apunte una vez a la semana a alguna afición o actividad de tiempo libre. Eso me parece muy necesario.

Ha de pensar que cientos o miles de mujeres lo han hecho antes que nosotras, la mayoría bien. El secreto de ser madre es poner interés y empeño: dar sin esperar nada a cambio, tener presentes los buenos momentos y no hacer mucho caso de las dificultades. Es difícil pintar, ser filósofo, médico, escritor... Pero ser madre y educar a los hijos en libertad y amor, aunque arduo, es francamente apasionante.»

Epílogo

Desde que empecé a escribir este libro han ocurrido tres importantes cambios en mi vida. El primero fue que me mudé de casa, acontecimiento que me dejó agotada y, raro en mí, sin ganas de hacer otra mudanza en mucho tiempo (¡para mí lo raro es *no* mudarme! He perdido la cuenta de las casas y los lugares en los que he vivido en los últimos veinte años). El segundo cambio fue que cumplí los cuarenta. Nunca pensé que *yo* pudiera cumplir cuarenta años, ¡y todavía no me creo que los tenga! El tercer y más importante acontecimiento ha sido que me he quedado embarazada por segunda (¡y última!) vez.

Leí el resultado positivo de la prueba, una mañana mientras cuidaba de mi hija de dos años y medio y de su mejor amiguito. Ellos corrían por la casa gritando y tirando los juguetes escalera abajo; pasaban, como siempre, de pelearse por un peluche a reírse mutuamente las gracias. Mi pareja estaba de viaje. Yo me encontraba con la casa todavía llena de cajas y con este libro a medio escribir. Tras la euforia inicial, ya que se trataba de un embarazo buscado, me senté en el suelo en mitad de todo aquello y empecé a darme cuenta de lo que realmente estaba pasando. Sentí miedo. No había anticipado quedarme embarazada a la primera. La vez anterior tardé casi un año...

¡Otra vez tendría que volver a pasar por los nueve meses de temores y dudas! Otra vez la etapa de sentirse gorda, el miedo a un aborto espontáneo, a que el niño viniera con alguna malformación y luego el temor al parto y al posparto. Y después, las noches sin dormir y el agotamiento... ¡Pero en qué estaría pensando cuando me emperré en darle un hermano a mi hija! Con lo bien que me manejaba con una sola... Cuando seguí escribiendo el libro, reviví los síntomas que describo en relación a los primeros meses de embarazo y algunos días éstos fueron tan virulentos que me apartaron del teclado y de mis quehaceres habituales, muy a pesar mío. Sin embargo, creo que este segundo embarazo ha enriquecido el contenido del libro, así como pronto enriquecerá el contenido de mi vida y la de mi pareja. De hecho, durante el segundo y tercer trimestre he recuperado no sólo la sonrisa y el optimismo, sino una energía renovada que repercute positivamente en todo lo que hago.

A pesar de todas las molestias e inconvenientes que tienen los embarazos, los partos y la crianza de los hijos, está claro que siempre, siempre, merece la pena pasar por ello. La maternidad es un acontecimiento feliz, pero nadie puede negar que los acontecimientos felices a menudo son los más traumáticos. Ya sabemos que como un hijo no hay nada, que la maternidad no es sustituible por ninguna otra experiencia y que una madre sacrifica lo que sea por sus hijos, y con mucho gusto, porque su amor hacia ellos es recompensa suficiente. Una puede pasarse horas (qué digo horas, días) mirando a su bebé, admirada del milagro de la vida ¡que ella misma ha creado! Por mucho que te lo digan los demás, una es incapaz de imaginar lo que es el amor hacia un hijo hasta que lo siente de primera mano. Entonces se da cuenta de que es lo mejor que le había pasado hasta ese momento y se pregunta cómo pudo vivir tantos años sin esa sensación de plenitud. Cualquier logro personal palidece ante la maravilla de dar a luz un bebé y luego criarlo y ayudarlo a crecer.

Entonces, ¿dónde están en este libro el romanticismo y la contemplación de la maternidad como experiencia milagrosa y poética? Están en el interior de cada madre, en el tuyo, en el mío, y en los libros de poesía. No requerimos apoyo alguno para reafirmar nuestra alegría de haber dado vida, ni que nadie nos confirme que es normal querer tanto a un pequeño ser que salió de ti que a ratos te parezca que te va a estallar el pecho. Lo que necesitamos cuando nos embarcamos en la emocionante, pero también inquietante, aventura de ser madre es que nos digan que nuestros temores, nuestras dudas y nuestros síntomas son normales. Que no pasa nada por celebrar el embarazo un día y sin embargo arrepentirse al siguiente. Que no estás loca porque después de nacer el niño llores tú más que él. Que tienes todo el derecho de reclamar cuidados y atención, ¡sin pasarte, claro! Que no eres ni serás la única que se siente así, que todo esto pasará, incluso más de prisa de lo que seas capaz de imaginar ahora y que pronto podrás animar y orientar a las nuevas mamás que sigan tus pasos.

En la actualidad, tener uno o dos hijos ya nos parece todo un desafío. Piensa en las mujeres de antes, que tenían por lo menos tres o cuatro, a intervalos de un par de años a lo sumo. Entonces no había ecografías, ni amniocentesis, ni dopplers, ni muchos otros adelantos que sirven para tranquilizar a los padres acerca de la salud del bebé y de la madre. La epidural es relativamente reciente, así como las clases de preparación al parto y los libros médicos sobre el embarazo, el parto y el cuidado de los hijos. La información y la tecnología están de nuestra parte. Sin embargo, me da la impresión de que si no aprendemos a hacer buen uso de éstas y a relativizarlas, puedan estar contribuyendo a crear una generación de madres aprensivas y exageradas en todo. «Las mujeres de hoy no saben estar embarazadas», dice una madre superveterana. Puede que tenga razón. Hemos pasado de considerar la procreación como algo natural, que simplemente ocurre cuando y como tenga que ocurrir, a pensar que es una ciencia exacta, controlable de principio a fin. Nuestro empeño (que raya a veces en la obsesión) en reducir los riesgos al mínimo y en que todo marche a la perfección, nos dota de una carga de ansiedad que no puede ser buena ni para el niño ni para los padres. Deberíamos buscar el término medio.

Escribí este libro, como todos los que hago, porque me apetecía. Cuando crucé el umbral de dolor y felicidad que me convirtió en madre, sentí la imperiosa necesidad de compartir mi alegría, pero también de advertir a otras primerizas de lo inconfesable: la intromisión de los demás en tu embarazo y en tu papel de madre, lo que pasa con las suegras y con las amigas cuando por fin pares, la depresión posterior, las dolorosas almorranas, el sudor incontrolable, las desavenencias con la pareja, la falta de libido... ¿Y por qué hablar de esas cosas tan desagradables, con lo bonita que es la maternidad? Pues precisamente por eso, para evitar que todas esas verdades que nadie admite por miedo a que a una la tomen por ingrata, por neurasténica o mala madre puedan empañar la alegría de dar vida a otro ser humano. No he pretendido otra cosa que hacer de espejo en la medida de lo posible y sobre todo he intentado tranquilizar a la lectora y asegurarle que lo que le pasa es normal.

Sólo me queda darte la enhorabuena y pedirte que a partir de ahora dejes de preocuparte tanto y que confíes en ti misma, porque ¡el mero anhelo de serlo te convertirá en una mamá estupenda!

Sevilla, mayo de 2004.